# 叶天士用经方小方

李成文　主编

河南科学技术出版社

·郑州·

**图书在版编目（CIP）数据**

叶天士用经方小方 / 李成文主编. — 郑州：河南科学技术出版社，2023.6
ISBN 978-7-5725-0964-3

Ⅰ.①叶… Ⅱ.①李… Ⅲ.①经方—中国—清代 Ⅳ.①R289.352

中国版本图书馆CIP数据核字（2022）第141732号

出版发行： 河南科学技术出版社
　　　　　地址： 郑州市郑东新区祥盛街27号　　邮编： 450016
　　　　　电话： （0371）65788613　　65788625
　　　　　网址： www.hnstp.cn
责任编辑： 邓　为　曹雅坤
责任校对： 牛艳春
封面设计： 中文天地
责任印制： 朱　飞
印　　刷： 河南匠心印刷有限公司
经　　销： 全国新华书店
开　　本： 720 mm×1 020 mm　1/16　印张： 26　字数： 372千字
版　　次： 2023年6月第1版　　2023年6月第1次印刷
定　　价： 88.00元

# 本书编写人员名单

主　编　李成文

副主编　梁　峰　刘海军　李　雅　王春雷　刘春朝
　　　　蔡华珠

编　委　石玲玲　阮懿泽　李镇杕　何雨欣　何雨蔓
　　　　邓德英　汪嘉君　张晓境　林夏晖　周哲旭
　　　　蔡晓湄　薛书逸　邵宇鹏

# 编写说明

 叶桂（1667—1746），字天士，号香岩，别号上津老人，清代江苏吴县人。出身中医世家，幼承庭训，并师从父之门人朱某及其当时名医周扬俊、马元仪等17人，汲取诸家之长，融汇古今，自出机杼，勇创新说，提出卫气营血辨证纲领。临证善用经方，注重小方，阐发病机，灵活变通，门人华岫云、华玉堂、邹时乘、秦天一、蒋式玉、姚亦陶、丁圣彦及后人万青记录医案约6 000个，纂为《临证指南医案》《种福堂公选医案》《叶氏医案存真》《未刻本叶天士医案》《叶天士晚年方案真本》《叶天士医案》等，一经问世，备受青睐。

 其中叶桂应用经方80个，医案多达1 185个，治疗病证逾140种，涵盖嗳气、斑疹、背痛、奔豚、崩漏、闭经、痹证、便秘、便溏、不饥、不寐、不食、不孕症、产后喘证、产后恶露不绝、产后腹痛、产后汗证、产后身痛、产后神昏、产后水肿、产后泄泻、产后心悸、产后虚损、产后血晕、产后腰痛、产后郁冒、产后肿胀、颤证、喘证、疮疡、呆病、带下病、呃逆、恶心、耳聋、耳聤、发热、烦躁、反胃、肺痹、肺病、肺痿、肺痈、风湿、伏暑、腹满、腹痛、腹胀、感冒、肛门坠痛、臌胀、关格、寒热、汗证、喉痹、黄疸、蛔虫证、急心痛、结痹、结胸、惊恐、痉证咳嗽、口疮、狂证、痢疾、淋证、癃闭、麻木、疟病、呕吐、呕吐/泄泻、痞满、秋燥、热入血室、妊娠耳聋、妊娠痢疾、妊娠疟病、痧疹、疝气、伤寒、伤寒戴阳证、少阳病、身痛、神昏、失音、湿病、食少、水肿、胎动不安、痰饮、痛证、头痛、头胀、吞酸、脘胀、痿证、胃脘不爽、胃脘痛、温病、痫证、消渴、小便不利、哮病、胁痛、泄泻、心悸、心中懊侬、胸痹、胸满、胸胀、胸中不清、虚损、眩晕、血证、阳明病、阳明蓄血证、阳痿、腰痛、噎膈、遗精、饮食乏味、涌水、瘀血、郁证、月经量多、月经量少、月经淋漓不断、月经衍期、月经先期、月经延期、脏躁、燥病、癥瘕、痔疮、中风、中暑、肿胀、子嗽、子肿等病证。

叶桂临证还善于应用1~5味药的小方，医案近600个（592），治疗病证逾109种，涵盖感冒、暑病、温病、湿病、咳嗽、喘证、哮证、肺痛、心悸、胸痹、胸痛、胸脘不通、胸胀、心火上炎、不寐、不语、神呆、神迷、神昏、厥证、狂证、嗳气、不饥、食少、不食、痞满、胃胀、胃脘痛、呕吐、腹胀、便溏、泄泻、便秘、痢疾、大便不爽、噎膈、胁痛、黄疸、头懵、头胀、头痛、眩晕、中风、臌胀、疟病、水肿、癃闭、淋证、白浊、遗尿、关格、血证、痰饮、消渴、口渴、汗证、内伤发热、虚损、癥瘕、痹证、痿证、颤证、肢痉、腰痛、疼痛、麻木、络病、惊恐、闭经、崩漏、带下病、妊娠恶阻、胎动不安、子嗽、胎漏、妊娠心痛、妊娠泄泻、妊娠麻木、妊娠疟疾、产后恶露不尽、产后喘证、产后腹痛、产后胃脘痛、产后便秘、产后小便频数、产后头痛、产后心悸、产后汗证、疮疡、疹痧、痔疮、脱肛、中毒、目赤、伤目、目痛、耳鸣、鼻柱窒痹、喉燥、喉痹、失音、口疮、牙痛、牙宣、舌强、遗精、阳强、睾丸偏坠、疝气等病证。而应用6味药治病的医案就有1 877个，合计用1~6味药的医案近2 500个，约占叶桂总医案的41%，这对当今临床处方用药具有重要的指导意义。

然而，叶桂经方医案、小方医案散见于六部医案著作的近6 000个医案之中，难以寻找，似大海捞针。笔者在教学之余，挖掘整理研究叶桂学术经验时，将叶桂应用经方、小方医案析出，合为一编，分上下两卷。上卷以方为纲，分方剂组成用法、仲景所治病证、叶桂主治病证、临证医案举例四部分，医案以病为目，按照中医学教材病名排序。下卷以科为纲，以病为目，按照中医学教材排序。以冀掌握叶案经方心法，擅长小方精髓，启迪辨病与辨证思路，指导临证用药，提高治疗效果，发挥中医学的优势和特色。正如叶桂门人秦天一所谓："若求金针暗度，全凭叶案搜寻。"(《临证指南医案·卷九》)。

本书得到河南省双一流创建学科中医学及河南科学技术出版社的大力支持，使本书得以付梓。

因条件所限，工作量大，瑕疵难免，请学者指正。

河南中医药大学各家学说教研室主任，教授，博士生导师
中国中医药研究促进会各家学说与临床研究分会会长　　　李成文

二〇二〇年春

# 凡　例

● 叶天士经方医案，包含其加减医案。以方为纲，分方剂组成用法、仲景所治病证、叶桂主治病证、临证医案举例四部分，医案以病为目。

● 叶天士小方医案，选取 1~5 味药医案，以科为纲，分为内科、妇科、儿科、外科、五官科、男科，14 岁及以下归入儿科，以病为目。

● 医案排序，参考中医学教材，内科医案按肺病、心病、脾胃病、肝胆病、肾病、杂病排序，妇科医案按经带胎产杂排序，儿科医案参考内科排序，外科医案按疮疡、皮肤病、其他排序，五官科医案按眼科、鼻科、耳科、喉科、口腔科、牙科排序，男科医案按遗精、阳强、睾丸偏坠、疝气排序。

● 下卷小方医案，病证下首列叶桂门人华岫云、华玉堂、邹时乘、秦天一、蒋式玉、姚亦陶、丁圣彦总结叶氏诊治该病证的经验，以便于了解其用药心法。

● 小方组成、煎服方法、注意事项及门人总结、医案均标明详细出处，便于查找原书。

● 对于必须要说明的问题，采用加编者注的形式用括号标注。

● 凡入药成分涉及国家禁猎和保护动物（如犀角、虎骨等）者，为保持古籍原貌，原则上不改。但在临床运用时，应使用相关的替代品。书中栝楼、栝蒌一律改为瓜蒌。

# 目 录
## CONTENTS

**小方医案**

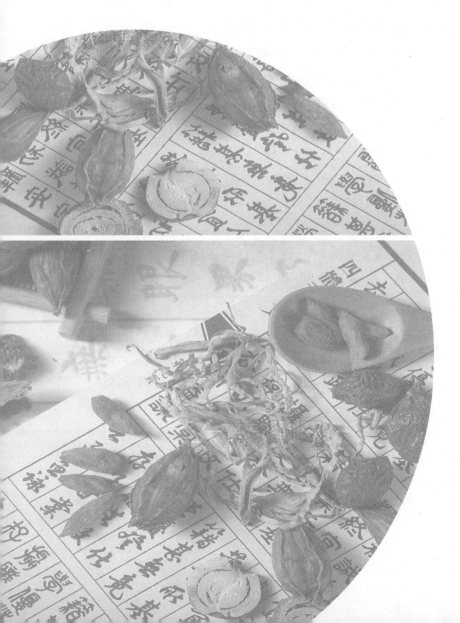

上卷

经方医案

# 桂枝汤

【方剂组成用法】

桂枝三两去皮　芍药三两　甘草二两炙　生姜三两切　大枣十二枚擘

上五味，咬咀三味，以水七升，微火煮取三升，去滓，适寒温，服一升。服已须臾，啜热稀粥一升余，以助药力，温服令一时许，遍身漐漐微似有汗者益佳；不可令如水流漓，病必不除。若一服汗出病差，停后服，不必尽剂；若不汗，更服，依前法；又不汗，后服小促其间，半日许令三服尽。若病重者，一日一夜服，周时观之，服一剂尽，病证犹在者，更作服；若汗不出，乃服至二三剂。

禁生冷、黏滑、肉面、五辛、酒酪、臭恶等物。(《伤寒论·卷之二·辨太阳病脉证并治上第五》)

【仲景所治病证】

仲景阐发桂枝汤涉及《伤寒论》12条、13条、15条、24条、42条、44条、45条、53条、54条、56条、57条、95条、164条、234条、276条、387条及《金匮要略·呕吐哕下利病脉证治第十七》1条。主治太阳中风；太阳病，头痛，发热，或时发热，汗出，恶风。啬啬恶寒，淅淅恶风，翕翕发热，鼻鸣干呕。伤寒不大便六七日，头痛有热者，小便清；阳明病，脉迟，汗多，微恶寒；太阴病，脉浮；吐利止而身痛不休；太阳病误下其气上冲；伤寒大下后，复发汗，心下痞，恶寒等病证。

【叶桂主治病证】

叶桂用桂枝汤治疗感冒、发热、寒热、风湿、咳嗽、喘证、心悸、胸痹、胃脘痛、痞满、泄泻、胁痛、头痛、水肿、背痛、身痛、腰痛、痰饮、汗证、疟病、痹证、虚损、产后腹痛、产后血晕等病证。

【临证医案举例】

◆感冒

烦劳遇冷，营卫交窒，虚人夹邪，只宜轻剂疏解。

桂枝、炙草、杏仁、白芍、大枣、茯苓。(《眉寿堂方案选存·卷上·寒病》)

脉浮，身热头痛。

桂枝汤加杏仁、花粉、黄芩。(《未刻本叶天士医案·保元方案》)

某，五二。复受寒邪，背寒，头痛，鼻塞。

桂枝汤加杏仁。(《临证指南医案·卷五·寒·风寒伤卫》)

沈。虚人得感，微寒热。

参归桂枝汤加广皮。(《临证指南医案·卷五·风》)

营虚卫薄，寒热咳嗽，汗多，法宜和之。

桂枝汤加玉竹。(《未刻本叶天士医案·保元方案》)

◆发热

客邪发热，作咳，脉来细小无力，则为淹缠之候。

桂枝汤加玉竹。(《未刻本叶天士医案·保元方案》)

劳伤夹邪，发热形凛。

杏仁桂枝汤。(《未刻本叶天士医案·方案》)

阳伤夹邪，形凛发热咳嗽，脉带歇，恐喘急。

杏仁、粗桂枝、生姜、茯苓、炙甘草、大枣。(《未刻本叶天士医案·方案》)

阳维为病，苦寒热，治以调和营卫。

桂枝汤加玉竹。(《未刻本叶天士医案·保元方案》)

◆寒热

陈，二八。寒热时作，经岁不痊。且产后病起，阳维为病明矣。

当归桂枝汤。(《临证指南医案·卷九·产后》)

◆风湿

某。阴虚风湿，气从左升。

桂枝汤加花粉、杏仁。(《临证指南医案·卷五·风温》)

◆咳嗽

寒热咳嗽。

桂枝汤加花粉。(《未刻本叶天士医案·保元方案》)

脉小,咳嗽,背冷。

杏仁桂枝汤去芍加米仁。(《未刻本叶天士医案·保元方案》)

某,七一。高年久嗽,脉象弦大,寤不成寐。乃阳气微漓,浊饮上泛。仲景云进温药和之。

杏仁三钱、茯苓三钱、川桂枝一钱、生姜一钱、苡仁三钱、炙草四分、大枣二枚。(《临证指南医案·卷五·痰饮》)

某,三九。劳伤阳气,形寒咳嗽。

桂枝汤加杏仁。(《临证指南医案·卷二·咳嗽》)

某,四四。寒热咳嗽,当以辛温治之。

桂枝汤去芍,加杏仁。(《临证指南医案·卷二·咳嗽》)

某,五三。寒伤卫阳,咳痰。

川桂枝五分、杏仁三钱、苡仁三钱、炙草四分、生姜一钱、大枣二枚。(《临证指南医案·卷二·咳嗽》)

某,五十。形寒咳嗽,头痛口渴。

桂枝汤去芍,加杏仁、花粉。(《临证指南医案·卷二·咳嗽》)

某。夏季阳气大升,痰多呛咳,甚至夜不得卧,谷味皆变,大便或溏或秘,诊脉右大而弦。议以悬饮流入胃络,用开阖导饮法。

人参、茯苓、桂枝、炙草、煨姜、南枣。

又,早诊脉,两手皆弦,右偏大。凡痰气上涌,咳逆愈甚,日来小溲少,下焦微肿。议通太阳以撤饮邪。

人参、茯苓、桂枝、炙草、五味子、干姜。

又,脉弦略数,不渴不思饮,此饮浊未去,清阳不主运行。前方甘温,主乎开阖,能令胃喜。次法开太阳以撤饮邪,亦主阳通。据自述心下胃口若物阻呆滞,其浊锢阳微大著。其治咳滋阴,适为阴浊横帜矣。议用大半夏汤法。

大半夏汤(半夏、人参、白蜜。——编者注)加炒黑川椒。(《临证

指南医案·卷五·痰饮》）

卫阳怫郁，形冷咳嗽。

苦杏仁、大桂枝、生姜、炙甘草、天花粉、大枣。（《未刻本叶天士医案·方案》）

吴，三六。劳力神疲，遇风则咳，此乃卫阳受伤。宜和经脉之气，勿用逐瘀攻伤之药。

当归桂枝汤合玉屏风散（黄芪、防风、白术。——编者注）。（《临证指南医案·卷二·咳嗽》）

新凉外束，卫阳失护，背凛嗽逆，势欲发哮。

杏仁桂枝汤去芍加茯苓。（《未刻本叶天士医案·保元方案》）

形寒，饮阻作嗽，背痛。

桂枝汤去芍加茯苓、杏仁。（《未刻本叶天士医案·方案》）

形寒咳嗽，脉小。

杏仁、桂枝、生姜、炙草、花粉、大枣。（《未刻本叶天士医案·方案》）

有年阳衰饮干，咳嗽，形凛。

杏仁桂枝汤去芍加茯苓。（《未刻本叶天士医案·方案》）

有年阳微失护，客邪触饮，咳嗽呕逆，形寒身痛。

杏仁、茯苓、生姜、桂枝、炙草、大枣。（《未刻本叶天士医案·方案》）

◆喘证

某。服三拗汤（麻黄、杏仁、甘草。——编者注），音出喘缓，可见苦寒沉降之谬。素多呕逆下血，中焦必虚，而痰饮留伏显然。议治其饮。

桂枝汤去甘草，加杏仁、茯苓、苡仁、糖炒石膏。（《临证指南医案·卷五·痰饮》）

◆心悸

牝疟寒多，内热心悸。

阳旦汤，加生牡蛎、花粉。（《眉寿堂方案选存·卷上·疟疾》）

余。产后不复，心悸欲呕，遇寒腹痛。先议进和营卫，继当补摄。

当归桂枝汤加茯苓。(《临证指南医案·卷九·产后》)

◆胸痹

张，六十四岁。有年仍操持经营，烦冗营伤，心痛引脊。医用附子痛甚，知不宜刚猛迅走之药。

茯苓桂枝汤去芍。(《叶天士晚年方案真本·杂症》)

◆胃脘痛

费，二九。劳力气泄阳伤，胸脘痛发，得食自缓，已非质滞停蓄。然初病气伤，久泄不止，营络亦伤，古谓络虚则痛也。攻痰破气，不去病即伤胃，致纳食不甘，嗳噫欲呕，显见胃伤阳败。当以辛甘温方。

人参、桂枝、茯苓、炙草、煨姜、南枣。(《临证指南医案·卷八·胃脘痛》)

顾，五一。营虚胃痛，进以辛甘。

当归一钱半、甜桂枝一钱、茯苓三钱、炙草五分、煨姜一钱半、南枣肉二钱。(《临证指南医案·卷八·胃脘痛》)

某女。形寒脘痛，得食甚，手按少缓，非有余客邪病。拟进和营卫法。

归桂枝去芍，加茯苓。(《临证指南医案·卷八·胃脘痛》)

盛，三六。胃痛喜得暖食，肠中泄气则安。数年痛必入络，治在血中之气。

桂枝木、桃仁、韭白汁、归须、茯苓块。

又，阳微胃痛。

当归、桂枝木、桃仁、炙甘草、煨姜、南枣。(《临证指南医案·卷八·胃脘痛》)

◆痞满

沈，二四。精气内损，是皆脏病。萸、地甘酸，未为背谬。缘清阳先伤于上，柔阴之药反碍阳气之旋运，食减中痞，显然明白。病人食姜稍舒者，得辛以助阳之用也。至于黄芪、麦冬、枣仁，更蒙上焦，斯为背谬极。议辛甘理阳可效。

桂枝汤去芍，加茯苓。(《临证指南医案·卷四·痞》)

◆泄泻

朱。入暮腹痛鸣响，睾丸久已偏坠，春正下血经月，颜色鲜明。此痛决非伤瘀积聚，乃营损寒乘，木来侮土，致十四载之缠绵。调营培土，以甘泄木，散郁宜辛。节口戒欲，百天可效。

人参、炒当归、炒白芍、肉桂、炮姜、茯苓、炙草、南枣。

又，细推病情，不但营气不振，而清阳亦伤。洞泄不已，而辛润宜减，甘温宜加。从桂枝加桂汤立法。

人参、桂枝、茯苓、生白芍、炙草、肉桂、煨姜、南枣。

又，仍议理营。

人参、于术、茯苓、炮姜、桂心、白芍，真武丸二钱。(《临证指南医案·卷七·便血》)

◆胁痛

凡经脉直行，络脉横行，经气注络，络气还经，是其常度。今络脉窒塞，闪烁为痛，但在云门上焦，犹是清气流行之所，务取轻扬宣气，亦可无碍，湿痰便血。《灵枢》所谓：上焦如雾。

桑叶、芦根、冬瓜子、米仁、炒桃仁。

随时服，卧服威喜丸（茯苓、猪苓、黄蜡。——编者注）三钱。(《叶氏医案存真·卷一》)

服威喜丸稍安，用凉润剂不适。想过进辛寒，辛则伤肺，寒则伤胃，食入不化，嗳气甚多，咯痰气闭欲痛，大便涩少不畅，流行既钝，必清阳转旋，得向愈之理。

蜜炙生姜、茯苓、炙甘草、南枣、桂枝、米仁。(《叶氏医案存真·卷一》)

评点：凡上焦黏滞有形之病，非轻扬之药所能攻，当重药缓服，且服药而卧，使药力久在其处，古人本有此法，岂必轻扬是无。

某，四十。脉弦，胁痛引及背部，食减，此属营损传劳。

桂枝木四分、生白芍一钱半、炙草四分、归身一钱半、茯神三钱、生牡蛎三钱、煨姜一钱、南枣三钱。(《临证指南医案·卷一·虚劳》)

沈，三十。左胁下痛，食入则安。

当归桂枝汤加肉桂。(《临证指南医案·卷八·胁痛》)

◆头痛

温邪郁而不泄，头痛，咳嗽，脘闷。

杏仁、花粉、桂枝、炙草、生姜、大枣。(《未刻本叶天士医案·方案》)

阴疟，头痛，咳呛。

阳旦汤。(《未刻本叶天士医案·保元方案》)

◆水肿

劳疟不止，肢肿寒多。

阳旦汤，加牡蛎、云母石。(《眉寿堂方案选存·卷上·疟疾》)

◆背痛

劳伤阳气，风侵背痛。

茯苓片、炙草、生姜、粗桂枝、广皮、大枣。(《未刻本叶天士医案·保元方案》)

◆身痛

邢，四四。努力伤，身痛无力。

归桂枝汤去姜，加五加皮。(《临证指南医案·卷一·虚劳》)

◆腰痛

吴氏。脉虚身热，腰髀皆痛，少腹有形攻触。脏阴奇脉交伤，不可作外感治。

当归、炒白芍、桂枝、茯苓、炙草、煨姜、大枣。(《临证指南医案·卷八·腰腿足痛》)

◆痰饮

黄，三四。身居沿海，氛障瘴雾露客邪，侵入清阳，阳伤畏寒，久嗽。病患不知却病护身，犹然用力承办。里结饮邪，沉痼不却病。

茯苓桂枝汤。(《临证指南医案·卷五·痰饮》)

脉弦饮也，饮阻则阳郁，是以背痛形凛，宜以温药和之。

杏仁、桂枝、白芍、干姜、茯苓、半夏、炙草、北五味。(《未刻本叶天士医案·方案》)

吴氏。脉弦，背中冷，左偏微痛，食少欲呕，四肢牵强，此饮邪内结。议通阳气。

桂枝、茯苓、半夏、姜汁、炙草、大枣。(《临证指南医案·卷五·痰饮》)

◆汗证

某，二一。脉细弱，自汗体冷，形神疲瘁，知饥少纳，肢节酸楚。病在营卫，当以甘温。

生黄芪、桂枝木、白芍、炙草、煨姜、南枣。(《临证指南医案·卷三·汗》)

某。汗出寒凛，真气发泄，痰动风生。用辛甘化风法。

生黄芪、桂枝、炙草、茯苓、防风根、煨姜、南枣。(《临证指南医案·卷三·汗》)

◆疟病

某氏。建中法甚安，知营卫二气交馁。夫太阳行身之背，疟发背冷，不由四肢，是少阴之阳不营太阳，此汗大泄不已矣。孰谓非柴、葛伤阳之咎欤？议用桂枝加熟附子汤。

人参桂枝汤加熟附子。(《临证指南医案·卷六·疟》)

孙。高年发疟，寒热夜作，胸闷，不欲食，烦渴热频，最虑其邪陷为厥。进阳旦法。

桂枝、黄芩、花粉、生白芍、生左牡蛎、煨姜、南枣。(《临证指南医案·卷六·疟》)

阳微伏邪，寒多热少，间日一发，治以辛温。

杏仁、桂木、生姜、茯苓、炙草、大枣。(《未刻本叶天士医案·保元方案》)

◆痹证

刘，三八。《周礼》采毒药以供医事，盖因顽钝沉痼著于躯壳，非脏腑虚损，故必以有毒攻拔，使邪不留存凝著气血，乃效。既效矣，经云：大毒治病，十去其五。当此只宜爱护身体，勿劳情志，便是全功道理。愚人必曰以药除根，不知天地之气，有胜有复，人身亦然。谷食养生，可御一生；药饵偏胜，岂可久服？不观方士炼服金石丹药，疽发而死者比比。

何首乌、黑芝麻。

桑枝、桂枝汤泛丸。（《临证指南医案·卷七·痹》）

王。辛香走窜，宣通经隧壅结气分之湿，有却病之能，无补虚之益。大凡药饵，先由中宫以布诸经。中焦为营气之本，营气失养，转旋自钝。然攻病必藉药气之偏，朝夕更改，岂是去疾务尽之道？另于暮夜进养营一贴。

人参、茯苓、桂枝木、炙草、当归、炒白芍、南枣。（《临证指南医案·卷七·痹》）

◆虚损

曹。脉促数，舌白不饥，寒热汗出。初起腹痛，脐右有形。乃久伤劳倦，复感温邪。今病两旬又六，微咳有痰，并不渴饮，寒来微微齿痉。此营卫二气大衰，恐延虚脱。议固卫阳，冀寒热得平。

黄芪、桂枝、白芍、炙甘草、牡蛎、南枣。（《临证指南医案·卷五·温热》）

陈，二八。寒热时作，经岁不痊。且产后病起，阳维为病明矣。

当归桂枝汤。（《临证指南医案·卷九·产后》）

董。脉数色夺，久嗽经闭，寒从背起，热过无汗。此非疟邪，由乎阴阳并损，营卫循行失其常度。经云阳维为病，苦寒热矣。症属血痹成劳，为难治。痹阻气分，务宜宣通。

生鹿角、川桂枝木、当归、茯苓、炙草、姜、枣。

另回生丹，二服。（《临证指南医案·调经》）

劳伤营卫，寒热。

茯苓桂枝汤。（《未刻本叶天士医案·保元方案》）

三益号。劳倦吸入冷气，营卫不行，则形寒战栗。今中焦未醒，宜和脾胃。

当归、白芍、桂枝、炙草、大枣、煨姜。（《叶氏医案存真·卷二》）

评点：何以加当归？若因劳倦，何不加人参，加术？凡小劳伤气在

脾肺，大劳伤筋乃及肝肾。(《评点叶案存真类编·卷下·时疫》)

王，二十。脉右虚，左虚弦数。腹痛两月，胸痹咽阻，冷汗，周身刺痛，寒栗。此属内损，有经闭成劳之事。

桂枝汤加茯苓。

又，照前方加当归、肉桂。

又，内损，情怀少畅，非偏寒偏热可以攻病。方中温养气血，以便条达，非因寒投热之谓。开怀安养为宜，勿徒恃药。继此可进养营法。

归桂枝去姜，加茯苓。(《临证指南医案·卷九·调经》)

张，五六。脉弦大，身热，时作汗出。良由劳伤营卫所致，经云劳者温之。

嫩黄芪三钱、当归一钱半、桂枝木一钱、白芍一钱半、炙草五分、煨姜一钱、南枣三钱。(《临证指南医案·卷三·汗》)

◆产后腹痛

半产后，冲任虚，瘕聚，少腹痛，胃痛形寒身疼。

桂枝加桂、当归、茯苓，去姜。(《眉寿堂方案选存·卷下·女科》)

◆产后身痛

产后营虚寒侵，身痛形凛。

当归桂枝汤去芍加茯苓。(《未刻本叶天士医案·方案》)

◆产后血晕

产后蓐劳，厥阳逆行，头痛昏晕身热。

生龙骨、生白芍、炙甘草、当归、生牡蛎、桂枝木、大枣肉、羊肉。(《眉寿堂方案选存·卷下·女科》)


# 桂枝加附子汤


【方剂组成用法】

桂枝三两去皮　芍药三两　甘草二两炙　生姜三两切　大枣十二枚擘

附子一枚炮，去皮，破八片

上六味，以水七升，煮取三升，去滓，温服一升。本云桂枝汤，今加附子，将息如前法。

若一服汗出病差，停服后，不必尽剂；若不汗，更服，依前法；又不汗，后服小促其间，半日许令三服尽。若病重者，一日一夜服，周时观之，服一剂尽，病证犹在者，更作服；若汗不出，乃服至二三剂。

禁生冷、黏滑、肉面、五辛、酒酪、臭恶等物。（《伤寒论·卷之二·辨太阳病脉证并治上第五》）

【仲景所治病证】

仲景阐发桂枝加附子汤涉及《伤寒论》20条。用于治疗中风表虚兼阳虚证，太阳病，发汗，遂漏不止，恶风，小便难，四肢微急，难以屈伸。

【叶桂主治病证】

叶桂临证用来治疗汗证。

【临证医案举例】

◆汗证

某氏。建中法甚安，知营卫二气交馁。夫太阳行身之背，疟发背冷，不由四肢，是少阴之阳不营太阳，此汗大泄不已矣。孰谓非柴、葛伤阳之咎软？议用桂枝加熟附子汤。

人参桂枝汤加熟附子。（《临证指南医案·卷六·疟》）

# 桂枝去芍药汤

【方剂组成用法】

桂枝三两去皮　甘草二两炙　生姜三两切　大枣十二枚擘

上四味，以水七升，煮取三升，去滓，温服一升，本云桂枝汤，今去芍药，将息如前法。若一服汗出病差，停后服，不必尽剂；若不汗，更服，依前法；又不汗，后服小促其间，半日许令三服尽。若病重者，一日一夜服，周时观之，服一剂尽，病证犹在者，更作服；若汗不出，乃服至二三剂。

禁生冷、黏滑、肉面、五辛、酒酪、臭恶等物。（《伤寒论·卷之

**【仲景所治病证】**

仲景阐发桂枝去芍药汤涉及《伤寒论》21条、22条。主治感冒、中风表虚兼胸阳不振证，太阳病，下之后，脉促胸满。

**【叶桂主治病证】**

叶桂临证用来治疗咳嗽、胸痹、胃脘痛、痞满、汗证、产后身痛等病证。

**【临证医案举例】**

◆咳嗽

脉小，咳嗽，背冷。

杏仁桂枝汤去芍加米仁。（《未刻本叶天士医案·保元方案》）

某，四四。寒热咳嗽，当以辛温治之。

桂枝汤去芍，加杏仁。（《临证指南医案·卷二·咳嗽》）

某，五十。形寒咳嗽，头痛口渴。

桂枝汤去芍，加杏仁、花粉。（《临证指南医案·卷二·咳嗽》）

温邪怫郁，咳嗽，形凛，发热。

瓜蒌桂枝汤去芍加杏仁。（《未刻本叶天士医案·方案》）

新凉外束，卫阳失护，背凛嗽逆，势欲发哮。

杏仁桂枝汤去芍加茯苓。（《未刻本叶天士医案·保元方案》）

形寒，饮阻作嗽，背凛。

桂枝汤去芍加茯苓、杏仁。（《未刻本叶天士医案·方案》）

有年阳衰饮干，咳嗽，形凛。

杏仁桂枝汤去芍加茯苓。（《未刻本叶天士医案·方案》）

◆胸痹

张，六十四岁。有年仍操持经营，烦冗营伤，心痛引脊。医用附子痛甚，知不宜刚猛迅走之药。

茯苓桂枝汤去芍。（《叶天士晚年方案真本·杂症》）

◆胃脘痛

某女。形寒脘痛，得食甚，手按少缓，非有余客邪病。拟进和营卫法。

桂枝去芍，加茯苓。(《临证指南医案·卷八·胃脘痛》)

◆痞满

沈，二四。精气内损，是皆脏病。芪、地甘酸，未为背谬。缘清阳先伤于上，柔阴之药反碍阳气之旋运，食减中痞，显然明白。病患食姜稍舒者，得辛以助阳之用也。至于黄芪、麦冬、枣仁，更蒙上焦，斯为背谬极。议辛甘理阳可效。

桂枝汤去芍，加茯苓。(《临证指南医案·卷四·痞》)

◆汗证

吴，四一。三疟愈后反复。寒多有汗，劳则阳泄致疟。议护阳却邪。

川桂枝、熟附子、生于术、炙草、生姜、南枣肉。(《临证指南医案·卷六·疟》)

◆产后身痛

产后营虚寒侵，身痛形凛。

当归桂枝汤去芍加茯苓。(《未刻本叶天士医案·方案》)

# 瓜蒌桂枝汤

【方剂组成用法】

瓜蒌根二两　桂枝三两　芍药三两　甘草二两　生姜三两　大枣十二枚

上六味，以水九升，煮取三升。分温三服，取微汗。

汗不出，食顷，啜热粥发之。(《金匮要略·痉湿暍病脉证治第二》)

【仲景所治病证】

仲景阐发瓜蒌桂枝汤涉及《金匮要略·痉湿暍病脉证治第二》1条。主治外受风邪，津伤不足之痉病，太阳病伴有身体强几几，脉反沉迟。

【叶桂主治病证】

叶桂临证用来治疗发热、身疼痛等病证。

【临证医案举例】

◆发热

劳伤夹邪，形凛发热。

瓜蒌桂枝汤。(《未刻本叶天士医案·方案》)

◆身痛

伏邪寒热，身痛，舌白。

花粉、桂枝、白芍、炙草、生姜、大枣。(《未刻本叶天士医案·保元方案》)

身痛形凛。

瓜蒌桂枝汤。(《未刻本叶天士医案·方案》)

# 桂枝附子汤

【方剂组成用法】

桂枝四两<sub>去皮</sub>　生姜三两<sub>切</sub>　附子三枚<sub>炮，去皮，破八片</sub>　甘草二两<sub>炙</sub>

大枣十二枚<sub>擘</sub>

上五味，以水六升，煮取二升，去滓，分温三服。(《金匮要略·痉湿暍病脉证治第二》)

【仲景所治病证】

仲景阐发桂枝附子汤涉及《金匮要略·痉湿暍病脉证治第二》1条。主治痹证风湿在表兼阳虚，伤寒八九日，风湿相搏，身体疼烦，不能自转侧，不呕不渴，脉浮虚而涩。若大便坚，小便自利，去桂加白术。

【叶桂主治病证】

叶桂临证用来治疗胃脘痛、呕吐伴有泄泻、心悸、湿证等病证。

【临证医案举例】

◆胃脘痛

张。阳微不司外卫，脉络牵掣不和。胃痛，夏秋不发，阴内阳外也。当冬寒骤加，宜急护其阳，用桂枝附子汤（桂枝、附子、甘草、生姜、大枣。——编者注）。

桂枝、附子、炙草、煨姜、南枣。(《临证指南医案·卷八·胃脘痛》)

◆呕吐/泄泻

暴冷从口鼻入,直犯太阴,上呕下利腹痛,为中寒阴症,脉细涩欲绝,急急温暖中下之阳。

人参、淡干姜、生芍、焦术、淡附子、茯苓。

因脘中痞闷,去术之缓中,再加桂枝以理阳。

人参、桂枝、干姜、附子、茯苓、白芍。

又,人参、白芍、附子、茯苓、甘草。(《眉寿堂方案选存·卷上·寒病》)

◆心悸

王,三四。脉沉,背寒,心悸如坠,形盛气衰,渐有痰饮内聚。当温通补阳方复辟,斯饮浊自解。

人参、淡附子、干姜、茯苓、生于术、生白芍。(《临证指南医案·卷五·痰饮》)

◆湿病

身重,汗出,疼痛,脉浮缓。此风湿相搏于太阳之表,阳虚邪客。当通营卫以固表,拟桂枝附子汤。

制川附、桂枝、甘草、生姜、大枣。(《叶氏医案存真·卷二》)


# 黄芪桂枝五物汤


【方剂组成用法】

黄芪三两　芍药三两　桂枝三两　生姜六两　大枣十二枚。

上五味,以水六升,煮取二升。温服七合,日三服。(《金匮要略·血痹虚劳病脉证并治第六》)

【仲景所治病证】

仲景阐发黄芪桂枝五物汤涉及《金匮要略·血痹虚劳病脉证并治第六》1条。主治气虚血滞之血痹,身体不仁,如风痹状;寸口关上微,尺中小紧。

**【叶桂主治病证】**

叶桂临证用来治疗咳嗽、痢疾、中风、虚损、汗证、痹证等病证。

**【临证医案举例】**

◆咳嗽

吕。脉左细，右空搏，久咳，吸短如喘，肌热日瘦，为内损怯症。但食纳已少，大便亦溏。寒凉滋润，未能治嗽，徒令伤脾妨胃。昔越人谓上损过脾，下损及胃，皆属难治之例。自云背寒忽热，且理心营肺卫，仲景所云元气受损，甘药调之，二十日议建中法。

黄芪建中（小建中汤加黄芪。——编者注）去姜。（《临证指南医案·卷二·咳嗽·中气虚》）

许，二七。久嗽不已，则三焦受之。一年来，病咳而气急，脉得虚数。不是外寒束肺，内热迫肺之喘急矣。盖馁弱无以自立，短气少气，皆气机不相接续。既曰虚症，虚则补其母。

黄芪建中汤（小建中汤加黄芪。——编者注）。（《临证指南医案·卷二·咳嗽》）

◆痢疾

王，六二。平昔温补相投，是阳不足之体。闻患痢两月，不忌食物，脾胃滞壅，今加呕恶。夫六腑宜通，治痢之法，非通即涩。肛肠结闭，阳虚者以温药通之。

熟附子、制大黄、厚朴、木香、茯苓皮。（《临证指南医案·卷七·痢》）

◆中风

高，六十六岁。问不头痛身热，已非外邪，何用发散？述熬夜后口㖞舌强，肢麻。老年人因劳气泄，用如东垣所议。

生黄芪、炙甘草、当归、桂枝、生姜、南枣。（《叶天士晚年方案真本·杂症》）

◆虚损

曹。脉促数，舌白不饥，寒热汗出。初起腹痛，脐右有形。乃久伤劳倦，复感温邪。今病两旬又六，微咳有痰，并不渴饮，寒来微微齿痉。此营卫二气大衰，恐延虚脱。议固卫阳，冀寒热得平。

黄芪、桂枝、白芍、炙甘草、牡蛎、南枣。(《临证指南医案·卷五·温热》)

浴后寒热，卫阳损也，用建中汤。

人参、归身、桂枝木、蜜姜、黄芪、炙草、白芍、大枣。(《眉寿堂方案选存·卷上·疟疾》)

◆汗证

某，二一。脉细弱，自汗体冷，形神疲瘁，知饥少纳，肢节酸楚。病在营卫，当以甘温。

生黄芪、桂枝木、白芍、炙草、煨姜、南枣。(《临证指南医案·卷三·汗》)

无锡，三十一。夏月带病经营，暑湿乘虚内伏，寒露霜降，天凉收肃，暴冷引动宿邪，寒热数发，形软食减，汗出。医工治嗽，恐其胃倒，渐致劳怯变凶。

归芪建中汤。(《叶氏医案存真·卷三》)

张，五六。脉弦大，身热，时作汗出。良由劳伤营卫所致，经云劳者温之。

嫩黄芪三钱、当归一钱半、桂枝木一钱、白芍一钱半、炙草五分、煨姜一钱、南枣三钱。(《临证指南医案·卷三·汗》)

某。汗出寒凛，真气发泄，痰动风生。用辛甘化风法。

生黄芪、桂枝、炙草、茯苓、防风根、煨姜、南枣。(《临证指南医案·卷三·汗》)

◆痹证

张。形寒手足痛，肌肉渐肿，劳力行走。阳气受伤，客邪内侵，营卫失和。仿《局方》痹在四肢，汗出阳虚者，予黄芪五物汤。

黄芪、桂枝、茯苓、炙草、当归、煨姜、南枣。(《种福堂公选医案·痹》)

# 桂枝加黄芪汤

## 【方剂组成用法】

桂枝三两　芍药三两　甘草二两　生姜三两　大枣十二枚　黄芪二两

上六味，以水八升，煮取三升，温服一升，须臾饮热稀粥一升余，以助药力，温服取微汗；若不汗，更取。（《金匮要略·水气病脉证并治第十四》）

## 【仲景所治病证】

仲景阐发涉及《金匮要略·水气病脉证并治第十四》《金匮要略·黄疸病脉证并治第十五》2条。主治气虚湿盛阳郁之汗证、黄疸病证。盗汗，发热，肢冷，腰髋弛痛，身疼重，烦躁，小便不利，或发黄，脉浮等。

## 【叶桂主治病证】

叶桂临证用来治疗咳嗽、中风、虚损、汗证、痹证、血证/吐血、月经量少、月经延期等病证。

## 【临证医案举例】

◆咳嗽

陈，二七。脉细促，久嗽寒热，身痛汗出，由精伤及胃。

黄芪建中汤去姜。（《临证指南医案·卷二·咳嗽》）

凡忧愁思虑之内伤不足，必先上损心肺。心主营，肺主卫，二气既亏，不耐烦劳，易于受邪。惟养正则邪自除，无麻、桂大劫散之理，故内伤必取法乎东垣。今血止脉软，形倦不食，仍呛咳不已，痰若黏涎，皆土败金枯之象，急与甘缓补法。

生黄芪、炒白芍、炙草、饴糖、南枣。（《叶氏医案存真·卷一》）

劳伤营卫，寒热咳嗽，自汗妨食。

黄芪建中汤。（《未刻本叶天士医案·保元方案》）

李，三四。久嗽经年，背寒，足跗常冷，汗多，色白，嗽甚不得卧。此阳微卫薄，外邪易触。而浊阴夹饮上犯。议和营卫，兼护其阳。

黄芪建中汤去饴糖，加附子、茯苓。(《临证指南医案·卷二·咳嗽》)

某。久咳，神衰肉消，是因劳内伤。医投苦寒沉降，致气泄汗淋，液耗夜热，胃口伤残，食物顿减。

黄芪建中去姜。(《临证指南医案·卷二·咳嗽》)

某。内损虚症，经年不复。色消夺，畏风怯冷。营卫二气已乏，纳谷不肯充长肌肉。法当建立中宫，大忌清寒理肺。希冀止嗽，嗽不能止，必致胃败减食致剧。

黄芪建中汤去姜。(《临证指南医案·卷二·咳嗽》)

孙，二九。奇脉下损，经迟腹痛。先用当归建中汤（即小建中汤加当归。——编者注），续商八脉治法。

当归建中汤。

又，久嗽，遇劳寒热。

归芪建中去姜。(《临证指南医案·卷九·调经》)

许，二七。久嗽不已，则三焦受之。一年来，病咳而气急，脉得虚数。不是外寒束肺，内热迫肺之喘急矣。盖馁弱无以自立，短气少气，皆气机不相接续。既曰虚症，虚则补其母。

黄芪建中汤。(《临证指南医案·卷二·咳嗽》)

许，四八。劳倦伤阳，形寒，失血，咳逆。中年不比少壮火亢之嗽血。

黄芪建中汤。(《临证指南医案·卷二·吐血》)

严，二八。脉小右弦，久嗽晡热，着左眠稍适。二气已偏，即是损怯。无逐邪方法，清泄莫进，当与甘缓。

黄芪建中去姜。

又，建中法颇安，理必益气以止寒热。

人参、黄芪、焦术、炙草、归身、广皮白、煨升麻、煨柴胡。(《临证指南医案·卷一·虚劳》)

张，二九。馆课诵读，动心耗气。凡心营肺卫受伤，上病延中，必渐减食。当世治咳，无非散邪清热，皆非内损主治法。

黄芪建中汤去姜。（《临证指南医案·卷二·咳嗽》）

仲。久嗽，神衰肉消，是因劳倦内伤。医不分自上自下损伤，但以苦寒沉降。气泄汗淋，液耗夜热，胃口得苦伤残，食物从此顿减。老劳缠绵，讵能易安，用建中法。

黄芪建中汤去姜。

又，照前方加五味子。

又，平补足三阴法。

人参、炒山药、熟地、五味、女贞子、炒黑杞子。（《临证指南医案·卷一·虚劳》）

朱，三九。五年咳嗽，遇风冷咳甚，是肌表卫阳疏豁。议固剂缓其急。

黄芪建中汤。（《临证指南医案·卷二·咳嗽》）

著，左。卧即咳甚，是脏阴血液伤极。用益气甘药者，缘有形生于无形耳。

人参、黄芪、当归、白芍、南枣、炙草。（《叶氏医案存真·卷一》

◆中风

高，六十六岁。问不头痛身热，已非外邪，何用发散？述熬夜后口喎舌强，肢麻。老年人因劳气泄，用如东垣所议。

生黄芪、炙甘草、当归、桂枝、生姜、南枣。（《叶天士晚年方案真本·杂症》）

◆虚损

何，三一。脐流秽水，咳嗽，腹痛欲泻。询知劳动太过，阳气受伤。三年久恙，大忌清寒治嗽，法当甘温以治之。

黄芪建中汤去姜。（《种福堂公选医案·劳》）

某，二一。脉细弱，自汗体冷，形神疲瘁，知饥少纳，肢节酸楚。病在营卫，当以甘温。

生黄芪、桂枝木、白芍、炙草、煨姜、南枣。（《临证指南医案·卷三·汗》）

汪，三九。此劳力伤阳之劳，非酒色伤阴之劳也。胃口消惫，生气日夺，岂治嗽药可以奏功。

黄芪建中汤去姜。(《临证指南医案·卷一·虚劳·中虚》)

吴，关上。气泄，用阳药固气。庸医治嗽滋阴，引入劳病一途。

黄芪建中加人参。(《叶天士晚年方案真本·杂症》)

席。半月前恰春分，阳气正升，因情志之动，厥阳上燔致咳，震动络中，遂令失血。虽得血止，诊右脉长大透寸部，食物不欲纳，寐中呻吟呓语。由至阴损及阳明，精气神不相交合矣。议敛摄神气法。

人参、茯神、五味、枣仁、炙草、龙骨、金箔。

又，服一剂，自觉直入少腹，腹中微痛，逾时自安。此方敛手少阴之散失，以和四脏，不为重坠，至于直下者，阳明胃虚也。脉缓大长，肌肤甲错，气衰血亏如绘。故建其中。

参芪建中汤去姜。

又，照前方去糖，加茯神。

又，诊脾胃脉独大为病，饮食少进，不喜饮水，痰多嗽频，皆土衰不生金气。《金匮》谓男子脉大为劳，极虚者亦为劳。夫脉大为气分泄越，思虑郁结，心脾营损于上中，而阳分委顿。极虚亦为劳，为精血下夺，肝肾阴不自立。若脉细欲寐，皆少阴见症。今寝食不安，上中为急。况厥阴风木主令，春三月，木火司权，脾胃受戕，一定至理。建中理阳之余，继进四君子汤，大固气分，多多益善。(《临证指南医案·卷二·吐血》)

郑，二七。脉来虚弱，久嗽，形瘦食减，汗出吸短。久虚不复谓之损，宗《内经》形不足温养其气。

黄芪建中汤去姜，加人参、五味。(《临证指南医案·卷二·咳嗽》)

◆汗证

某。汗出寒凛，真气发泄，痰动风生。用辛甘化风法。

生黄芪、桂枝、炙草、茯苓、防风根、煨姜、南枣。(《临证指南医案·卷三·汗》)

◆痹症

杜，三三。温暖开泄，骤冷外加，风寒湿三气交伤为痹，游走上下为楚。邪入经隧，虽汗不解，贵乎宣通。

桂枝、杏仁、滑石、石膏、川草薢、汉防己、苡仁、通草。

又，经脉通而痛痹减，络中虚则痿弱无力，周身汗出。阳泄已多，岂可再用苦辛以伤阳泄气乎？《内经》以筋缓为阳明脉虚，当宗此旨。

黄芪、防风、白术、茯苓、炙草、桂枝、当归、白芍、苡仁。

又，大凡邪中于经为痹，邪中于络为痿。今痹痛全止，行走痿弱无力。经脉受伤，阳气不为护持，法当温养通补。经旨春夏养阳，重在扶培生气耳。

黄芪四两、茯苓三两、生白术三两、炙草、淡苁蓉二两、当归三两、牛膝二两、仙灵脾二两、虎骨胶、金毛狗脊十二两，无灰酒浸半日，蒸，熬膏。

胶膏为丸。（《临证指南医案·卷七·痹》）

张。形寒手足痛，肌肉渐肿，劳力行走。阳气受伤，客邪内侵，营卫失和。仿《局方》痹在四肢，汗出阳虚者，予黄芪五物汤。

黄芪、桂枝、茯苓、炙草、当归、煨姜、南枣。（《种福堂公选医案·痹》）

◆血证/吐血

任，山西，三十岁。夏季吐血，深秋入冬频发，右脉弦实左濡，是形神并劳，络血不得宁静。经营耗费气血，不比少壮矣。

黄芪建中汤（《叶氏医案存真·卷三》也录有本案。——编者著）（《叶天士晚年方案真本·杂症》）

◆月经量少

脉细弱，形寒久嗽，寒热频来，易于惊恐，经来色淡且少，不耐烦劳，此阴阳内损，营卫造偏。仲景凡元气有伤，当与甘药。知清凉治嗽等法，非醇正之道。

黄芪建中汤去姜。（《眉寿堂方案选存·卷下·女科》）

◆月经延期

色脉无神，虚烦久咳，寒热不止。因悲哀惊恐，病势反加，胃气渐减，大便不实，月事过期不至，恐有下损及中之虑，拟建中法。

人参、白芍、桂枝、茯神、黄芪、炙草、牡蛎、南枣。（《眉寿堂方案选存·卷下·女科》）

姚，二二。久嗽背寒，晨汗，右卧咳甚，经事日迟，脉如数而虚，谷减不欲食。此情志郁伤，延成损怯。非清寒肺药所宜。

黄芪、桂枝、白芍、炙草、南枣、饴糖。

肺为气出入之道，内有所伤，五脏之邪上逆于肺则咳嗽。此则久嗽，背寒晨汗，全是肺气受伤。而经事日迟，不但气血不流行，血枯肝闭，可想而知。脉数，虚火也，虚则不可以清寒，况谷减不欲食，中气之馁已甚，可复以苦寒损胃乎？与黄芪建中，损其肺者益其气，而桂枝、白芍，非敛阴和血之妙品乎？（《临证指南医案·卷九·调经》）

# 白虎加桂枝汤

【方剂组成用法】

知母六两　甘草二两炙　石膏一斤　粳米二合　桂去皮三两

上锉，每五钱，水一盏半，煎至八分，去滓，温服，汗出愈。（《金匮要略·疟病脉证并治第四》）

【仲景所治病证】

仲景阐发涉及《金匮要略·疟病脉证并治第四》1条。主治温疟，发热，骨节疼烦，时长呕吐。

【叶桂主治病证】

叶桂临证用来治疗咳嗽、温病、中暑、痞满、虚损、血证、疟病、耳聋等病证。

【临证医案举例】

◆咳嗽

寸搏咳逆，骨痛暮热。温邪入肺，营卫不和，议清气中之热，佐以通营。

桂枝白虎汤。(《眉寿堂方案选存·卷上·冬温》)

但热无寒,咳嗽渐呕,周身疼楚。此为温疟伏邪日久,发由肺经。宗仲景桂枝白虎汤,二剂当已。

桂枝白虎汤加麦冬。(《眉寿堂方案选存·卷上·疟疾》)

冬月温邪内伏,入春寒热咳嗽,身痛渐汗乃解,与温疟同法。

桂枝白虎汤。(《眉寿堂方案选存·卷上·春温》)

陆。秋暑燥气上受,先干于肺,令人咳热。此为清邪中上,当以辛凉清润,不可表汗以伤津液。

青竹叶、连翘、花粉、杏仁、象贝,六一散。

又,脉右大,瘅热无寒,暑郁在肺。当清气热,佐以宣通营卫。

桂枝白虎汤加麦冬。

又,热止,脉右数,咳不已。

知母、生甘草、麦冬、沙参、炒川贝、竹叶。(《临证指南医案·卷二·咳嗽》)

某,四三。舌白渴饮,咳嗽,寒从背起。此属肺疟。

桂枝白虎汤加杏仁。(《临证指南医案·卷六·疟》)

潘氏。久咳不已,则三焦受之,是病不独在肺矣。况乎咳甚呕吐涎沫,喉痒咽痛。致咳之由,必冲脉之伤,犯胃扰肺,气蒸熏灼,凄凄燥痒,咳不能忍。近日昼暖夜凉,秋暑风,潮热溏泄,客气加临,营卫不和,经阻有诸。但食姜气味过辛致病,辛则泄肺气,助肝之用。医者知此理否耶?夫诊脉右弦数,微寒热,渴饮。拟从温治上焦气分,以表暑风之邪。用桂枝白虎汤。(《临证指南医案·卷二·咳嗽》)

暑邪阻于上焦,作之肺疟,咳嗽渴饮。

桂枝白虎汤。(《未刻本叶天士医案·保元方案》)

◆温病

心营肺卫,为温邪留伏。气血流行,与邪相遇搏激,遂有寒热如疟之状。今形神主羸瘦,久延经月,速则恐其成惊,再延恐致儿劳。多进苦药消克,胃口又虑败倒。急清气热以通营卫,使温邪无容留之地,寒热可冀其止。至于痰嗽，必得胃口充旺，而肺金自全，要非药饵强劫之谓。

轻剂桂枝白虎汤。

稚年阳亢阴虚，温邪深入不解，留伏营卫之中，昼夜气行，遇邪则热，如疟同义。先议清气分，兼通营卫一法。

川桂枝、知母、生甘草、生石膏、麦冬、白风米。(《眉寿堂方案选存·卷上·春温》)

◆中暑

潮热烦渴，欲得冷饮。暑燥津液，故发疹唇疮。不足尽其邪，理进清气热，通营卫。

桂枝白虎汤加麦冬。(《眉寿堂方案选存·卷上·暑》)

暑热侵于上焦，瘅热，头痛，背胀，渴饮。

桂枝白虎汤。(《未刻本叶天士医案·方案》)

◆痞满

丁。口鼻吸入热秽，肺先受邪，气痹不主宣通，其邪热由中及于募原，布散营卫，遂为寒热。既为邪踞，自然痞闷不饥，虽邪轻，未为深害，留连不已，热蒸形消，所谓病伤，渐至于损而后已。

桂枝白虎汤。

又，气分之热稍平，日久胃津消乏，不饥，不欲纳食。大忌香燥破气之药，以景岳玉女煎（生石膏、熟地黄、麦冬、知母、牛膝。——编者注），多进可效。忌食辛辣肥腻自安。

竹叶石膏汤（竹叶、石膏、人参、麦冬、半夏、甘草、粳米。——编者注）加鲜枸杞根皮。(《临证指南医案·卷五·温热》)

◆虚损

心营肺卫，为温邪留伏。气血流行，与邪相遇搏激，遂有寒热如疟之状。今形神主羸瘦，久延经月，速则恐其成惊，再延恐致儿劳。多进苦药消克，胃口又虑败倒。急清气热以通营卫，使温邪无容留之地，寒热可冀其止。至于痰嗽，必得胃口充旺，而肺金自全，要非药饵强劫之谓。

轻剂桂枝白虎汤。(《眉寿堂方案选存·卷上·春温》)

◆血证

春季失血，是冬藏未固，阴虚本病无疑。小愈以来，夏至一阴未能来复，血症再来，原属虚病。今诊得右脉急数倍左，面油亮，汗淋涕浊，舌干苔白，烦渴欲饮，交午、未，蒸蒸发热，头胀，周身掣痛，喘促嗽频，夜深热缓，始得少寐。若论虚损，不应有此见证。考《金匮》云：阴气先伤，阳气独胜，令人热胜烦冤，病名瘅疟。要知异气触自口鼻，由肺象循募原，直行中道，布于营卫，循环相遇，邪正相并，则发热矣。津液被劫，日就消烁，火热刑金，咳喘为甚，此与本病虚损划然两途。仲景定例，先理客邪新病，恐补则助邪害正耳。是以右脉之诊为凭，议当辛甘之剂，驱其暑湿之邪，必使热减，议调本病。勿得畏虚，养邪贻害，至嘱。

桂枝、知母、麦冬、石膏、甘草、粳米。

前法大清气分，兼通营卫，石膏佐以桂枝，清肺为多，其余皆滋清胃热，仍有生津之意。今诊两手相等，小数。交未末，热势较昨似轻。右脉不甚急搏，而心热烦闷作渴之象如昔。验舌苔干白，舌边过赤，阴虚之体，其热邪乘虚入三焦，皆有诸矣。况冬病风寒，必究六经；夏暑温热，须推三焦。河间创于《宣明论》中，非吾臆说也。凡热清片刻，议进甘露饮子一剂，服至五日再议。

滑石、生石膏、寒水石、桂枝、白芍、麦冬、鲜生地黄、阿胶、人参、炙草、火麻仁。

先用清水二盏，空煎至一半，入药煎四五十沸，澄清冷服。(《眉寿堂方案选存·卷上》)

◆疟病

丁。脉右数，左小弱，面明。夏秋伏暑，寒露后发。微寒多热，呕逆身痛。盖素有痰火，暑必夹湿。病自肺经而起，致气不宣化。不饥不食，频溺短缩。乃热在气分，当与温疟同例。忌葛、柴足六经药。

桂枝白虎汤加半夏。(《临证指南医案·卷六·疟》)

胡。按仲景云：脉如平人，但热无寒，骨节烦疼，微呕而渴者，病名温疟。桂枝白虎汤主之。

桂枝白虎汤。

盖今年夏秋之热，口鼻吸暑，其初暑邪轻小，不致病发。秋深气凉外束，里热欲出，与卫营二气交行，邪与二气遇触，斯为热起。临解必有微汗者，气邪两泄。然邪不尽，则混处气血中矣。故圣人立法，以石膏辛寒，清气分之伏热，佐入桂枝，辛甘温之轻扬，引导凉药以通营卫，兼知母专理阳明独胜之热，而手太阴肺亦得秋金肃降之司，甘草、粳米和胃阴以生津。此一举兼备。方下自注云：一剂知，二剂已。知者，谓病已知其对症。已者，中病当愈之称耳。(《临证指南医案·卷六·疟》)

江，宝林寺前，廿五岁。瘅疟，邪在肺，口渴，骨节烦疼，用桂枝白虎汤。(《叶天士晚年方案真本·杂症》)

津伤复疟，寒热烦渴。

桂枝白虎汤，加花粉。(《眉寿堂方案选存·卷上·疟疾》)

脉如平人，但热不寒，烦渴，身疼时呕，此温疟也，仲景有桂枝白虎汤一法，一剂知，二剂已也。

桂枝白虎汤。(《眉寿堂方案选存·卷上·疟疾》)

疟来即三日一发，头痛，咳嗽，渴饮，从手太阴治。

桂枝白虎汤。(《未刻本叶天士医案·保元方案》)

热邪入肺为温疟。

桂枝白虎汤。(《眉寿堂方案选存·卷上·疟疾》)

瘅疟邪在肺，口渴，骨节烦疼。

桂枝白虎汤。(《眉寿堂方案选存·卷上·疟疾》)

◆疹

潮热烦渴，欲得冷饮。暑燥津液，故发疹唇疮。不足尽其邪，理进清气热，通营卫。

桂枝白虎汤加麦冬。(《眉寿堂方案选存·卷上·暑》)

◆耳聋

烦渴耳聋，但热无寒，渐呕，胸腹痞胀。此暑热由口鼻入，三焦受浊，营卫不通，疟不成寐。日期半月，热深入阴，防其瘛疭发厥。

桂枝白虎汤。(《眉寿堂方案选存·卷上·暑》)

脉转数,舌红。面肿消,肤痛,汗减,耳鸣,咽呛,肛痔。湿中化热乘窍,仍清气邪,佐通营卫,桂枝白虎汤主之。(《叶氏医案存真·卷二》)

# 小青龙汤

**【方剂组成用法】**

麻黄<sub>去节</sub> 芍药 细辛 干姜 甘草<sub>炙</sub> 桂枝各三两<sub>去皮</sub> 五味子半升 半夏半升<sub>洗</sub>

上八味,以水一斗,先煮麻黄减二升,去上沫,内诸药,煮取三升,去滓,温服一升。

若渴,去半夏,加瓜蒌根三两;若微利,去麻黄,加荛花,如一鸡子,熬令赤色;若噎者,去麻黄,加附子一枚,炮;若小便不利、少腹满者,去麻黄,加茯苓四两;若喘,去麻黄,加杏仁半升,去皮尖。(《伤寒论·卷之三·辨太阳病脉证并治中第六》)

**【仲景所治病证】**

仲景阐发小青龙汤涉及《伤寒论·卷之三·辨太阳病脉证并治中第六》40条、41条,《金匮要略·痰饮咳嗽病脉证并治第十二》《金匮要略·妇人杂病脉证并治第二十二》2条。主治外寒内饮证,伤寒表不解,心下有水气,干呕,咳嗽,或喘,发热,或渴,或噎,或小便不利,心下痞,少腹满。

**【叶桂主治病证】**

叶桂临证用来治疗伤寒、咳嗽、喘证、哮证、便溏、胁痛、痰饮等病证。

**【临证医案举例】**

◆伤寒

伤寒病,发汗后表不解,干咳呕逆,夜不得卧,遵古人小青龙法。

杏仁、桂枝、干姜、白芍、米仁、石膏、五味、甘草。(《眉寿堂方

案选存·卷上·寒病》）

◆咳嗽

半产后，失血咳逆不得卧。

小青龙法。（《眉寿堂方案选存·卷下·女科》）

曹，四七。中年阳气日薄。痰饮皆属阴浊，上干清道，为冲逆咳嗽。仲景法治，外饮治脾，内饮治肾，分晰甚明。昔年曾用桂、苓、泽、术得效，是治支饮治法。数年真气更衰，古人谓饮邪当以温药和之，须忌治嗽肺药。先用小青龙去麻辛，接服外台茯苓饮（茯苓、人参、白术、枳实、橘皮、生姜。——编者注）。（《临证指南医案·卷五·痰饮》）

戴。十二月间，诊得阳微，浊饮上干为咳，不能卧。曾用小青龙汤，减去麻黄、细辛，服后已得着枕而卧。想更医接用不明治饮方法，交惊蛰阳气发泄，病势再炽。顷诊脉来濡弱无神，痰饮咳逆未已。谅非前法可效，宗仲景真武汤法，以熟附配生姜，通阳逐饮立法。

真武汤去白术加人参。（《临证指南医案·卷五·痰饮》）

范妪。久咳涎沫，欲呕，长夏反加寒热，不思食。病起嗔怒，气塞上冲，不能着枕，显然肝逆犯胃冲肺。此皆疏泄失司，为郁劳之症，故滋腻甘药下咽欲呕矣。

小青龙去麻、辛、甘，加石膏。（《临证指南医案·卷二·咳嗽》）

脉右弦左濡，秋凉宿饮，上泛咳呛，入夜着枕欲寐，气冲胃脘，心悸震动，必欲起坐。仲景"论脉篇"，弦为饮，背寒为饮，当治饮，不当治咳。饮属阴邪，乘暮夜窃发。《金匮》法中，每以通阳涤饮，与世俗仅以肺药疏降迥异，用小青龙减麻、辛法。

桂枝、五味子、干姜、茯苓、白芍、炙草、半夏。

丸方：八味去附，加沉香。（《叶天士医案》）

某。气逆咳呛喘促。

小青龙去桂枝、芍草，加杏仁、人参。（《临证指南医案·卷四·喘》）

潘，三八。远客路途，风寒外受，热气内蒸，痰饮日聚于脏之外，络脉之中。凡遇风冷，或曝烈日，或劳碌形体，心事不宁，扰动络中宿饮，饮泛气逆咳嗽，气塞喉底胸膈，不思食物，着枕呛吐稠痰，气降自愈，病名哮喘伏饮。治之得宜，除根不速，到老年岁，仍受其累耳。

小青龙汤去细辛。（《临证指南医案·卷五·痰饮》）

◆喘证

顾。饮邪泛溢，喘嗽，督损头垂，身动喘甚，食则脘中痞闷，卧则喘咳不得息。肺主出气，肾主纳气，二脏失司，出纳失职。议用早进肾气丸三钱，以纳少阴。晚用小青龙法，涤饮以通太阳经腑。此皆圣人内饮治法，与乱投腻补有间矣。

小青龙去麻、辛、甘、芍，加茯苓、杏仁、大枣。（《临证指南医案·卷五·痰饮》）

脉小右弦，呼吸不利，喉中有声。入夜神迷昏倦，少腹微胀，二便不爽。自言筋骨如针刺，身重难以转侧。右环跳筋纵，不能伸屈。此皆暴寒入内，周行上下，阳气痹塞。且频年交冬痰嗽，天暖自安。老年肾真衰乏少藏纳之司。水液化痰上泛、寒中少阴，则太阳膀胱之气，无以上承而流通宣化，开合失度，枢机悉阻。浊气升，痰饮逆，最忌喘急神昏。若用发散坠降，恐致伤阳劫阴。议进仲景小青龙法，乃太阳表中之里。通营卫，不耗其阳；开痰饮，不泄其气，仍有收肺逆，通膀胱之义。

小青龙汤。（《叶天士医案》）

某。形盛面亮，脉沉弦，此属痰饮内聚。暮夜属阴，喘不得卧。仲景谓：饮家而咳，当治其饮，不当治咳。今胸满腹胀，小水不利，当开太阳以导饮逆。

小青龙去麻、辛，合越婢。

桂枝、半夏、干姜、五味、杏仁、石膏、茯苓、白芍。（《临证指南医案·卷五·痰饮·肾阳虚膀胱气化不通降》）

王公美。脉沉而咳，不能着枕而卧，此老年下元虚，气不摄纳。浊气痰饮，皆为阴象，乘暮夜阴时寐发。发散清润皆非，当以小青龙法，开太阳经，撤饮下趋。

小青龙去麻、辛、草。（《叶氏医案存真·卷二》）

下焦阴阳素虚，雪地奔走，寒从口鼻而入，肺受邪则上逆而喘，阳受伤则漐漐汗出。由中邪入，表散无益，宣其肺逆，喘缓可救。

桂枝、干姜、杏仁、白芍、五味、茯苓。(《眉寿堂方案选存·卷上·寒病》)

徐氏。痰饮上吐，喘不得卧。乃温邪阻蔽肺气，气不下降，壅滞不能着右。议用宣通，开气分方法。

小青龙去细辛、麻黄，加苡仁、白糖炒石膏。(《临证指南医案·卷五·痰饮》)

◆哮证

江，通州，四十四岁。痰饮哮喘，遇寒劳怒即发。

小青龙去麻黄。(《叶天士晚年方案真本·杂症》)

卜，十九。哮喘，当暴凉而发，诊脉左大右平。此新邪引动宿邪，议逐伏邪饮气。

小青龙法。(《临证指南医案·卷四·哮》)

李，三八。哮喘久发，小溲频利，此肾虚气不收纳，痰饮从气而上。初病本属外邪，然数年混处，邪附脏腑之外廓，散逐焉得中病？宿哮不发时，用肾气丸三钱。喘哮坐不得卧，议用开太阳之里。小青龙汤去麻、辛。(《种福堂公选医案·哮》)

扬州，四十四。痰饮哮喘，遇寒劳怒即发，小青龙汤去麻黄。(《叶氏医案存真·卷三》)

朱，五一。宿哮咳喘，遇劳发。

小青龙去麻、辛，加糖炒石膏。(《临证指南医案·卷四·哮》)

◆便溏

向来下部赤疥，湿热下注，本乎质薄肾虚，秋冬微感外邪，肺气失降，气隧为壅。水谷气蒸，变湿气阻，横渍经脉，膀胱气痹，小溲不爽，不司分别清浊，湿坠大肠便稀，痹塞自下，壅逆及上，喘息气冲，坐不得卧，俯不喜仰，甚于夜者。湿与水皆阴邪，暮夜阴用事也。夫膀胱为肾腑宜开，则水通浊泄。初因外感，太阳先受。治不得其要领。孟子谓：水搏激过颡，在人身逆而犯上射肺，则肺痹喘息矣。仲圣凡治外邪致动水寒上逆，必用小青龙汤为主。方与《内经》肿胀开鬼门取汗，洁净腑利水相符。宗是议治。

麻黄八分、桂枝一钱去皮、白芍一钱、杏仁十五粒去皮、茯苓三钱、甘草三分、炙淡干姜一钱，同五味子一钱捣，罨一夜。

上午服。(《叶氏医案存真·卷二》)

◆胁痛

赵。支饮，胁痛咳逆。

小青龙去麻、辛。(《临证指南医案·卷五·痰饮·支脉结饮》)

◆痰饮

风温郁热上升，支饮亦令上泛，渴烦咳涎。下虚上实，仍宜轻剂清理。

桂枝木、茯苓、白芍、石膏、米仁、甘草。

又，小青龙汤去麻、辛、半、甘，加石膏。(《眉寿堂方案选存·卷上·春温》)

脉弦饮也，饮阻则阳郁，是以背痛形凛，宜以温药和之。

杏仁、桂枝、白芍、干姜、茯苓、半夏、炙草、北五味。(《未刻本叶天士医案·方案》)

沈妪。冬温，阳不潜伏，伏饮上泛。仲景云：脉沉属饮，面色鲜明为饮。饮家咳甚，当治其饮，不当治咳。缘高年下焦根蒂已虚，因温暖气泄，不主收藏，饮邪上扰乘肺，肺气不降，一身之气交阻，熏灼不休，络血上沸。经云：不得卧，卧则喘甚痹塞，乃肺气之逆乱也。若以见病图病，昧于色诊候气，必致由咳变幻腹肿胀满，渐不可挽。明眼医者，勿得忽为泛泛可也。兹就管见，略述大意。议开太阳，以使饮浊下趋，仍无碍于冬温。从仲景小青龙、越婢（麻黄、石膏、甘草、生姜、大枣。——编者注）合法。

杏仁、茯苓、苡仁、炒半夏、桂枝木、石膏、白芍、炙草。(《临证指南医案·卷五·痰饮》)

胸中不爽，是痰气之阻，仿小青龙法，开太阳为主。盖少阴逆，太阳气化不至也。

五味、炙草、茯苓、杏仁、泡淡姜、生白芍。(《叶氏医案存真·卷三》)

# 麻黄杏仁甘草石膏汤

**【方剂组成用法】**

麻黄四两去节　杏仁五十个去皮尖　甘草二两炙　石膏半斤碎，绵裹

上四味，以水七升，煮麻黄，减二升，去上沫，内诸药，煮取二升，去滓，温服一升。(《伤寒论·卷之三·辨太阳病脉证并治中第六》)

**【仲景所治病证】**

仲景阐发麻黄杏仁甘草石膏汤涉及《伤寒论·卷之三·辨太阳病脉证并治中第六》63条，《伤寒论·卷之四·辨太阳病脉证并治下第七》162条。主治邪热壅肺，汗出而喘。

**【叶桂主治病证】**

叶桂临证用来治疗外感、肺痈、水肿等病证。

**【临证医案举例】**

◆咳嗽

吴，四一。咳嗽，声音渐窒，诊脉右寸独坚。此寒热客气包裹肺俞，郁则热。先以麻杏石甘汤。

又，苇茎汤（苇茎、苡仁、桃仁、瓜瓣。——编者注）。(《临证指南医案·卷二·咳嗽》)

某，二八。风邪阻于肺卫，咳嗽面浮，当辛散之。

麻黄先煎去沫五分、杏仁三钱、生甘草三分、生石膏三钱(《临证指南医案·卷二·咳嗽》)

某。伏邪久咳，胃虚呕食，殆《内经》所谓胃咳之状耶。

麻黄、杏仁、甘草、石膏、半夏、苡仁。(《临证指南医案·卷二·咳嗽》)

◆肺痈

某。邪郁热壅，咳吐脓血，音哑。

麻杏甘膏汤加桔梗、苡仁、桃仁、紫菀。(《临证指南医案·卷二·吐血》)

◆水肿

吴。平昔湿痰阻气为喘，兹因过食停滞，阴脏之阳不运，阳腑之气不通。二便不爽，胕肿腹满，诊脉沉弦。犹是水寒痰滞，阻遏气分，上下皆不通调，当从三焦分治。顷见案头一方，用菟丝子升少阴，吴茱萸泄厥阴，不知作何解释，不敢附和。仍用河间分消定议。

大杏仁、莱菔子、猪苓、泽泻、葶苈子、厚朴、桑白皮、广皮、细木通。

又，三焦分消，泄肝通腑，二便不爽如昔。诊脉浮小带促，闻声呼息不利，是气分在上结阻，以致中下不通。喘胀要旨，开鬼门以取汗，洁净腑以利水，无非宣通表里，务在治病源头。据脉症参详，急急开上为法，合《金匮》风水反登义矣。

麻黄、杏仁、石膏、甘草、苡仁。（《临证指南医案·卷三·肿胀》）

◆疟病

间日寒战，发热渴饮，此为疟。饮水结聚，而心中痛胀，乃病上加病。不敢用涌吐之药，暂与开肺气壅遏一方。

生石膏、大杏仁、生甘草蜜水炒、麻黄。（《眉寿堂方案选存·卷上·疟疾》）

◆痧疹

吴。病在暴冷而发，肌表头面不透。是外蕴为寒，内伏为热。肺病主卫，卫气分两解为是。

麻黄、石膏、牛蒡子、枳壳汁、杏仁、射干、桔梗、生甘草。（《临证指南医案·卷五·痘痧疹瘰》）

◆喉痹

宋，三十。先失音，继喉痹，是气分窒塞。微寒而热，水饮呛出，咯痰随出随阻，此仍在上痹，舌黄口渴。议与苦辛寒方。

射干、麻黄、杏仁、生甘草、石膏、苡仁。（《临证指南医案·卷二·失音》）

◆失音

陆，二二。秋凉燥气咳嗽，初病皮毛凛凛，冬月失音，至夏未愈，而纳食颇安。想屡经暴冷暴暖之伤，未必是二气之馁，仿金实无声议治。

麻黄、杏仁、生甘草、石膏、射干、苡仁。

又，芦根汁、杏仁汁、莱菔汁、鲜竹沥。

熬膏。（《临证指南医案·卷二·失音》）

吴，三六。外冷内热久逼，失音，用两解法。

麻杏甘膏汤。（《临证指南医案·卷二·失音》）

# 麻黄连翘赤小豆汤

## 【方剂组成用法】

麻黄二两去节 　连翘二两连翘根是 　杏仁四十个去皮尖 　赤小豆一升 　大枣十二枚擘 　生梓白皮一升切 　生姜二两切 　甘草二两炙

上八味，以潦水一斗，先煮麻黄再沸，去上沫，内诸药，煮取三升，去滓。分温三服。半日服尽。（《伤寒论·卷之五·辨阳明病脉证并治第八》）

## 【仲景所治病证】

仲景阐发麻黄连翘赤小豆汤涉及《伤寒论·卷之五·辨阳明病脉证并治第八》262条。主治湿热发黄黄疸，伤寒瘀热在里，身黄。

## 【叶桂主治病证】

叶桂临证用来治疗黄疸。

## 【临证医案举例】

◆黄疸

脉浮缓，身热不止，汗出不为汗衰。此风湿郁表，瘀热为黄。拟麻黄连翘赤小豆汤。

麻黄、杏仁、生梓白皮、生姜、连翘、细赤豆、甘草、大枣。（《叶氏医案存真·卷二》）

评点：麻黄汗多者忌，以其迅也。东垣胜湿汤用羌活，不必泥古也。（《评点叶案存真类编·卷下·湿温》）

# 麻黄杏仁薏苡甘草汤

**【方剂组成用法】**

麻黄半两去节汤泡　甘草一两炙　薏苡仁半两　杏仁十个去皮尖，炒

上锉麻豆大，每服四钱匕，水盏半，煮八分，去滓。温服，有微汗，避风。(《金匮要略·痉湿暍病脉证治第二》)

**【仲景所治病证】**

仲景阐发麻黄杏仁薏苡甘草汤涉及《金匮要略·痉湿暍病脉证治第二》1条，主治痹证风湿在表，一身尽疼，发热，日晡剧烈。

**【叶桂主治病证】**

叶桂临证用来治疗咳嗽、喘证、呕吐、水肿、喉痹、失音等病证。

**【临证医案举例】**

◆咳嗽

某。伏邪久咳，胃虚呕食，殆《内经》所谓胃咳之状耶。

麻黄、杏仁、甘草、石膏、半夏、苡仁。(《临证指南医案·卷二·咳嗽》)

徐，四七。疟属外邪，疟止声音不扬，必是留邪干于肺系，故咳嗽不已。纳食起居如常，中下无病。但以搜逐上焦，勿令邪结，可望病已。

麻黄、杏仁、生甘草、射干、苡仁。(《临证指南医案·卷二·咳嗽》)

◆喘证

伊。先寒后热，不饥不食，继浮肿喘呛，俯不能仰，仰卧不安。古人以先喘后胀治肺，先胀后喘治脾。今由气分䐜郁，以致水道阻塞，大便溏泄，仍不爽利。其肺气不降，二肠交阻，水谷蒸腐之湿，横趋脉络，肿由渐加，岂乱医可效？粗述大略，与高明论证。

麻黄、苡仁、茯苓、杏仁、甘草。(《临证指南医案·卷四·喘》)

◆呕吐

某。伏邪久咳，胃虚呕食，殆《内经》所谓胃咳之状耶。

麻黄、杏仁、甘草、石膏、半夏、苡仁。(《临证指南医案·卷二·咳嗽》)

◆喉痹

宋,三十。先失音,继喉痹,是气分窒塞。微寒而热,水饮呛出,咯痰随出随阻,此仍在上痹,舌黄口渴。议与苦辛寒方。

射干、麻黄、杏仁、生甘草、石膏、苡仁。(《临证指南医案·卷二·失音》)

# 越婢汤

**【方剂组成用法】**

麻黄六两　石膏半斤　生姜三两　大枣十五枚　甘草二两

上五味,以水六升,先煮麻黄,去上沫,内诸药,煮取三升,分温三服。

恶风者加附子一枚,炮。风水加术四两。(《金匮要略·水气病脉证并治第十四》)

**【仲景所治病证】**

仲景阐发越婢汤涉及《金匮要略·水气病脉证并治第十四》1条,主治水肿风水夹热,一身悉肿,恶风,汗出,脉浮。

**【叶桂主治病证】**

叶桂临证用来治疗温病、咳嗽、喘证、汗证、痰饮、产后水肿等病证。

**【临证医案举例】**

◆温病

冬温咳嗽,忽值暴冷,外寒内热,引动宿痰伏饮,夜卧气冲欲坐,喉咽气息有声。宜暖护安居,从痰饮门越婢法。

麻黄、甘草、石膏、生姜、大枣。(《叶氏医案存真·卷一》)

◆咳嗽

潘,廿八岁。咳嗽在先,肺病。近日凉风外受,气闭声音不出。视舌边绛赤有黄苔，寒已变为热。

越婢法加米仁、茯苓。(《叶天士晚年方案真本·杂症》)

山塘，七十五。立冬未冷，温热之气外入，引动宿饮。始而状如伤风，稀痰数日，继则痰浓咽干，是少阴脉中乏津上承，五液尽化痰涎。皆因下虚易受冷热，是以饮邪上泛。老年咳嗽，大要宜调脾肾，最忌发散泄肺理嗽，暂用越婢法。

麻黄、石膏、甘草、芍药、生姜、大枣。(《叶氏医案存真·卷三》)

◆喘证

方氏。冷暖失和，饮泛气逆，为浮肿，喘咳，腹胀，卧则冲呛。议用越婢方。

石膏、杏仁、桂枝、炒半夏、茯苓、炙草。(《临证指南医案·卷五·痰饮·饮上逆肺气不降》)

汪。脉弦坚，动怒气冲，喘急不得卧息。此肝升太过，肺降失职。两足逆冷，入暮为剧。议用仲景越婢法。

又，按之左胁冲气便喘，背上一线寒冷，直贯两足，明是肝逆挟支饮所致。议用金匮旋覆花汤法。

旋覆花、青葱管、新绛、炒半夏。(《临证指南医案·卷四·喘·肝升饮邪上逆》)

◆汗证

温邪上受，肺气痹寒，周身皮肤大痛，汗大泄，坐不得卧，渴欲饮水，干呕不已。从前温邪皆从热化，议以营卫邪郁例，用仲景越婢汤法。

杏仁、桂枝木、茯苓、炒半夏、生石膏。(《眉寿堂方案选存·卷上·冬温》)

◆痰饮

丁，五十一岁。面色亮，脉弦，此属痰饮。饮伏下焦肾络，中年冷暖不和，烦劳伤气，着枕必气逆，饮泛喘促，脘闷咽阻，治之可效，而不除根。

越婢法。(《叶天士晚年方案真本·杂症》)

◆产后水肿

程。脉沉，喘咳浮肿，鼻窍黑，唇舌赤，渴饮则胀急，大便解而不爽。此秋风燥化，上通太阳之里，用仲景越婢。若畏产后久虚，以补温暖，三焦皆累，闭塞告危矣。

桂枝木、杏仁、生白芍、石膏、茯苓、炙草、干姜、五味。(《临证指南医案·卷九·产后》)

## 越婢加半夏汤

### 【方剂组成用法】

麻黄六两　石膏半斤　生姜三两　大枣十五枚　甘草二两　半夏半升

上六味，以水六升，先煮麻黄，去上沫，内诸药，煮取三升，分温三服。(《金匮要略·肺痿肺痈咳嗽上气病脉证治第七》)

### 【仲景所治病证】

仲景阐发越婢加半夏汤涉及《金匮要略·肺痿肺痈咳嗽上气病脉证治第七》1条。主治水肿风水，目如脱状，咳喘，脉浮大；肺胀，咳嗽。

### 【叶桂主治病证】

叶桂临证用来治疗喉痹。

### 【临证医案举例】

◆喉痹

初春暴冷，暖覆卧床，渐渐失音，久则咽喉皆痛，痰沫上泛，纳食照常，已非虚象，致内为热迫，外为寒郁。

越婢加半夏汤。(《眉寿堂方案选存·卷上·春温》)

## 五苓散

### 【方剂组成用法】

1.猪苓十八铢去皮　泽泻一两六铢　白术十八铢　茯苓十八铢　桂

枝半两去皮

上五味，捣为散，以白饮和服方寸匕，日三服。多饮暖水，汗出愈，如法将息。

若一服汗出病差，停后服，不必尽剂；若不汗，更服，依前法；又不汗，后服小促其间，半日许令三服尽。若病重者，一日一夜服，周时观之，服一剂尽，病证犹在者，更作服；若汗不出，乃服至二三剂。

禁生冷、黏滑、肉面、五辛、酒酪、臭恶等物。(《伤寒论·卷之三·辨太阳病脉证并治中第六》)

2.泽泻一两一分　猪苓三分去皮　茯苓三分　白术三分　桂枝二分去皮

上五味，为末，白饮服方寸匕，日三服，多饮暖水，汗出愈。(《金匮要略·痰饮咳嗽病脉证并治第十二》)

【仲景所治病证】

仲景阐发五苓散涉及《伤寒论·卷之三·辨太阳病脉证并治中第六》71条、72条、73条、74条，《伤寒论·卷之四·辨太阳病脉证并治下第七》141条、156条，《伤寒论·卷之五·辨阳明病脉证并治第八》244条，《金匮要略·痰饮咳嗽病脉证并治第十二》《金匮要略·消渴小便不利淋病脉证并治第十三》《金匮要略·黄疸病脉证并治第十五》3条。主治太阳蓄水证，小便不利，口渴，汗出，烦躁，脉浮或浮数；脐下有悸，吐涎沫而癫眩，黄疸。

【叶桂主治病证】

叶桂临证用来治疗痞满、腹满、腹胀、腹痛、泄泻、痢疾、头痛、膜胀、水肿、淋证、癃闭、小便不利、癥瘕等病证。

【临证医案举例】

◆痞满

张，二七。酒客，谷少中虚。常进疏散表药，外卫之阳亦伤。其痰饮发时，胸中痞塞，自述或饥遇冷病来，其为阳气受病何疑？不必见痰搜逐，但护中焦脾胃，使阳气健运不息，阴浊痰涎，焉有窃踞之理？

生于术、川桂枝、茯苓、淡姜渣、苡仁、泽泻。

姜枣汤法丸。(《临证指南医案·卷五·痰饮》)

◆腹满

浦，四九。肾气丸，五苓散，一摄少阴，一通太阳，浊泄溺通，腹满日减，不为错误。但虚寒胀病而用温补，阅古人调剂，必是通法。盖通阳则浊阴不聚，守补恐中焦易钝。喻氏谓能变胃而不受胃变，苟非纯刚之药，曷胜其任？议于暮夜服玉壶丹（即扁鹊玉壶丸，硫黄、麻油、肥皂、糯米粉。——编者注）五分，晨进。

人参、半夏、姜汁、茯苓、枳实、干姜。（《临证指南医案·卷三·肿胀》）

薛，十九。腹满下至少腹，三阴都已受伤。而周身疥疮，数年不断，脉络中必有湿热。就腹痛泄泻，腑阳不通，不独偏热偏寒之治，常用四苓散。

猪苓三钱、茯苓三钱、泽泻一钱半、生于术一钱、椒目五分。（《临证指南医案·卷三·肿胀》）

◆腹胀

某，六七。少腹瘅胀，二便通利稍舒。显是腑阳窒痹，浊阴凝结所致。前法专治脾阳，宜乎不应。当开太阳为要。

五苓散加椒目。（《临证指南医案·卷三·肿胀》）

疟久伤阳，瘅胀腹大，二便不爽，最不易治。先开太阳，令其阳气宣达再商。

五苓散。（《未刻本叶天士医案·保元方案》）

周。湿伤脾阳，腹膨，小溲不利。

茅术、厚朴、茯苓、泽泻、猪苓、秦皮。

又，五苓散。

又，二术膏。（《临证指南医案·卷五·湿》）

◆腹痛

湿邪内阻，腹痛下利，参之色脉，正气殊虚，勿忽视之。

五苓散加厚朴。（《未刻本叶天士医案·保元方案》）

王，二七。自春徂（往也。——编者注）冬，泻白积，至今腹痛，小水不利。想食物非宜，脾胃水寒偏注大肠。当分其势以导太阳，胃苓

汤（平胃散合五苓散。——编者注）主之。(《临证指南医案·卷六·泄泻》)

◆泄泻

程。诊脉肝部独大，脾胃缓弱，平昔纳谷甚少，而精神颇好。其先天充旺，不待言矣。目今水泻，少腹满胀。少腹为厥阴肝位，由阴阳不分，浊踞于下，致肝失疏泄。当以五苓散导水利湿，仿古急开支河之法。(《临证指南医案·卷六·泄泻》)

温。长夏湿胜为泻，腹鸣溺少，腑阳不司分利。先宜导湿和中。

胃苓汤。（平胃散合五苓散。——编者注）

又，向年阴分伤及阳位，每有腹满便溏，长夏入秋，常有滞下。此中焦气分积弱，水谷之气易于聚湿。或口鼻触及秽邪，遂令脾胃不和。是夏秋调摄最宜加意，拟夏秋应用方备采。天暖气蒸，南方最有中痧痞胀诸恙。未受病前，心怀疑虑，即饮芳香正气之属，毋令邪入，为第一义。

藿香梗、白蔻仁、橘红、桔梗、杏仁、郁金、降香、厚朴。

夏至后，热胜湿蒸，气伤神倦，用东垣益气汤。若汗出口渴，兼生脉散敛液。(《临证指南医案·卷六·泄泻》)

席，五四。阴疟初愈，不慎食物，清阳既微，健运失司，肠胃气滞，遂为洞泄。且足跗微肿，虑其腹筒欲满。夏季脾胃主令，尤宜淡薄。药以通阳为先，平时脾肾两治。

胃苓汤（平胃散合五苓散。——编者注）去白术、甘草，接服黑地黄丸（苍术、熟地、五味、干姜。——编者注）去五味。(《临证指南医案·卷六·泄泻》)

郁，四八。经营劳心，纳食违时，饥饱劳伤，脾胃受病，脾失运化。夜属阴晦，至天明洞泻黏腻，食物不喜。脾弱，恶食柔浊之味。五苓通膀胱分泄，湿气已走前阴之窍，用之小效。东垣谓中气不足，溲便乃变，阳不运行，湿多成五泄矣。

人参、生白术、茯苓、炙草、炮姜、肉桂。(《临证指南医案·卷六·泄泻》)

周。因长夏湿热，食物失调，所谓湿多成五泄也。先用胃苓汤分利阴阳。

胃苓汤（平胃散合五苓散。——编者注）去甘草。(《临证指南医案·卷六·泄泻》)

◆痢疾

某。湿温下痢，脱肛。

五苓散加寒水石。(《临证指南医案·卷七·痢》)

◆头痛

杨，四二。太阳脉行，由背抵腰，外表风寒，先伤阳经。云雾自下及上，经气逆而病发，致呕痰涎，头痛。小溲数行病解，膀胱气通，斯逆者转顺矣。当通太阳之里，用五苓散。倘外感病发再议。(《临证指南医案·卷五·寒》)

◆臌胀

产后五十余日，腹满不减，膨胀愈甚，二便不爽，此因下焦空虚，腑阳失气化之司，先宜通阳，得胀势稍缓再议，方用五苓加椒目。(《叶氏医案存真·卷三》)

疟久伤阳，瘅胀腹大，二便不爽，最不易治。先开太阳，令其阳气宣达再商。

五苓散。(《未刻本叶天士医案·保元方案》)

◆水肿

马，五一。初起胸痹呕吐，入夏跗臁少腹悉肿，食谷不运，溲短不利。此阳气式微，水谷之湿内蕴，致升降之机失司。当开太阳，姑走湿邪。

猪苓三钱、桂枝木八分、茯苓皮三钱、泽泻一钱、防己一钱半、厚朴一钱。

四帖。(《临证指南医案·卷三·肿胀·湿浊凝滞小溲不行当开太阳》)

脉沉右弦，月经渐少而闭，肿由下而上，此血化为水，气壅经脉。大便久泻，小便不利，六腑不通，从太阳开导，以泄其水。

五苓散，加厚朴，调入琥珀末。(《眉寿堂方案选存·卷下·女科》)

某。胀满跗肿，小溲短涩不利，便泄不爽，当开太阳为主。

五苓散加椒目。(《临证指南医案·卷三·肿胀·湿浊凝滞小溲不行当开太阳》)

倪，六七。阳伤湿聚，便溏足肿。

粗桂枝、生白术、木防己、茯苓、泽泻。

又，脉紧，足肿便溏。阳微湿聚，气不流畅，怕成瘅胀。

照前方加茵陈。

又，晨泄肢肿。

生白术、桂枝木、淡附子、茯苓、泽泻。(《临证指南医案·卷六·泄泻》)

唐，三六。寒湿已入太阳之里，膀胱之气不利，阴囊茎肿。

五苓散加独活、汉防己。(《临证指南医案·卷八·疝》)

唐，五十六岁。夏，足跗肌浮，是地气着人之湿邪，伤在太阴、阳明。初病失血，继而呕涎拒食，医不知湿伤脾胃，漫延乃尔。

五苓散去泽泻，加益智仁、厚朴、广皮、滑石(《叶天士晚年方案真本·杂症》)

夏月足跗肌浮，是地气着人之湿。伤在太阴、阳明，初病失血，继而呕涎拒食。此脾胃湿伤漫延乃尔！

五苓散去泽泻加益智、厚朴、滑石、陈皮。(《叶氏医案存真·卷三》)

许，二四。痢疾一年，已浮肿溺涩，古称久痢必伤肾。月前用理阴煎(熟地黄、当归、炙甘草、干姜，或加肉桂。——编者注)不应。询及食粥吞酸，色瘁，脉濡。中焦之阳日惫，水谷之湿不运。仍辛温以苏脾阳，佐以分利。用胃苓汤(平胃散合五苓散。——编者注)，去甘草，加益智。(《临证指南医案·卷七·痢》)

姚，四八。据说情怀不适，因嗔怒，痰嗽有血。视中年形瘁肉消，渐渐腹胀跗肿，下午渐甚，阳气日夺。

早服肾气丸三钱，昼服五苓散。(《临证指南医案·卷三·肿胀》)

◆淋证

某。遗由精窍，淋在溺窍，异出同门，最宜分别。久遗不摄，是精关不摄为虚。但点滴茎中痛痒，久腹坚满，此属淋闭，乃隧道不通，未可便认为虚。况夏令足趾湿腐，其下焦先蕴湿热，热阻气不流行，将膀胱撑满，故令胀坚。议理足太阳经。

五苓散（《叶天士医案》也录有本案，文字略有不同。——编者注）。（《临证指南医案·卷三·淋浊》）

◆癃闭

陈，六七。昨用五苓通膀胱见效，治从气分。继而乱治，溲溺不通，粪溏。急当通阳。

生干姜、爆黑川附子。

调入猪胆汁。（《临证指南医案·卷四·便闭》）

◆小便不利

症是损怯经闭，诊左脉濡小。前用温通汤药，心下稍舒。继用膏子柔腻，便溏，少腹坚硬，小溲不利。凡胀属气滞，质虚断不可强执通经，议早服五苓散，暮服禹余粮丸（蛇含石、禹余粮石、钢针砂、羌活、川芎、三棱、蓬术、白蔻、白蒺、陈皮、青皮、木香、大茴、牛膝、当归、炮姜、附子、肉桂。——编者注）。壮水脏以分利小便，是气郁胀闭治法。

白术、猪苓、桂心、茯苓、泽泻。（《眉寿堂方案选存·卷下·女科》）

◆癥瘕

陈。络虚则痛，阳微则胀。左胁有疟母，邪留正伤，此劳疟。

人参、当归、肉桂、焦术、炙草、茯苓、广皮、生姜、南枣。

四剂后，用五苓散一服。（《临证指南医案·卷六·疟》）

# 茯苓桂枝白术甘草汤

【方剂组成用法】

茯苓四两　桂枝三两　白术三两　甘草二两

上四味，以水六升，煮取三升，分温三服，小便则利。(《金匮要略·痰饮咳嗽病脉证并治第十二》)

**【仲景所治病证】**

仲景阐发苓桂术甘汤涉及《金匮要略·痰饮咳嗽病脉证并治第十二》2条。主治脾阳虚，心下有痰饮，胸胁支满，眩晕；肾阳不足，短气有微饮。

**【叶桂主治病证】**

叶桂临证用来治疗咳嗽、心悸、胸痹、胸满、嗳气、恶心、呕吐、胃脘痛、痞满、便溏、泄泻、便秘、痢疾、腹痛、水肿、痰饮、头痛、虚损、腰痛、癥瘕等病证。

**【临证医案举例】**

◆咳嗽

姜，二四。久患胸右有形，形瘦，畏风怕冷，卧则咳呛痰沫。凡治痰饮，须辨饮食，食少已极，议治中宫之阳。

苓桂术甘汤。(《种福堂公选医案·痰饮》)

某，七一。高年久嗽，脉象弦大，寤不成寐。乃阳气微漓，浊饮上泛。仲景云进温药和之。

杏仁三钱、茯苓三钱、川桂枝一钱、生姜一钱、苡仁三钱、炙草四分、大枣二枚。(《临证指南医案·卷五·痰饮》)

某。老人久嗽妨食。议以外饮治脾。

苓桂术甘汤。(《临证指南医案·卷五·痰饮》)

嗽急心腹坚胀，入夜气冲欲坐，下部已冷。久有瘕聚，问月事不来三年。此浊气饮壅塞，以致血脉不通，为络脉之胀。

桂枝、淡姜、五味子、茯苓、白术、北细辛。(《眉寿堂方案选存·卷下·女科》)

◆喘证

王。秋深天气收肃，背寒喘咳，饮浊上泛。缘体中阳气少振，不耐风露所致。最宜暖护背部，进通阳以治饮。

茯苓、桂枝、半夏、姜汁、苡仁、炙草。

又，早，肾气丸；夜，真武丸（真武汤。——编者注）。（《临证指南医案·卷五·痰饮》）

◆心悸

痰饮上阻，清阳失旷，背痛心悸。

苓姜术桂汤。（《未刻本叶天士医案·方案》）

◆胸痹

华。阳气微弱，胸痹。

苓桂术甘汤。（《临证指南医案·卷四·胸痹》）

◆胸满

严，三一。胸满不饥，是阳不营运。嗜酒必挟湿，凝阻其气，久则三焦皆闭。用半硫丸（半夏、硫黄。——编者注），二便已通。议治上焦之阳。

苓桂术甘汤。（《临证指南医案·卷五·湿》）

◆嗳气

胡，二十。受湿患疮，久疮阳乏气泄，半年奄奄无力。食少，嗳噫难化，此脾胃病。法以运中阳为要。

茯苓、桂枝、生于术、炙草、苡仁、生姜。（《临证指南医案·卷五·湿》）

◆恶心

吴氏。脉弦，背中冷，左偏微痛，食少欲呕，四肢牵强，此饮邪内结。议通阳气。

桂枝、茯苓、半夏、姜汁、炙草、大枣。（《临证指南医案·卷五·痰饮》）

◆呕吐

陆，二四。饱食则哕，是为胃病。两足骱皆痛，阳明胃脉不司束，筋骨攻痛。议转旋阳气法。

苓姜术桂汤。（《临证指南医案·卷八·腰腿足痛》）

◆胃脘痛

费，二九。劳力气泄阳伤，胸脘痛发，得食自缓，已非质滞停蓄。

然初病气伤，久泄不止，营络亦伤，古谓络虚则痛也。攻痰破气，不去病即伤胃，致纳食不甘，嗳噫欲呕，显见胃伤阳败。当以辛甘温方。

人参、桂枝、茯苓、炙草、煨姜、南枣。(《临证指南医案·卷八·胃脘痛》)

平。酒客脾胃阳微，下午阴气渐漫，脘中微痛，不饥。服苦降重坠辛燥愈加不适者，清阳再受伤触也。宗仲景圣训，以转旋胸次之阳为法。

苓桂术甘汤。(《临证指南医案·卷四·痞》)

谢。冲气至脘则痛，散漫高突，气聚如瘕。由乎过劳伤阳。

薤白、桂枝、茯苓、甘草。

临服冲入白酒一小杯。(《临证指南医案·卷四·胸痹》)

◆痞满

白，二六。脉沉小弦，为阴浊饮邪。禀质阳不充旺，胸中清气不得舒展旷达。偶触入寒冷，或误进寒物，饮邪暴冷，凝结胸痞。当平日食物，忌用酒肉腥浊，使清阳流行。常服仲景苓桂术甘汤百剂。若病来因冷，即服大顺散（干姜、肉桂、杏仁、甘草。——编者注）。(《临证指南医案·卷五·痰饮》)

陈。诊脉左带微数，右关微弦，胸脘痞闷，右眼角赤，皆是肝木乘坤土。经旨有肾藏志，脾藏意。今梦寐惊惕，是见不藏之象。倘调养失宜，内有七情之扰，外有六淫之侮，再经反复药饵，无过树根草皮，焉能有济。故重言以申其说。

人参、半夏、枳实、茯苓、干姜、小川连。

第二案。六脉略和，舌苔已退，胸脘稍宽，渴饮至胃。微觉呆滞，大便干燥。势见阴枯阳结，通阳之中，佐以润燥，亦属至理。至于调养静摄工大，不必再赘。

柏子仁、苁蓉、归须、炒桃仁、块苓、桂心。

第三案。立夏日诊脉，气和病情减。清晨微觉气闷，阳气尚未全振。再论人身中，阴阳二气每相眷顾，阳病久必伤阴，阴病久必伤阳，故病久之体，调养失慎，必至反复。谆谆至嘱，进苓桂术甘汤以宣上焦之阳。

第四案。年过五旬，肾气本弱，病缠日久，脾土亦馁。肾恶燥，脾恶湿，经旨昭昭。若欲平稳，宜乎分治为妥，是将来调补丸药章旨。今上膈已宽，且进下焦调补为法。

苁蓉、归身、杞子、茯神、小茴、柏子仁、天冬、巴戟、牛膝。

第五案。病减六七，惟纳食不易运化，饮汤不易下趋，口中味淡，时或作酸，大便燥艰，乃脾阳不振，肾阴未复，故润剂之中，佐以辛香，有合经旨辛甘化风之意。

柏仁、小茴、苁蓉、车前、茯苓、牛膝、归身、桂心。

第六案。脉神俱安，大便艰涩不爽，脐间隐隐作痛。高年肾阴暗亏，血液不能灌溉四旁，肠中枯燥，更衣颇觉费力。拟进通幽汤方法以润之。

归须、红花、郁李仁、柏仁、麻仁、生地、升麻。

第七案。两日连次更衣，脐间疼痛已止，胸膈之间，略觉不和，则知病缠日久，不独血液受亏，气分亦为之不振。拟温填药饵，佐以通阳，庶几中下两顾。

苁蓉、茯苓、杞子、小茴、柏仁、牛膝、人参、巴戟。(《叶氏医案存真·卷二》)

林，五二。中年清阳日薄，忽然脘中痞闷，乃清阳不自转旋，酒肉湿浊之气得以凝聚矣。过饮溏泻，湿伤脾胃，胃阳微。仲景法，以轻剂宣通其阳。若投破气开降，最伤阳气，有格拒之害。

苓桂术甘汤。(《临证指南医案·卷五·湿》)

唐，三五。病是劳伤阳气，阳衰不主流行，清浊升降不得自如，是为虚痞之结。《内经》谓劳者温之。此"温"字，乃"温养"之称。若吴萸大热开泄，仍是攻克，与劳伤原气相反。

苓桂术甘汤。(《种福堂公选医案·痞》)

赵，五四。胸腹胀满，久病痰多。

生白术二两、茯苓二两、厚朴一两、肉桂五钱。姜汁丸。(《临证指南医案·卷三·肿胀》)

◆便溏

吴,四三。食下䐜胀,便溏不爽,肢木不仁。此脾阳困顿,不能默运使然。温通中阳为主。

白术三钱、附子一钱、炮姜一钱半、桂枝木一钱、茯苓三钱、荜茇一钱。(《临证指南医案·卷三·肿胀》)

◆泄泻

李氏。脉沉,形寒,腰髀牵强,腹鸣,有形上下攻触,每晨必泻,经水百日一至。仿仲景意。

茯苓、炮淡干姜、生于术、肉桂。(《临证指南医案·卷六·泄泻》)

某。背部牵掣入胁,晨泻。

苓桂术甘去甘,加鹿角、姜、枣。(《临证指南医案·卷六·泄泻》)

◆便秘

席,二三。脉右濡,脐上过寸有聚气横束,几年来食难用饱,每三四日一更衣。夫九窍失和,都属胃病。上脘部位为气分,清阳失司。仿仲景微通阳气为法。

薤白、瓜蒌汁、半夏、姜汁、川桂枝、鲜菖蒲。(《临证指南医案·卷三·脾胃》)

◆痢疾

吴,四九。治痢大法,无过通塞二义。夏秋湿热固多,初痢不痛,已非湿热。色滞者,肠中陈腐也。至今痛而痢,痢后复痛,按之痛减属虚。小雪不愈,阳不来复。久痢治肾,然非滋腻。先用苓姜术桂汤。(《临证指南医案·卷七·痢》)

◆腹痛

吴,五三。当脐微痛,手按则止。此络空冷乘,阳气久虚之质。自述戒酒谷增。不可因痛,再以破泄真气。

茯苓、生姜煨、熟术、肉桂。(《临证指南医案·卷八·腹痛》)

◆水肿

某,十六。地中湿气,自足先肿。湿属阴邪,阳不易复。畏寒,筋骨犹牵强无力。以《金匮》苓姜术桂汤。(《临证指南医案·卷五·湿》)

◆痰饮

黄。味过甘腻，中气缓，不主运，延绵百天，聚气结饮。东垣云：病久发不焦，毛不落，不食不饥，乃痰饮为患。饮属阴类，故不渴饮。仲景五饮互异，其要言不繁，当以温药和之，通阳方法，固无容疑惑。大意外饮宜治脾，内饮宜治肾，是规矩准绳矣。议用苓桂术甘汤。(《临证指南医案·卷五·痰饮》)

姜，二四。久患胸右有形，形瘦，畏风怕冷，卧则咳呛痰沫。凡治痰饮，须辨饮食，食少已极，议治中宫之阳。

苓桂术甘汤。(《种福堂公选医案·痰饮》)

马，四十。甘缓颇安，辛泄不受。此阳分气衰，将来饮邪日聚。然卧着咳多，清气失旋。先用苓桂术甘汤，继进《外台》茯苓饮（茯苓、人参、白术、枳实、橘皮、生姜。——编者注）。(《临证指南医案·卷五·痰饮》)

面赤足冷，脉沉弦细，吸短有声，昏昏欲寐，下焦淋带不断。此下虚不摄，饮浊上泛，咳无止期。从来饮家咳逆，当治其饮。仲景谓饮家短气倚息。以外饮属脾，用苓桂术甘，理脾阳以运行；内饮属肾，进肾气以收摄固纳。仿此为法。

肾气丸，淡盐汤送下。

又，熟地炭、茯苓、淡苁蓉、五味子、白芍、胡桃肉。(《眉寿堂方案选存·卷上·春温》)

某。形体似乎壮实，阳气外泄，畏风怯冷。脾阳消乏，不司健运，水谷悍气，蒸变痰饮，隧道日壅，上实下虚。仲景谓：饮邪当以温药和之。苓桂术甘得效，从外饮立方。

人参、淡附子、生于术、枳实、茯苓、泽泻。

荆沥姜汁法丸。(《临证指南医案·卷五·痰饮》)

王，三二。脉沉为痰饮，是阳气不足，浊阴欲蔽。当以理脾为先，俾中阳默运，即仲景外饮治脾之意。

苓桂术甘加半夏、陈皮，水法丸。(《临证指南医案·卷五·痰饮》)

◆头痛

孙，二四。肾气攻背，项强，尿频且多，督脉不摄，腰重头疼，难以转侧。先与通阳，宗许学士法。

川椒<sub>炒出汗</sub>三分、川桂枝一钱、川附子一钱、茯苓一钱半、生白术一钱、生远志一钱。（《临证指南医案·卷八·肩臂背痛》）

◆虚损

某，三一。疟邪由四末以扰中宫，脾胃受伤无疑。但寒暑更迁，病邪既久，脏腑真气自衰。两年来纳谷不运，渐觉衰微，不耐风冷之侵，并无凝痰聚气见症。此必胸中宗气自馁，致清阳不司转运。当以仲景苓桂术甘汤。

又，六君子汤（人参、茯苓、白术、甘草、陈皮、半夏。——编者注）去甘草，加檀香泥、桂枝木。（《临证指南医案·卷六·疟》）

◆腰痛

王，三五。脉迟缓，饮酒便溏，遗精数年不已，近日腰髀足膝坠痛麻木。此湿凝伤其脾肾之阳，滋填固涩，决不应病。先议用苓姜术桂汤，驱湿暖土，再商后法。（《临证指南医案·卷八·腰腿足痛》）

◆癥瘕

凡疟久邪结，必成疟母，其邪深客于阴络，道路深远，肌肤无汗，能食不运，便溺通调，病不在府，从腹下升逆，贯及两胁腰中，推及八脉中病。理固有之，然立方无据。捉摸忆读仲景，转旋下焦痹阻例以通阳。

苓姜术桂汤。（《叶天士医案》）

# 茯苓桂枝甘草大枣汤

【方剂组成用法】

茯苓半斤　甘草二两<sub>炙</sub>　大枣十五枚　桂枝四两

上四味，以甘澜水一斗，先煮茯苓，减二升，内诸药，煮取三升，去滓。温服一升，日三服。（《金匮要略·奔豚气病脉证治第八》）

【仲景所治病证】

仲景阐发茯苓桂枝甘草大枣汤涉及《金匮要略·奔豚气病脉证治第八》1条。主治阳虚饮动，发汗后，脐下悸者，欲作奔豚。

【叶桂主治病证】

叶桂临证用来治疗咳嗽。

【临证医案举例】

◆咳嗽

久嗽气逆。

茯苓桂枝甘草大枣汤。(《未刻本叶天士医案·方案》)

# 茯苓桂枝五味甘草汤

【方剂组成用法】

茯苓四两　桂枝四两去皮　甘草三两炙　五味子半升

上四味，以水八升，煮取三升，去滓，分三温服。

冲气即低，而反更咳，胸满者，用桂苓五味甘草汤，去桂，加干姜、细辛，以治其咳满。(《金匮要略·痰饮咳嗽病脉证并治第十二》)

【仲景所治病证】

仲景阐发茯苓桂枝五味甘草汤涉及《金匮要略·痰饮咳嗽病脉证并治第十二》1条。主治下焦阳虚、上焦饮盛，症见多唾口燥，手足厥逆，或手足麻木，气从小腹上冲胸咽，面翕热如醉状，小便难，或头晕，寸脉沉，尺脉微。

【叶桂主治病证】

叶桂临证用来治疗咳嗽、喘证、哮喘、痰饮、失音等病证。

【临证医案举例】

◆咳嗽

程，五七。昔肥今瘦为饮。仲景云：脉沉而弦，是为饮家。男子向老，下元先亏，气不收摄，则痰饮上泛。饮与气涌，斯为咳矣。今医见嗽，辄以清肺，降气，消痰，久而不效，更与滋阴。不明痰饮皆属浊阴之化，滋则堆砌助浊滞气。试述着枕咳呛一端，知身体卧着，上气不下，必下冲上逆，其痰饮伏于至阴之界，肾脏络病无疑。形寒畏风，阳气微弱，而藩篱疏撒。仲景有要言不繁曰：饮邪必用温药和之。更分外饮治脾，内饮治肾。不读圣经，焉知此理？

桂苓甘味汤、熟附都气（都气丸：即六味地黄丸加五味子。再加附子名附都气丸。——编者注）加胡桃。（《临证指南医案·痰饮》）

冲气嗽逆，宜治少阴。

茯苓桂枝五味甘草汤。（《未刻本叶天士医案·保元方案》）

高年阳衰，饮逆冲气咳嗽。

茯苓五味桂枝甘草汤。（《未刻本叶天士医案·保元方案》）

寒热咳嗽，初起必有外邪，邪陷入里，则阳气伤，阴浊扰乱，延为肿胀。述腹胀大，上实下坚，浊自下起，逆气挟痰上冲，暮则阴邪用事，着枕咳呛更甚。本草云：诸药皮皆凉，子皆降。降肺气，疏胃滞，暂时通泄，昧于阴邪盛，为肿为胀，大旨形寒吐沫，阳气已寂，汤药以通太阳，续进摄纳少阴，考诸前哲，不越此范。

早服济生肾气丸（即肾气丸加车前、牛膝，用茯苓八两为君，熟地只用四两。——编者注），晚进桂苓甘味姜附汤。（《叶氏医案存真·卷二》）

金，运漕，四十四岁。冬藏失司，嗽吐涎沫，是肾病也。医见嗽咸以肺药治之，年余无效。

桂苓甘味汤（《叶氏医案存真·卷三》也录有本案。——编者注）。（《叶天士晚年方案真本·杂症》）

流贞巷，三十七眷。上年五个月，小产二次，再加冬季服事病人。产虚在阴，劳伤在阳。此咳嗽吐黏浊，气逆呕食之由来也。凡食入胃传阳，此咳是下虚不纳，气冲涌水上泛，胃乏运行，食亦继出。奈庸工不明伤损阴中之阳，仅仅消痰清肺，一派寒凉，必致胃倒败坏。

桂苓甘味汤。（《叶氏医案存真·卷三》）

陆，水关桥，廿三岁。久嗽，入夜气冲，失血。肾逆必开太阳。

桂苓甘味汤。（《叶天士晚年方案真本·杂症》）

脉弦，饮逆作咳。

桂苓五味甘草汤。（《未刻本叶天士医案·保元方案》）

嗽急心腹坚胀，入夜气冲欲坐，下部已冷。久有瘕聚，问月事不来三年。此浊气饮壅塞，以致血脉不通，为络脉之胀。

桂枝、淡姜、五味子、茯苓、白术、北细辛。（《眉寿堂方案选存·卷下·女科》）

嗽逆冲气不得卧，此属下焦不纳，水饮上泛使然。

桂苓五味甘草汤（桂枝、茯苓、五味、甘草。——编者注）。（《未刻本叶天士医案·方案》）

下焦不纳，嗽逆喘急，最虑春半气泄，宜慎调护。

桂苓五味甘草汤加紫衣胡桃肉。（《未刻本叶天士医案·方案》）

张，大马坊。脉沉细，久嗽，五更阳动，咳频汗泄，阳不伏藏，肾气怯也。

茯苓、甜桂枝、炙草、五味子。（《叶天士晚年方案真本·杂症》）

◆喘证

程。脉沉，喘咳浮肿，鼻窍黑，唇舌赤，渴饮则胀急，大便解而不爽。此秋风燥化，上通太阳之里，用仲景越婢、小青龙合方。若畏产后久虚，以补温暖，三焦皆累，闭塞告危矣。

桂枝木、杏仁、生白芍、石膏、茯苓、炙草、干姜、五味。（《临证指南医案·卷九·产后》）

黄。支脉结饮，发必喘急。

病发用：

桂枝、茯苓、五味、炙草。（《临证指南医案·卷五·痰饮》）

计。不卧呛喘，泛起白沫，都是肾病。议通太阳膀胱。

茯苓、川桂枝、淡干姜、五味子、白芍、炙草。（《临证指南医案·卷五·痰饮》）

少阴阳虚，饮逆喘急，不得卧，脉微，法宜温纳。

桂苓五味甘草汤加胡桃肉。（《未刻本叶天士医案·方案》）

孙。未交冬至，一阳来复。老人下虚，不主固纳，饮从下泛，气阻升降，而为喘嗽。发散寒凉苦泻诸药，焉得中病？仲景云：饮家而咳，当治饮，不当治咳。后贤每每以老人喘嗽，从脾肾温养定论，是恪遵圣训也。

桂枝、茯苓、五味子。

甘草汤代水，加淡姜、枣。(《临证指南医案·卷五·痰饮》)

下焦不纳，嗽逆喘急，最虑春半气泄，宜慎调护。

桂苓五味甘草汤加紫衣胡桃肉。(《未刻本叶天士医案·方案》)

下焦阴阳素虚，雪地奔走，寒从口鼻而入，肺受邪则上逆而喘，阳受伤则漐漐汗出。由中邪入，表散无益，宜其肺逆，喘缓可救。

桂枝、干姜、杏仁、白芍、五味、茯苓。(《眉寿堂方案选存·卷上·寒病》)

◆哮喘

冷热不调，阳伤哮喘。

桂苓五味甘草汤加杏仁、干姜。(《未刻本叶天士医案·保元方案》)

◆痰饮

程，六十。肾虚不纳气，五液变痰上泛，冬藏失职，此病为甚，不可以肺咳消痰。常用八味丸（金匮肾气丸。——编者注），收纳阴中之阳。暂时撤饮，用仲景桂苓味甘汤。(《临证指南医案·卷五·痰饮》)

徽州，四十六。此痰饮宿病，劳怒遇冷即发。十年之久，焉能除根？

桂苓五味甘草汤。(《叶氏医案存真·卷三》)

迟，四十八岁。背寒为饮。凡遇冷或劳烦，喘嗽气逆，聚于胸臆，越日气降痰厚，其病自缓。年分已多，况云中年不能安逸，议病发用《金匮》法可效，治嗽肺药不效。

桂苓甘味汤。(《叶天士晚年方案真本·杂症》)

◆失音

久嗽失音，脉小，痰冷，冲气，入暮为重。此肺虚气馁，不易骤愈，酒家有饮邪。

桂苓甘味汤。(《叶氏医案存真·卷三》)

# 栀子豉汤

【方剂组成用法】

栀子十四个擘　香豉四合绵裹

上二味，以水四升，先煮栀子，得二升半，内豉，煮取一升半，去滓，分为二服，温进一服，得吐者，止后服。(《伤寒论·卷之三·辨太阳病脉证并治中第六》)

【仲景所治病证】

仲景阐发栀子豉汤涉及《伤寒论·卷之三·辨太阳病脉证并治中第六》76 条、77 条、78 条，《伤寒论·卷之五·辨阳明病脉证并治第八》221 条，《伤寒论·卷之六·辨厥阴病脉证并治第十二》375 条，《金匮要略·呕吐哕下利病脉证治第十七》1 条。主治伤寒误用下法，呕吐，烦热，胸中窒，虚烦不寐，反复颠倒，心中懊憹，心中结痛，心下濡，胃中空虚。

【叶桂主治病证】

叶桂临证用来治疗温病、燥病、咳嗽、肺痹、不寐、心中懊憹、烦躁、胸痹、胸中不清、胸痞、不食、痞满、呕吐、胃脘痛、腹痛、噎膈、眩晕、黄疸、水肿、痰饮、血证/吐血、疟疾、痹证、闭经、喉痹等病证。

【临证医案举例】

◆温病

方。风温上受，心营肺卫皆热，气不宣降则痞胀，热熏膻中则神迷。此上焦客邪，想有酒食内因之湿，互相扶持，七八日未能清爽，以栀豉汤主之。

山栀、豆豉、杏仁、郁金、蒌皮、鲜菖蒲。(《种福堂公选医案·风温》)

郭。风温入肺，气不肯降，形寒内热，胸痞，皆膹郁之象。辛凉佐以微苦，手太阴主治。

黑山栀、香豉、杏仁、桑叶、瓜蒌皮、郁金。(《临证指南医案·卷五·风温》)

温邪入里，昏昏似寐，并不大热渴饮，必夹湿气，故身痛耳聋。当宣通其里，莫以发散消导，大犯湿温劫津之戒。

杏仁、栀皮、香豉、连翘、郁金、淡芩。(《眉寿堂方案选存·卷上·时疬湿温》)

叶。风温入肺，肺气不通，热渐内郁，如舌苔，头胀，咳嗽，发疹，心中懊恼，脘中痞满，犹是气不舒展，邪欲结痹。宿有痰饮，不欲饮水。议栀豉合凉膈方法。

山栀皮、豆豉、杏仁、黄芩、瓜蒌皮、枳实汁。(《临证指南医案·卷五·风温》)

◆燥病

某。脉右数大，议清气分中燥热。

桑叶、杏仁、大沙参、象贝母、香豉、黑栀皮。(《临证指南医案·卷五·燥》)

◆咳嗽

范，四十。脉左弱，右寸独搏，久咳音嘶，寐则成噎阻咽。平昔嗜饮，胃热遗肺。酒客忌甜，微苦微辛之属能开上痹。

山栀、香淡豉、杏仁、瓜蒌皮、郁金、石膏。(《临证指南医案·卷二·咳嗽》)

范。伏暑阻其气分，烦渴，咳呕喘急，二便不爽。宜治上焦。

杏仁、石膏、炒半夏、黑栀皮、厚朴、竹茹。

又，痰多咳呕，是暑郁在上。医家乱投沉降，所以无效。

石膏、杏仁、炒半夏、郁金、香豉、黑山栀。(《临证指南医案·卷五·暑》)

倪，二七。肛疡溃脓虽愈，阴气已经走泄，当阳气弛张发泄。今加嗽血痰多，胃纳减于平昔，脉数促，喘逆脘闷。姑清肃上焦气分。

苏子、杏仁、香豉、黑栀皮、郁金、蒌皮、降香、桔梗。（《临证指南医案·卷二·吐血》）

施。脉沉弦为饮，近加秋燥，上咳气逆，中焦似痞。姑以辛泄凉剂，暂解上燥。

瓜蒌皮、郁金、香豉、杏仁、苡仁、橘红、北沙参、山栀。（《临证指南医案·卷二·咳嗽》）

◆肺痹

曹氏。肺痹，右肢麻，胁痛，咳逆喘急不得卧，二便不利，脘中痞胀。得之忧愁思虑，所以肺脏受病。宜开手太阴为治。

紫菀、瓜蒌皮、杏仁、山栀、郁金汁、枳壳汁。（《临证指南医案·卷四·肺痹》）

蒋，三一。肺痹，鼻渊，胸满，目痛，便阻。用辛润自上宣下法。

紫菀、杏仁、瓜蒌皮、山栀、香豉、白蔻仁。（《临证指南医案·卷四·肠痹》）

◆不寐

陈。热病后，不饥能食，不寐。此胃气不和。

香豉、黑山栀、半夏、枳实、广皮白。（《临证指南医案·卷五·温热》）

◆心中懊憹

劳倦伏邪，初起即用柴胡、紫苏，三阳混散，津液被劫。热邪上结，胸中懊憹，神烦谵语，渴欲冷饮，诊得脉无神，舌色白，病在上焦气分。阅医药不分上下气血，况冬温频泄，老人积劳，七日未见病退机关，此属重症。岂可藐视轻谈。

瓜蒌皮、黑栀子、白杏仁、郁金、香豉、枳壳汁。（叶桂《叶氏医案存真·卷一》

疟发于秋，名曰伏气，两旬不解，消滞清火而不见效。寒少热多，口渴喜暖，心中懊憹，不能自主。是无形气结，蒌、连、枳、半，只治有形有滞，寒热未能开提，懊憹气结，况无汗为烦，表里气机不行，显然窒闭。宗仲景栀豉汤，一升一降，以开其结。

栀子、香豉各三钱。（《眉寿堂方案选存·卷上·疟疾》）

◆烦躁

口苦，恶热，腹满，虚烦，汗出。此阳明症也。《内经》云：邪中于面则入于膺。而未全归腑，故有是症。拟仲景栀子厚朴汤。

香豉、栀子、厚朴、连翘、枳壳。（《叶氏医案存真·卷二》）

◆胸痹

叶，四三。郁怒致病，心胸映背痛甚，至气阻咽喉，呼吸有音，吐涎沫，又不热渴。由肝病蔓延，所伤非一经矣。先理上焦，与苦辛轻剂。

鲜枇杷叶、香豉、苦杏仁、郁金、瓜蒌皮、黑山栀。（《种福堂公选医案·郁怒伤肝》）

◆胸中不清

陈，三四。食进颇逸，而胸中未觉清旷。宜辛润以理气分，勿以燥药伤阴。

枇杷叶、大杏仁、橘红、黑山栀、香豉、郁金、瓜蒌皮。

晨服。五剂后接服桑麻丸（桑叶、黑芝麻，蜜丸。——编者注）。（《临证指南医案·卷四·痞》）

◆胸痞

郭。风温入肺，气不肯降，形寒内热，胸痞，皆膹郁之象。辛凉佐以微苦，手太阴主治。

黑山栀、香豉、杏仁、桑叶、瓜蒌皮、郁金。（《临证指南医案·卷五·风温》）

◆胃脘不爽

唐，女。脉左涩右弦，气火不降，胸胁隐痛，脘不爽。最虑失血。

川贝、山栀、丹皮、郁金汁、钩藤、瓜蒌皮、茯苓、橘红。

又，气火上郁，脘中窒痛，呕涎。先以开通壅遏。

香豉、瓜蒌皮、山栀、郁金、竹茹、半夏曲、杏仁。（《临证指南医案·卷六·肝火》）

◆不食

李，三二。时令湿热之气，触自口鼻，由募原以走中道，遂致清肃不行，不饥不食。但温乃化热之渐，致机窍不为灵动，与形质滞浊有别。此清热开郁，必佐芳香以逐秽为法。

瓜蒌皮、桔梗、黑山栀、香豉、枳壳、郁金、降香末。(《临证指南医案·卷五·湿》)

◆痞满

发热，舌黄脘闷。

淡豆豉、黑山栀、枳壳、土蒌皮、扁杏仁、桔梗。(《未刻本叶天士医案·保元方案》)

某，女。温邪，形寒脘痹，肺气不通，治以苦辛。

杏仁、瓜蒌皮、郁金、山栀、苏梗、香豉。(《临证指南医案·卷四·肺痹》)

某。风温从上而入，风属阳，温化热，上焦近肺，肺气不得舒转，周行气阻，致身痛，脘闷不饥。宜微苦以清降，微辛以宣通。医谓六经，辄投羌、防，泄阳气，劫胃汁。温邪忌汗，何遽忘之？

杏仁、香豉、郁金、山栀、瓜蒌皮、蜜炒橘红。(《临证指南医案·卷五·风温》)

宋。前议辛润下气以治肺痹，谓上焦不行，则下脘不通，古称痞闷，都属气分之郁也。两番大便，胸次稍舒，而未为全爽，此岂有形之滞？乃气郁必热，陈腐黏凝胶聚，故脘腹热气下注，隐然微痛。法当用仲景栀子豉汤，解其陈腐郁热。暮卧另进白金丸（白矾、郁金。——编者注）一钱。盖热必生痰，气阻痰滞。一汤一丸，以有形无形之各异也。

黑山栀、香豉、郁金、杏仁、桃仁、瓜蒌皮、降香。

另服白金丸五钱。(《临证指南医案·卷四·痞》)

张。脉涩，脘痞不饥。口干有痰，当清理上焦。

枇杷叶、杏仁、山栀、香豆豉、郁金、瓜蒌皮。

加姜汁炒竹茹。(《临证指南医案·卷四·痞》)

◆呕吐

曹，四五。劳倦嗔怒，呕吐身热，得汗热解，而气急，不寐不饥，仍是气分未清。先以上焦主治，以肺主一身气化也。

杏仁、郁金、山栀、香豉、橘红、瓜蒌皮。(《临证指南医案·卷四·呕吐》)

李。脉左弦，呕吐，发热后脘中痞闷不爽。宜慎口腹，清肃上中二焦，不致再延成疟。进苦辛法。

杏仁、郁金、山栀、豆豉、白蔻、枳壳。(《临证指南医案·卷六·疟》)

吴。两番探吐，脘痛立止。气固宣畅，胃津未能无损。风木来乘，外冷里热。诊脉右大，并不搏指。当少少进谷以养胃，多噫多下泄气，调和中焦为宜。

炒竹茹、半夏、川斛、橘红、黑山栀、香豉。(《临证指南医案·卷四·呕吐》)

章。痛乃宿病，当治病发之由。今痹塞胀闷，食入不安。得频吐之余，疹形即发，是陈腐积气胶结，因吐经气宣通。仿仲景胸中懊憹例，用栀子豉汤主之。

又，胸中稍舒，腰腹如束，气隧有欲通之象，而血络仍然锢结。就形体畏寒怯冷，乃营卫之气失司，非阳微恶寒之比。议用宣络之法。

归须、降香、青葱管、郁金、新绛、柏子仁。(《临证指南医案·卷八·诸痛》)

◆胃脘痛

张。老年郁勃，肝阳直犯胃络，为心下痛。久则液枯气结成格。

金铃子、延胡、黑山栀、淡豆豉炒香。(《临证指南医案·卷八·胃脘痛》)

◆腹痛

董。高年疟后，内伤食物，腑气阻痹，浊攻腹痛，二便至今不通，诊脉右部弦搏，渴思冷饮。昔丹溪，大小肠气闭于下，每每开提肺窍。《内经》谓肺主一身气化。天气降，斯云雾清，而诸窍皆为通利。若必以消食辛温，恐胃口再伤，滋扰变症。圣人以真气不可破泄，老年当遵守。

紫菀、杏仁、瓜蒌皮、郁金、山栀、香豉。

又，舌赤咽干，阳明津衰，但痰多，不饥不食，小溲不爽，大便尚秘。仿古人以九窍不利，咸推胃中不和论治。

炒半夏、竹茹、枳实、花粉、橘红、姜汁。(《临证指南医案·卷四·肠痹》)

裴氏。脉数，按之涩，腹痛呕吐。恐痧秽格拒，宜宣通气分。

白蔻仁、桔梗、黑山栀、香豉、半夏、广皮白。(《临证指南医案·卷八·腹痛》)

张。食进脘中难下，大便气塞不爽，肠中收痛，此为肠痹。

大杏仁、枇杷叶、川郁金、土瓜蒌皮、山栀、香豉。(《临证指南医案·卷四·肠痹》)

◆噎膈

程。舌黄微渴，痰多咳逆，食下欲噎，病在肺胃。高年姑以轻剂清降。

鲜枇杷叶、杏仁、郁金、瓜蒌皮、山栀、淡香豉。(《临证指南医案·卷四·噎膈反胃》)

◆眩晕

龚，二四。脉寸大，头晕，脘中食不多下，暑热气从上受，治以苦辛寒方。

竹叶、杏仁、郁金、滑石、香豉、山栀。(《临证指南医案·卷五·暑》)

◆黄疸

黄。一身面目发黄，不饥溺赤。积素劳倦，再感温湿之气，误以风寒发散消导，湿甚生热，所以致黄。

连翘、山栀、通草、赤小豆、花粉、香豉。

煎送保和丸(山楂、神曲、茯苓、半夏、陈皮、卜子、连翘。——编者注)三钱。(《临证指南医案·卷四·疸》)

◆水肿

朱。初因面肿，邪干阳位，气壅不通，二便皆少。桂、附不应，即与导滞。滞属有质，湿热无形，入肺为喘，乘脾为胀。六腑开合皆废，便不通爽，溺短浑浊，时或点滴，视其舌绛，口渴。腑病背胀，脏病腹满，更兼倚倒左右，肿胀随著处为甚。其湿热布散三焦，明眼难以决胜矣。经云：从上之下者治其上。又云：从上之下，而甚于下者，必先治其上，而后治其下。此症逆乱纷更，全无头绪，皆不辨有形无形之误。姑以清肃上焦为先。

飞滑石一钱半、大杏仁去皮尖，十粒、生苡仁三钱、白通草一钱、鲜枇杷叶刷净毛，去筋，手内揉，三钱、茯苓皮三钱、淡豆豉一钱半、黑山栀壳一钱。

急火煎五分服。

此手太阴肺经药也。肺气窒塞，当降不降，杏仁微苦则能降。滑石甘凉，渗湿解热。苡仁、通草，淡而渗气分。枇杷叶辛凉，能开肺气。茯苓用皮，谓诸皮皆凉。栀、豉宣其陈腐郁结。凡此气味俱薄，为上焦药，仿齐之才轻可去实之义。(《临证指南医案·卷三·肿胀》)

◆痰饮

徐。脉左浮弦数，痰多，脘中不爽，烦则火升眩晕，静坐神识稍安。议少阳阳明同治法。

羚羊角、连翘、香豆豉、广皮白、半夏曲、黑山栀。(《临证指南医案·卷一·眩晕》)

徐。阳动内风，用滋养肝肾阴药，壮水和阳，亦属近理。夏季脾胃主司，肝胆火风，易于贯膈犯中，中土受木火之侮，阳明脉衰，痰多，经脉不利矣。议清少阳郁热，使中宫自安。若畏虚滋腻，上中愈实，下焦愈虚。

二陈去甘草，加金斛、桑叶、丹皮。

又，脉左浮弦数，痰多，脘中不爽，烦则火升眩晕，静坐神识安舒。议少阳阳明同治。

羚羊角、连翘、广皮、炒半夏曲、黑山栀皮、香豉。

又，脉两手已和，惟烦动恍惚欲晕。议用静药，益阴和阳。

人参、熟地、天冬、金箔。(《临证指南医案·卷五·痰》)

◆血证/吐血

高。脉数，汗出身热，吐血五日，胸脘不舒，舌色白。此阴虚本质，暑热内侵营络，渐有时疟之状。小溲茎中微痛，宣通腑经为宜。

鲜生地、连翘、郁金汁、滑石、竹叶、甘草梢。

又，气阻不饥。

黑栀皮、香豉、蒌皮、郁金、杏仁、橘红。(《临证指南医案·卷二·吐血》)

◆疟疾

疟发于秋，名曰伏气，两旬不解，消滞清火而不见效。寒少热多，口渴喜暖，心中懊恼，不能自主。是无形气结，蒌、连、枳、半，只治有形有滞，寒热未能开提，懊恼气结，况无汗为烦，表里气机不行，显然窒闭。宗仲景栀豉汤，一升一降，以开其结。

栀子、香豉各三钱。(《眉寿堂方案选存·卷上·疟疾》)

◆痹证

吴。身重不能转移，尻髀板著，必得抚摩少安，大便不通，小溲短少，不饥少饮。此时序湿邪，蒸郁化热，阻于气分，经腑气隧皆阻，病名湿痹。

木防己一钱、杏仁二钱、川桂枝一钱、石膏三钱研、桑叶一钱、丹皮一钱。

又，舌白，不渴不饥，大便经旬不解，皮肤麻痒，腹中鸣动。皆风湿化热，阻遏气分，诸经脉络皆闭。昔丹溪谓：肠痹宜开肺气以宣通。以气通则湿热自走，仿此论治。

杏仁、瓜蒌皮、郁金、枳壳汁、山栀、香豉、紫菀。(《临证指南医案·卷四·肠痹》)

◆闭经

自八月中经止，即食入呕吐，医认怀娠恶阻治，延至小寒节，头巅痛，心中热，吐清涎浊沫。水药仍受，粒米食物下咽即吐，欲寐洒然惊惕，肌表及足寒，晡刻头面热，腹胀，心腹皆痛。初病嗔怒而来，确是肝木犯胃，最怕暴厥急至。

金铃子、黑山栀、炒半夏、生姜汁、延胡索、炒香豉、茯苓。(《眉寿堂方案选存·卷下·女科》)

◆喉痹

某。燥火上郁，龈胀咽痛，当辛凉清上。

薄荷梗、连翘壳、生甘草、黑栀皮、桔梗、绿豆皮。(《临证指南医案·卷五·燥》)

# 附子泻心汤

【方剂组成用法】

大黄二两　黄连一两　黄芩一两　附子一枚炮，去皮破，别煮取汁

上四味，切三味，以麻沸汤二升渍之，须臾绞去滓，内附子汁，分温再服。(《伤寒论·卷之四·辨太阳病脉证并治下第七》)

【仲景所治病证】

仲景阐发附子泻心汤涉及《伤寒论·卷之四·辨太阳病脉证并治下第七》155条、157条。主治热痞兼表阳虚证，症见心下痞满，恶寒，汗出。

【叶桂主治病证】

叶桂临证用来治疗呕吐、关格等病证。

【临证医案举例】

◆呕吐

吴。寒热邪气扰中，胃阳大伤。酸浊上涌吐出，脘痛如刺，无非阳衰，阴浊上僭，致胃气不得下行。高年下元衰惫，必得釜底暖蒸，中宫得以流通。拟用仲景附子泻心汤，通阳之中，原可泄热开导，煎药按法用之。

人参一钱半、熟附子一钱半、淡干姜一钱。

三味另煎汁。

川连六分、炒半夏一钱半、枳实一钱、茯苓三钱。

后四味，用水一盏，滚水一杯，煎三十沸，和入前三味药汁服。（《临证指南医案·卷四·呕吐》）

◆关格

卢。阴阳逆乱，已成关格。议用附子泻心汤，为上热下寒主治。（《临证指南医案·卷四·噎膈反胃》）

# 白虎汤

【方剂组成用法】

知母六两　石膏一斤碎　甘草二两炙　粳米六合

上四味，以水一斗，煮米熟，汤成去滓。温服一升，日三服。（《伤寒论·卷之五·辨阳明病脉证并治第八》）

【仲景所治病证】

仲景阐发涉及《伤寒论·卷之四·辨太阳病脉证并治下第七》176条、《伤寒论·卷之五·辨阳明病脉证并治第八》216条、《伤寒论·卷之六·辨厥阴病脉证并治第十二》350条共3条。主治伤寒脉浮滑，此以表有热、里有寒；三阳合病，腹满身重，难以转侧，口不仁，面垢，谵语遗尿；伤寒脉滑而厥，里有热。

【叶桂主治病证】

叶桂临证用来治疗中暑、伏暑、阳明病、眩晕、消渴等病证。

【临证医案举例】

◆中暑

脉洪大，烦渴，汗出，阳明中暍，的系白虎汤候也。

石膏、甘草、麦冬、知母、粳米。（《叶氏医案存真·卷二》）

某。中恶暑厥。

苍术白虎汤加滑石。（《临证指南医案·卷五·暑》）

朱。舌黄烦渴，身痛，心腹中热躁，暑热不解为疟。经言：暑脉自虚，皆受从前疲药之累瘁。

石膏、知母、生甘草、炒粳米、麦冬、竹叶。(《临证指南医案·卷六·疟》)

◆伏暑

唐。积劳伏暑，欲寐时，心中轰然上升，自觉神魂缥缈。此皆阳气上冒，内风鼓动，所以陡然昏厥。

石膏、知母、甘草、粳米、生地、麦冬、竹叶心。(《临证指南医案·卷七·痉厥》)

高，廿九岁。向来阴虚热胜之质，夏至阴生，未能保摄安养，暑伏热气内迫，尤令伤阴。秋半气燥，热亦化燥，心中漾动失血，阳不下潜所致。

生地、麦冬、清阿胶、桑叶、知母、生石膏、生甘草。(《叶天士晚年方案真本·杂症》)

◆阳明病

叶。热伤气分，用甘寒方。

白虎汤加竹叶。(《临证指南医案·卷五·温热》)

◆眩晕

杨，二八。肝风厥阳，上冲眩晕，犯胃为消。

石膏、知母、阿胶、细生地、生甘草、生白芍。(《临证指南医案·卷六·三消》)

◆消渴

计，四十。能食善饥，渴饮，日加瘰瘦，心境愁郁，内火自燃。乃消症大病。

生地、知母、石膏、麦冬、生甘草、生白芍。(《临证指南医案·卷六·三消》)

叶，二八。仲景云：阴气先伤，阳气独发，不寒瘅热，令人消烁肌肉。条例下不注方，但曰以饮食消息之。后贤谓甘寒生津，解烦热是矣。今脉数，舌紫，渴饮，气分热邪未去，渐次转入血分。斯甘寒清气热中，必佐存阴，为法中之法。

生地、石膏、生甘草、知母、粳米、白芍、竹叶心。(《临证指南医

# 白虎加人参汤

## 【方剂组成用法】

知母六两　石膏一斤碎，绵裹　甘草二两炙　粳米六合　人参三两

上五味，以水一斗，煮米熟，汤成去滓，温服一升，日三服。(《伤寒论·卷之二·辨太阳病脉证并治上第五》)

此方立夏后、立秋前，乃可服；立秋后不可服；正月二月三月尚凛冷，亦不可与服之，与之则呕利而腹痛。诸亡血虚家，亦不可与，得之则腹痛利者，但可温之，当愈。(《伤寒论·卷之四·辨太阳病脉证并治下第七》)

## 【仲景所治病证】

仲景阐发白虎加人参汤涉及《伤寒论·卷之二·辨太阳病脉证并治上第五》26条，《伤寒论·卷之四·辨太阳病脉证并治下第七》168条、169条、170条，《伤寒论·卷之五·辨阳明病脉证并治第八》222条，《金匮要略·痉湿暍病脉证治第二》《金匮要略·消渴小便不利淋病脉证并治第十三》各1条。主治中暍（中暑）暑热津气两伤，汗出恶寒，身热口渴，口干舌燥；或伤寒脉浮，发热无汗，渴欲饮水，无表证者；或伤寒无大热，口燥渴，心烦，背微恶寒；或服桂枝汤，大汗出后，大烦渴不解，脉洪大；或伤寒吐下后，七八日不解，热结在里，表里俱热，时时恶风，大渴，舌上干燥而烦，欲饮水数升者等病证。

## 【叶桂主治病证】

叶桂临证用来治疗温病、不寐、虚损等病证。

## 【临证医案举例】

◆温病

蔡。暑湿热都著气分，乃消食、苦降、滋血乱治，热炽津涸，舌板成痉。究竟邪闭阻窍，势属不稳。

人参、生甘草、石膏、知母、粳米。(《临证指南医案·卷七·痉

厥》)

◆不寐

本系劳倦气虚之体，当此暴热，热从口鼻受，竟走中道。经云：气虚身热，得之伤暑。暑热蒸迫，津液日槁。阳升不寐，喘促舌干，齿前板燥，刻欲昏冒矣。甘寒生津益气，一定之理。

人参白虎汤加卷心竹叶、麦门冬。(《眉寿堂方案选存·卷上·暑》)

◆虚损

虚损，真阴内涸。当戊己君火主令，立夏小满，阳气交并于上，喉舌肿腐，是阴不上承，熏蒸腻涎。吐咯不清，皆五液之变，由司气感及躯质而然。检古方，以仲景少阴咽痛例，用猪肤汤（猪肤、白蜜、白粉。——编者注）。

用白虎法，渴烦少减，略饥，必形神软倦，津液既遭热迫，阳明脉络自怯。当以清燥法，清气热以涵液。

人参、麦冬、知母、石膏、生地、阿胶、甘草。(《叶氏医案存真·卷一》)

# 木防己汤

【方剂组成用法】

木防己三两　　石膏十二枚鸡子大　　桂枝二两　　人参四两

上四味，以水六升，煮取二升，分温再服。

虚者即愈，实者三日发，与不愈者，宜木防己汤去石膏加茯苓芒硝汤主之。(《金匮要略·痰饮咳嗽病脉证并治第十二》)

【仲景所治病证】

仲景阐发木防己汤涉及《金匮要略·痰饮咳嗽病脉证并治第十二》1条。主治饮停胸膈支饮，喘满，心下痞坚，面色黧黑，脉沉紧。

【叶桂主治病证】

叶桂临证用来治疗神昏、胁痛、水肿、痰饮、痹证等病证。

【临证医案举例】

◆神昏

风温湿热，状如疟症。神昏妄言烦渴，已非表病。木防己汤（木防己、石膏、桂枝、人参。——编者注）主之。

木防己、黑栀、土萎皮、石膏、连翘、杏仁。（《眉寿堂方案选存·卷上·时疠湿温》）

◆胁痛

脉大，舌白渴饮，胁痛欲呕，湿热阻其经隧，寒热未已，议用木防己汤。

木防己、杏仁、知母、姜汁、石膏、厚朴、半夏。（《眉寿堂方案选存·卷上·暑》）

◆水肿

汪。肿自下起，胀及心胸，遍身肌肤赤瘰，溺无便滑。湿热蓄水，横溃经隧，气机闭塞，呻吟喘急。湿本阴邪，下焦先受。医用桂、附、芪、术，邪蕴化热，充斥三焦，以致日加凶危也。

川通草一钱半、海金沙五钱、黄柏皮一钱半、木猪苓三钱、生赤豆皮一钱半、真北细辛一分。

又，前法肿消三四，仍以分消。

川白通草、猪苓、海金沙、生赤豆皮、葶苈子、茯苓皮、晚蚕沙。

又，间日寒战发热，渴饮，此为疟。乃病上加病，饮水结聚以下，痛胀，不敢用涌吐之法。暂与开肺气壅遏一法。

大杏仁、蜜炒麻黄、石膏。

又，湿邪留饮，发红瘰，胸聚浊痰，消渴未已。用木防己汤。

木防己一钱、石膏三钱、杏仁三钱、苡仁二钱、飞滑石一钱半、寒水石一钱半。

通草煎汤代水。（《临证指南医案·卷三·肿胀》）

◆痰饮

湿邪骨骱发红瘰，胸聚浊痰，消浊未已，用木防己汤。

木防己、杏仁、生米仁、生石膏、滑石、寒水石，通草五钱，煎汤

代水。(《眉寿堂方案选存·卷上·时疠湿温》)

◆痹证

杜，三三。温暖开泄，骤冷外加，风寒湿三气交伤为痹，游走上下为楚。邪入经隧，虽汗不解，贵乎宣通。

桂枝、杏仁、滑石、石膏、川萆薢、汉防己、苡仁、通草。

又，经脉通而痛痹减，络中虚则痿弱无力，周身汗出。阳泄已多，岂可再用苦辛以伤阳泄气乎？《内经》以筋缓为阳明脉虚，当宗此旨。

黄芪、防风、白术、茯苓、炙草、桂枝、当归、白芍、苡仁。

又，大凡邪中于经为痹，邪中于络为痿。今痹痛全止，行走痿弱无力。经脉受伤，阳气不为护持，法当温养通补。经旨春夏养阳，重在扶培生气耳。

黄芪四两、茯苓三两、生白术三两、炙草、淡苁蓉二两、当归三两、牛膝二两、仙灵脾二两、虎骨胶、金毛狗脊十二两，用无灰酒浸半日，蒸，熬膏。

胶膏为丸。(《临证指南医案·卷七·痹·周痹》)

毛氏。风湿相搏，一身肿痛，周行之气血为邪阻蔽。仿仲景木防己汤法。

木防己、石膏、杏仁、川桂枝、威灵仙、羌活。(《临证指南医案·卷七·痹》)

石。脉数右大，温渐化热，灼及经络。气血交阻，而为痹痛。阳邪主动，自为游走。阳动化风，肉腠浮肿。俗谚称为白虎历节之谓。

川桂枝、木防己、杏仁、生石膏、花粉、郁金。

又，照前方去郁金，加寒水石、晚蚕沙、通草。

又，脉大已减，右数象未平，痛缓十七。肌肤甲错发痒，腹微满，大便不通。阳明之气未化，热未尽去，阴已先虚，不可过剂。

麻仁、鲜生地、川斛、丹皮、寒水石、钩藤。(《临证指南医案·卷七·痹》)

汪。冬月温暖，真气未得潜藏，邪乘内虚而伏，因惊蛰节春阳内动，伏气乃发。初受风寒，已从热化。兼以夜坐不眠，身中阳气亦为泄越。医者但执风、寒、湿三邪合成为痹，不晓病随时变之理。羌、防、葛根，再泄其阳，必致增剧矣，焉望痛缓？议用仲景木防己汤法。

木防己、石膏、桂枝、片姜黄、杏仁、桑枝。

又，气中伏邪得宣，右肢痹痛已缓。血分留热壅著，左肢痛势未衰。足微肿，体质阴虚，仍以宣通轻剂。

羚羊角、桂枝木、片姜黄、花粉、木防己、杏仁、桑皮。（《临证指南医案·卷七·痹·肢痹》）

吴氏。风湿化热，蒸于经络，周身痹痛，舌干咽燥。津液不得升降，营卫不肯宣通，怕延中痿。

生石膏、杏仁、川桂枝、苡仁、木防己。

又，石膏、杏仁、木防己、炒半夏、橘红、黑山栀、姜汁、竹沥。（《临证指南医案·卷七·痹》）

# 竹叶石膏汤

【方剂组成用法】

竹叶二把　石膏一斤　半夏半升洗　麦门冬一升去心　人参二两　甘草二两炙　粳米半升

上七味，以水一斗，煮取六升，去滓，内粳米，煮米熟汤成，去米，温服一升，日三服。（《伤寒论·卷之七·辨阴阳易差后劳复病证并治第十四》）

【仲景所治病证】

仲景阐发竹叶石膏汤涉及《伤寒论·卷之七·辨阴阳易差后劳复病证并治第十四》397条。主治伤寒解后，虚羸少气，气逆欲吐。

【叶桂主治病证】

叶桂临证用来治疗发热、不寐、痞满、便秘、头胀等病证。

【临证医案举例】

◆发热

某。右脉未和，热多口渴，若再劫胃汁，怕有脘痞不饥之事。当清热生津，仍佐理痰，俟邪减便可再商。

麦冬、人参、石膏、知母、粳米、竹叶、半夏。(《临证指南医案·卷五·温热》)

◆不寐

杨。伏邪发热，烦渴，知饥无寐，乃胃津受伤所致。拟进竹叶石膏汤加花粉。(《临证指南医案·卷五·温热》)

张。舌赤，烦汗不寐，肢体忽冷。乃稚年瘅疟，暑邪深入所致。

杏仁、滑石、竹叶、西瓜翠衣、知母、花粉。

又，热甚而厥，幼稚疟症皆然。

竹叶石膏汤去人参、半夏，加知母。(《临证指南医案·卷六·疟》)

◆痞满

丁。口鼻吸入热秽，肺先受邪，气痹不主宣通，其邪热由中及于募原，布散营卫，遂为寒热。既为邪踞，自然痞闷不饥，虽邪轻，未为深害，留连不已，热蒸形消，所谓病伤，渐至于损而后已。

桂枝白虎汤。

又，气分之热稍平，日久胃津消乏，不饥，不欲纳食。大忌香燥破气之药，以景岳玉女煎（生石膏、熟地、麦冬、知母、牛膝。——编者注)，多进可效。忌食辛辣肥腻自安。

竹叶石膏汤加鲜枸杞根皮。(《临证指南医案·卷五·温热》)

◆便秘

热伤肺气，烦渴便秘，但暑病忌下，尚宜甘寒生津为主。

竹叶石膏汤去半夏，加玉竹。(《眉寿堂方案选存·卷上·暑》)

◆头胀

热伤胃阴，知饥妨食，头胀牙宣。

竹叶石膏汤去参、夏加知母。(《未刻本叶天士医案·保元方案》)

# 葛根黄芩黄连汤

**【方剂组成用法】**

葛根半斤　甘草二两炙　黄芩三两　黄连三两

上四味，以水八升，先煮葛根，减二升，内诸药，煮取二升，去滓，分温再服。(《伤寒论·卷之三·辨太阳病脉证并治中第六》)

**【仲景所治病证】**

仲景阐发葛根芩连汤涉及《伤寒论·卷之三·辨太阳病脉证并治中第六》34条。主治泄泻表证兼里热证，症见太阳病，桂枝证，误用下法，表邪未解，泄泻，喘而汗出，脉促。

**【叶桂主治病证】**

叶桂临证用来治疗泄泻、耳聤等病证。

**【临证医案举例】**

◆泄泻

凡三阳证，邪未入里归腑，尚在散漫之时，用承气汤误下之，则热不解而下利，神虚妄言见矣。拟苦清以通腑气，仍用葛根解肌开表，斯成表里两解之法耳。

葛根、黄芩、黄连、甘草(《叶氏医案存真·卷二》)

舌心黄边白，渴饮水浆，停胃脘欲吐，微微冷呃，自利稀水，小便不利，诊脉坚劲不和。八旬又二，暑热湿邪内著。必脾胃气苏，始可磨耐，以尊年不敢过用清消矣。议用清暑益气方。

人参、茯苓、广皮、猪苓、石莲子、川连、黄芩、厚朴、泽泻、煨葛根。(《叶氏医案存真·卷二》)

◆耳聤

耳聤，环口浮肿，是少阳阳明风热，久而失解，邪漫经络，倏然疹现随没，当与罗谦甫既济解毒汤。

枯芩、大黄、防风、银花、葛根、升麻、川连、荆芥、甘草。

陈酒浸半日阴干煎(《眉寿堂方案选存·卷下·外科》也录有本

案。——编者注）。（《叶氏医案存真·卷一》

# 麻子仁丸

【方剂组成用法】

麻子仁二升　芍药半斤　枳实半斤炙　大黄一斤去皮　厚朴一尺炙，去皮
杏仁一升去皮尖，熬

上六味，蜜和丸如梧桐子大。饮服十丸，日三服，渐加，以知为
度。（《伤寒论·卷之五·辨阳明病脉证并治第八》）

【仲景所治病证】

仲景阐发麻子仁丸涉及《伤寒论·卷之五·辨阳明病脉证并治第
八》247 条，《金匮要略·五藏风寒积聚病脉证并治第十一》1 条。主治
脾约证，大便米结或鞕，趺阳脉浮涩。

【叶桂主治病证】

叶桂临证用来治疗不饥，口涌甜水。

【临证医案举例】

◆不饥

李。不饥，口涌甜水。疟邪未清，肝胃不和。

川连、干姜、枳实、瓜蒌仁、半夏、广皮白、姜汁。

又，口涌甜水，脾瘅。

川连、黄芩、厚朴、半夏、生干姜、广皮。

煎送脾约丸（指麻子仁丸。——编者注）。

又，橘半枳术丸（白术、枳实、橘皮、半夏。——编者注）。（《临
证指南医案·卷六·疟》）

# 桃核承气汤

【方剂组成用法】

桃仁五十个去皮尖　大黄四两　桂枝二两去皮　甘草二两炙　芒硝二两

上五味，以水七升，煮取二升半，去滓，内芒硝，更上火，微沸下火。先食温服五合，日三服，当微利。(《伤寒论·卷之三·辨太阳病脉证并治中第六》)

**【仲景所治病证】**

仲景阐发桃核承气汤涉及《伤寒论·卷之三·辨太阳病脉证并治中第六》106条。主治太阳蓄血，热结膀胱，其人如狂，下血，少腹急结。

**【叶桂主治病证】**

叶桂临证用来治疗热入血室、阳明蓄血证、痞满等病证。

**【临证医案举例】**

◆热入血室

吴氏。热病十七日，脉右长左沉，舌痿，饮冷，心烦热，神气忽清忽乱。经来三日患病，血舍内之热气乘空内陷，当以瘀热在里论病。但病已至危，从蓄血如狂例。

细生地、丹皮、制大黄、炒桃仁、泽兰、人中白。(《临证指南医案·卷九·热入血室》)

◆阳明蓄血证

脉濡涩数，至暮昏乱，身热未尽，腹痛便黑。阳明蓄血，拟仲景桃仁承气以逐其邪。

桂枝木、大黄、甘草、芒硝、丹皮、桃仁。(《叶氏医案存真·卷二》)

◆痞满

李。据云两次服辛温药，瘀浊随溢出口，此必热瘀在肝胃络间，故脘胁痞胀，大便阻塞不通。芦荟苦寒通其阴，仅仅更衣，究竟未能却瘀攻病。有年久恙，自当缓攻，汤药荡涤，理难于用。议以桃仁承气汤为丸。(《临证指南医案·卷四·便闭》)

# 小陷胸汤

**【方剂组成用法】**

黄连一两　半夏半升<sub>洗</sub>　瓜蒌实大者一枚

上三味，以水六升，先煮瓜蒌，取三升，去滓；内诸药，煮取二升，去滓，分温三服。(《伤寒论·卷之四·辨太阳病脉证并治下第七》)

**【仲景所治病证】**

仲景阐发小陷胸汤涉及《伤寒论·卷之四·辨太阳病脉证并治下第七》138条。主治结胸病，心下按之痛，脉浮滑。

**【叶桂主治病证】**

叶桂临证用来治疗不寐、痞满、脘胀、呕吐、胃脘痛、噎膈、便秘、痰饮、癥瘕等病证。

**【临证医案举例】**

◆不寐

某。舌赤浊呕，不寐不饥。阳邪上扰，治以苦辛，进泻心法。

淡黄芩、川连、炒半夏、枳实、姜汁。(《临证指南医案·卷四·呕吐》)

◆痞满

金，七五。强截疟疾，里邪痞结心下，水饮皆呕吐无余，病在胃口之上。老年阳衰，防其呃厥。舍泻心之外无专方。

人参、枳实、干姜、半夏、川连、黄芩。

又，舌白，气冲心痛，嗳噫味酸，呕吐涎沫，皆胃虚肝乘。仿仲景胃中虚，客气上逆，可与旋覆花代赭石汤。

旋覆花、代赭石、人参、半夏、茯苓、姜汁、粳米。

又，诸恙向安，寝食颇逸。平昔肝木易动，左脉较右脉弦长。味变酸，木侮土。秋前宜慎。

人参、半夏、茯苓、广皮、生谷芽、生白芍。(《临证指南医案·卷六·疟》)

某。脉不清，神烦倦，中痞恶心，乃热邪里结。进泻心法。

炒半夏、黄芩、黄连、干姜、枳实、杏仁。(《临证指南医案·卷四·痞》)

钱氏。暑热伤气成疟，胸痞结，呕吐痰沫，皆热气之结。前医泻心法极是。

人参汁、枳实汁、黄连、黄芩、炒半夏、杏仁、厚朴、姜汁。(《临证指南医案·卷六·疟》)

热邪入里，脘痞，按之痛，脉浮滑者，此邪结阳分，拟仲景小陷胸汤。川黄连、瓜蒌实、半夏、杏仁、枳实。(《叶氏医案存真·卷二》)

时热食复，胸痞，恶心欲呕，进半夏泻心法。

炒半夏、川连、枳实、杏仁、姜汁、厚朴、草蔻。

又方：人参、山楂、枳实、干姜、姜汁、炒半夏。(《叶氏医案存真·卷二》)

脘痞不饥，脉沉弦，味酸苦，疟后致此，宜苦辛开泄。

川连、人参、枳实、干姜、茯苓、半夏。(《未刻本叶天士医案·保元方案》)

伊。因惊而得，邪遂入肝，故厥后热，神识昏狂。视得面青舌白，微呕渴饮，胸次按之而痛。此属痞结，乃在里之症。宗仲景以泻心汤为法。

川连、半夏、干姜、黄芩、人参、枳实。(《临证指南医案·卷四·痞》)

◆脘胀

朱。情怀悒郁，五志热蒸。痰聚阻气，脘中窄隘不舒，胀及背部。上焦清阳欲结，治肺以展气化。务宜怡悦开怀，莫令郁痹绵延。

鲜枇杷叶、杏仁、瓜蒌皮、郁金、半夏、茯苓、姜汁、竹沥。

又，脉左大弦数，头目如蒙，背俞膜胀。都是郁勃热气上升，气有余便是火。治宜清上。

羚羊角、夏枯草、青菊叶、瓜蒌皮、杏仁、香附、连翘、山栀。

又，苦辛清解郁勃，头目已清，而膈嗳气，颇觉秽浊，此肝胆厥阳由胃系上冲所致，丹溪谓上升之气自肝而出，是其明征矣。

川连、姜汁、半夏、枳实、桔梗、橘红、瓜蒌皮。（《临证指南医案·卷六·郁》）

◆呕吐

江。脉弦迟，汤水不下膈，呕吐涎沫。此阳结，饮邪阻气。议以辛热通阳，反佐苦寒利膈，用泻心法。

人参、附子、干姜。

先煎一杯，入姜汁四分。

川连、黄芩、半夏、枳实。滚水煎，和入前药服。（《临证指南医案·卷四·呕吐》）

某。肝风犯胃，呕逆眩晕。苦降酸泄和阳，佐微辛以通胃。

川连、黄芩、乌梅、白芍、半夏、姜汁。（《临证指南医案·卷四·呕吐》）

◆胃脘痛

陈，六二。酒湿热气，气先入胆，湿著胃系，痰聚气窒，络血瘀痹，痛在脘，忽映少腹，气血交病。先和少阳阳明之阳，酒客恶甜，治以苦辛寒。

土蒌皮、半夏、枳实、川连、生姜。（《种福堂公选医案·胃痛》）

◆噎膈

杨，四七。脉弦而小涩，食入脘痛格拒，必吐清涎，然后再纳。视色苍，眼筋红黄，昔肥今瘦。云是郁怒之伤，少火皆变壮火。气滞痰聚日壅，清阳莫展，脘管窄隘，不能食物，噎膈渐至矣。法当苦以降之，辛以通之，佐以利痰清膈。莫以豆蔻、沉香劫津可也。

川黄连、杏仁、桔梗、土瓜蒌皮、半夏、橘红、竹沥、姜汁。（《临证指南医案·卷四·噎膈反胃》）

◆便秘

胡。不饥不食不便，此属胃病，乃暑热伤气所致。味变酸浊，热痰聚脘。苦辛自能泄降，非无据也。

小陷胸汤去甘草、干姜，加杏仁、枳实。（《临证指南医案·卷

五·暑》）

◆痰饮

叶。久寓南土，水谷之湿，蒸热聚痰。脉沉弦，目黄，肢末易有疮疾。皆湿热盛，致气隧不得流畅。法当苦辛寒清里通肌，仿前辈痰因热起，清热为要。

生茅术、黄柏、瓜蒌实、山栀、莱菔子、川连、半夏、厚朴、橘红。

竹沥姜汁丸。（《临证指南医案·卷五·痰》）

◆癥瘕

胡，四六。悲泣，乃情怀内起之病，病生于郁，形象渐大，按之坚硬，正在心下。用苦辛泄降，先从气结治。

川连、干姜、半夏、姜汁、茯苓、连皮瓜蒌。（《临证指南医案·卷六·郁》）

# 十枣汤

## 【方剂组成用法】

芫花熬　甘遂　大戟

上三味等分，各别捣为散。以水一升半，先煮大枣肥者十枚，取八合，去滓，内药末。强人服一钱匕，羸人服半钱，温服之，平旦服。若下少，病不除者，明日更服，加半钱，得快下利后，糜粥自养。（《伤寒论·卷之四·辨太阳病脉证并治下第七》）

上三味，捣筛，以水一升五合，先煮肥大枣十枚，取九合，去滓，内药末，强人服一钱匕，羸人服半钱，平旦温服之；不下者，明日更加半钱。得快下后，糜粥自养。（《金匮要略·痰饮咳嗽病脉证并治第十二》）

## 【仲景所治病证】

仲景阐发十枣汤涉及《伤寒论·卷之四·辨太阳病脉证并治下第

七》152条、《金匮要略·痰饮咳嗽病脉证并治第十二》1条。主治饮停胸胁，头痛，心下痞鞕满，引胁下痛，恶心，短气，汗出。

【叶桂主治病证】

叶桂临证用来治疗痰饮。

【临证医案举例】

◆痰饮

此水气结聚，壅遏经隧，致呼吸有阻为噫气，而其声在咽疸。况任脉行乎身前，母子经行，必关冲、任。今气痹水蓄，血亦化水为肿胀，胸高腹大。水性就下，搏激可使过颡。下窍久闭，状如瓮疸。曷不效禹治水之功？徒执寒热补泻为法，宜乎久药无功也。

十枣丸。(《眉寿堂方案选存·卷下·女科》)

# 三物白散

【方剂组成用法】

桔梗三分　巴豆一分去皮心，熬黑，研如脂　贝母三分

上三味为散，内巴豆，更于臼中杵之，以白饮和服。强人半钱匕，羸者减之，病在膈上必吐，在膈下必利，不利，进热粥一杯；利过不止，进冷粥一杯。身热、皮粟不解，欲引衣自覆；若以水潠之，洗之，益令热劫不得出，当汗而不汗则烦，假令汗出已，腹中痛，与芍药三两如上法。(《伤寒论·卷之四·辨太阳病脉证并治下第七》)

【仲景所治病证】

仲景阐发三物白散涉及《伤寒论·卷之四·辨太阳病脉证并治下第七》141条。主治病在阳误治，寒实结胸，无热证。

【叶桂主治病证】

叶桂临证用来治疗胸痹。

【临证医案举例】

◆胸痹

王，五七。气逆自左升，胸脘阻痹，仅饮米汤，形质不得下咽。此

属胸痹，宗仲景法。

瓜蒌薤白汤。

又，脉沉如伏，痞胀格拒在脘膈上部，病人述气壅，自左觉热。凡木郁达之，火郁发之，患在上宜吐之。

巴豆霜一分制、川贝母三分、桔梗二分。

为细末服，吐后，服凉水即止之。（《临证指南医案·卷四·胸痹》）

# 麦门冬汤

## 【方剂组成用法】

麦门冬七升　半夏一升　人参二两　甘草二两　粳米三合　大枣十二枚

上六味，以水一斗二升，煮取六升。温服一升，日三、夜一服。（《金匮要略·肺痿肺痈咳嗽上气病脉证并治第七》）

## 【仲景所治病证】

仲景阐发麦门冬汤涉及《金匮要略·肺痿肺痈咳嗽上气病脉证并治第七》1条。主治肺胃阴虚气逆咳喘，咽喉不利。

## 【叶桂主治病证】

叶桂临证用来治疗秋燥、咳嗽、喘证、肺痿、不寐、痉证、饮食乏味、头痛、眩晕、血证/吐血、汗证、痰饮、虚损等病证。

## 【临证医案举例】

◆秋燥

不治失血，独取时令湿邪，得以病减。凡六气有胜必复，湿去致燥来。新秋暴暑烁津，且养胃阴，白露后可立调理方。

麦冬、人参、大枣、半夏、生草、粳米。（《眉寿堂方案选存·卷上·燥病》）

◆咳嗽

陈。秋冬形体日损，咳嗽吐痰，诊脉两寸促数，大便通而不爽。此有年烦劳动阳，不得天地收藏之令，日就其消，乃虚症也。因少纳胃衰，未可重进滋腻。议用甘味养胃阴一法。

金匮麦门冬汤。(《临证指南医案·卷二·咳嗽》)

脉软咳痰欲呕，饥时甚。虽是时邪未清，高年正虚，理宜养胃阴，金匮麦冬汤。

麦冬、人参、半夏、甘草、粳米、大枣(《叶氏医案存真·卷二》)

某。色白肌柔，气分不足，风温上受而咳。病固轻浅，无如羌、防辛温，膏、知沉寒，药重已过病所。阳伤背寒，胃伤减谷，病恙仍若，身体先惫，问谁之过欤？

小建中汤。

又，苦辛泄肺损胃，进建中得安，宗《内经》辛走气，以甘缓其急。然风温客气，皆从火化，是清养胃阴，使津液得以上供，斯燥痒咳呛自缓。土旺生金，虚则补母，古有然矣。

金匮麦门冬汤。(《临证指南医案·卷二·咳嗽》)

某。风温客邪化热，劫烁胃津，喉间燥痒呛咳。用清养胃阴，是土旺生金意。

金匮麦门冬汤。(《临证指南医案·卷二·咳嗽》)

某。着右卧眠，喘咳更甚。遇劳动阳，痰必带血。经年久嗽，三焦皆病。

麦门冬汤。(《临证指南医案·卷二·吐血》)

钱氏。脉右数，咳两月，咽中干，鼻气热，早暮甚。此右降不及，胃津虚，厥阳来扰。

金匮麦门冬汤去半夏，加北沙参。(《临证指南医案·卷二·咳嗽》)

陶，十六。色黄，脉小数，右空大。咳呕血溢，饮食渐减，用建中旬日颇安。沐浴气动，血咳复至。当以静药养胃阴方。

金匮麦门冬汤去半夏。(《临证指南医案·卷二·吐血》)

吴。久嗽，因劳乏致伤，络血易瘀，长夜热灼。议养胃阴。

北沙参、黄芪皮、炒麦冬、生甘草、炒粳米、南枣。(《临证指南医案·卷二·咳嗽》)

徐，二七。形寒畏风冷，食减久嗽。是卫外二气已怯，内应乎胃，阳脉不用。用药莫偏治寒热，以甘药调。

宗仲景麦门冬汤法。(《临证指南医案·卷二·咳嗽》)

徐。阴脏失守，阳乃腾越，咳甚血来，皆属动象。静药颇合，屡施不应。乃上下交征，阳明络空，随阳气升降自由。先以柔剂填其胃阴，所谓执中近之。

金匮麦门冬汤去半夏，加黄芪。(《临证指南医案·卷二·吐血》)

杨，十九。疮痍四肢偏多，长夏入秋，懒倦欲眠，干咳无痰，颇知味。所纳已少。此阳明胃阴因热致耗，即热伤元气之征。当与甘药，养胃阴以供肺，如金匮麦门冬汤去半夏，加黄芪皮。(《临证指南医案·卷八·疮痍》)

张，三十九岁。中年色萎黄，脉弦空。知饥不欲食，不知味。据说春季外感咳嗽，延秋气怯神弱，乃病伤成劳。大忌消痰理嗽。

麦门冬汤。(《叶天士晚年方案真本·杂症》)

◆喘证

席。脉左数，右缓弱。阳根未固，阴液渐涸。舌赤微渴，喘促，自利溲数，晡刻自热，神烦呓语。夫温邪久伏少阴，古人立法，全以育阴祛热。但今见症，阴分固有伏邪，真阳亦不肯收纳。议仿刘河间浊药轻投，不为上焦热阻，下焦根蒂自立，冀其烦躁热蒸渐缓。

熟地炭、茯苓、淡苁蓉、远志炭、川石斛、五味子。

饮子煎法。

又，晚诊：阴中伏邪，晡时而升，目赤羞明，舌绛而渴。与育阴清邪法。

生地炭、元参心、川石斛、炒麦冬、犀角、石菖蒲。

又，脉左数，右软，舌干苔白。小溲淋沥，吸气喘促，烦汗。肾阴不承，心神热灼蒙闭。议以三才汤滋水制热。

三才（天冬、熟地、人参。——编者注）加茯神、黄柏、金箔。

晚进周少川牛黄清心丸一服。

又，昨黄昏后诊脉，较诸早上，左手数疾顿减，惟尺中垂而仍动。呓语不已，若有妄见。因思肾热乘心，膻中微闭，神明为蒙，自属昏乱。

随进周少川牛黄丸一服，俾迷漫无质之热暂可泄降，服后颇安。辰刻诊脉濡小，形质大衰，舌边色淡，下利稀水，夫救阴是要旨。读仲景少阴下利篇，上下交征，关闸欲撒，必以堵塞阳明为治。以阳明司阖，有关无阖，下焦之阴仍从走泄矣。议用桃花汤。

人参、赤石脂、炮姜、白粳米。

又，晚服照方加茯苓。

又，脉左沉数，右小数。暮热微汗，时烦，辰刻神清，虚邪仍留阴分。议用清补。

人参、茯苓、川石斛、炙甘草、黑豆皮、糯稻根须。

又，金匮麦门冬汤。（《临证指南医案·卷五·温热》）

◆肺痿

沈。积劳忧思，固是内伤。冬温触入，而为咳嗽。乃气分先虚，而邪得外凑。辛散斯气分愈泄，滋阴非能安上。咽痛音哑，虚中邪伏。恰值春暖阳和，脉中脉外，气机流行，所以小效旬日者，生阳渐振之象。谷雨暴冷骤加，卫阳久弱，不能拥护，致小愈病复。诊得脉数而虚，偏大于右寸，口吐涎沫，不能多饮汤水，面色少华，五心多热，而足背浮肿。古人谓金空则鸣，金实则无声，金破碎亦无声，是为肺病显然。然内伤虚馁为多，虚则补母，胃土是也。肺痿之疴，议宗仲景麦门冬汤。（《临证指南医案·卷二·肺痿》）

徐，四一。肺痿，频吐涎沫，食物不下。并不渴饮，岂是实火？津液荡尽，二便日少。宗仲景甘药理胃，乃虚则补母，仍佐宣通脘间之干格。

人参、麦冬、熟半夏、生甘草、白粳米、南枣肉。（《临证指南医案·卷二·肺痿》）

◆不寐

查，二四。脉细心热，呼吸有音，夜寤不寐。过服发散，气泄阳伤，为肺痿之疴。仲景法以胃药补母救子，崇生气也。

金匮麦门冬汤（麦冬、半夏、人参、甘草、大枣、粳米。——编者注）。（《临证指南医案·卷二·肺痿》）

◆痉证

舌白灰刺，肢痉牵厥，神识少慧如寐，嘿嘿呓语。秽邪欲闭宜开，久延胃气已乏，辟秽须轻，辅以养胃。

人参、半夏、鲜菖蒲根汁、粳米、麦冬。(《眉寿堂方案选存·卷上·时疠湿温》)

◆饮食乏味

汪，夏湿化热，清肃气分，已愈七八。湿解渐燥，乃有胜则复，胃津未壮，食味不美。生津当以甘凉，如金匮麦门冬汤。(《叶天士晚年方案真本·杂症》)

◆头痛

费，十一。久疟伤阴，冬季温舒，阳不潜藏，春木升举，阳更泄越。入暮寒热，晨汗始解，而头痛，口渴，咳嗽，阴液损伤，阳愈炽。冬春温邪，最忌发散，谓非暴感，汗则重劫阴伤，迫成虚劳一途。况有汗不痉，岂是表病？诊得色消肉烁，脉独气口空搏，与脉左大属外感有别。更有见咳不已，胶为肺热，徒取清寒消痰降气之属，必致胃损变重。尝考圣训，仲景云凡元气已伤而病不愈者，当与甘药。则知理阳气，当推建中，顾阴液，须投复脉，乃邪少虚多之治法。但幼科未读其书，焉得心究是理。然乎？否乎？

炙甘草、鲜生地、麦冬、火麻仁、阿胶、生白芍、青蔗浆。

又，由阴伤及胃，痿黄，食少餐。法当补养胃阴，虚则补母之治也。见咳治肺，生气日愈矣。

金匮麦门冬汤。(《临证指南医案·卷二·咳嗽》)

◆眩晕

胡，四三。补三阴脏阴，是迎夏至生阴。而晕逆，欲呕，吐痰，全是厥阳犯胃上巅，必静养可制阳光之动。久损重虚，用甘缓方法。

金匮麦门冬汤去半夏。(《临证指南医案·卷一·虚劳》)

◆血证/吐血

陶，四一。两年前吐血咳嗽，夏四月起。大凡春尽入夏，气机升泄，而阳气弛张极矣。阳既多动，阴乏内守之职司，络血由是外溢。今正交土旺发泄，欲病气候，急养阳明胃阴。夏至后，兼进生脉之属。勿步趋于炎燠烈日之中，可望其渐次日安。

金匮麦门冬汤去半夏。(《临证指南医案·卷二·吐血》)

◆汗证

某。伏暑冒凉发疟，以羌、防、苏、葱辛温大汗。汗多，卫阳大伤，胃津亦被劫干，致渴饮，心烦，无寐。诊脉左弱右促，目微黄。嗜酒必中虚谷少，易于聚湿蕴热。勿谓阳伤骤补，仿《内经》辛散太过，当食甘以缓之。

大麦仁、炙草、炒麦冬、生白芍、茯神、南枣。

又，药不对症，先伤胃口。宗《内经》辛苦急，急食甘以缓之。仲景谓之胃减，有不饥不欲食之患。议用金匮麦门冬汤，苏胃汁以开痰饮。仍佐甘药，取其不损阴阳耳。

金匮麦门冬汤去枣米，加茯神、糯稻根须。

又，脉右大，间日寒热，目眦微黄，身痛。此平素酒湿，夹时邪流行经脉使然。前因辛温大汗，所以暂养胃口。今脉症既定，仍从疟门调治。

草果、知母、人参、枳实、黄芩、半夏、姜汁。(《临证指南医案·卷六·疟》)

徐方鹤。脉缓舌白带灰黑色，心中烦热，汗多渴饮，嘈杂如饥，肛中气坠，如欲大便。平昔苦于脱肛，病虽夹湿热，寒凉清湿热之药味难投，拟进和中法。

炒麦冬、粳米、川斛、半夏、南枣。(《叶氏医案存真·卷二》)

◆痰饮

施，四七。以烦劳伤阳，交长夏发泄令加，见症都是气弱，亦热伤气也。烦渴有痰，先治其胃。盖阳明经脉，主乎束筋骨以流利机关耳。

金匮麦门冬汤。(《临证指南医案·卷五·暑·烦劳伤暑胃虚》)

王，三十。痰多咽痛。频遭家难，郁伤，心中空洞，呛逆不已。议与胃药。

金匮麦门冬汤。(《临证指南医案·卷六·郁》)

◆虚损

华，三七。春深地气升，阳气动，有奔驰饥饱，即是劳伤。《内经》劳者温之，夫劳则形体震动，阳气先伤。此温字，乃温养之义，非温热竞进之谓。劳伤久不复元为损，《内经》有损者益之之文。益者，补益也。凡补药气皆温，味皆甘，培生生初阳，是劳损主治法则。春病入秋不愈，议从中治。据述晨起未纳水谷，其咳必甚，胃药坐镇中宫为宜。

金匮麦门冬汤去半夏。(《临证指南医案·卷一·虚劳》)

# 小柴胡汤

【方剂组成用法】

柴胡半斤　黄芩三两　人参三两　半夏半升洗　甘草炙　生姜各三两切　大枣十二枚擘

上七味，以水一斗二升，煮取六升，去滓，再煎取三升，温服一升。日三服。

若胸中烦而不呕者，去半夏、人参，加瓜蒌实一枚；若渴，去半夏，加人参，合前成四两半，瓜蒌根四两；若腹中痛者，去黄芩，加芍药三两；若胁下痞鞕，去大枣，加牡蛎四两；若心下悸，小便不利者，去黄芩，加茯苓四两；若不渴，外有微热者，去人参，加桂枝三两，温覆微汗愈；若咳者，去人参、大枣、生姜，加五味子半升、干姜二两。(《伤寒论·卷之三·辨太阳病脉证并治中第六》)

【仲景所治病证】

仲景阐发小柴胡汤涉及《伤寒论·卷之三·辨太阳病脉证并治中第六》96条、97条、99条，《伤寒论·卷之四·辨太阳病脉证并治下第七》144条、148条，《伤寒论·卷之五·辨阳明病脉证并治第八》229条、230条、231条，《伤寒论·卷之五·辨少阳病脉证并治第九》266条，《伤寒论·卷之六·辨厥阴病脉证并治第十二》379条及《金匮要略·黄疸病脉证并治第十五》《金匮要略·呕吐哕下利病脉证治第十七》《金匮要略·妇人产后病脉证并治第二十一》《金匮要略·妇人杂病脉证并治第二十二》4条。主治伤寒少阳证，往来寒热，休作有时，胸胁苦满，嘿嘿不欲饮食，心烦喜呕，或胸中烦，或渴，或腹中痛，或胁下痞鞭，或心下悸、小便不利，或咳；身热恶风，微恶寒，头汗出，颈项强，心下满，胁下鞭满，手足冷，便秘，心痛，耳前后肿，潮热，脉弦浮大，脉沉紧，脉微弱；黄疸；产妇郁冒，热入血室等病证。

【叶桂主治病证】

叶桂临证用来治疗感冒、发热、少阳病、咳嗽、恶心、黄疸、头痛、疟病等病证。

【临证医案举例】

◆感冒

身热头痛，身疼无汗，脉弦。

小柴胡汤去人参。（《未刻本叶天士医案·保元方案》）

◆发热

伏邪未清，寒热不罢，法宜和之。

当归、柴胡、半曲、橘白、鳖甲、赤芍、茯苓、黄芩。（《未刻本叶天士医案·保元方案》）

◆少阳病

脉弦口渴，少阳寒热乘胃劫津，可与小柴胡汤和正以解邪。

小柴胡去半夏，加花粉、白芍。脉右煛左弦，寒热渐早，口渴喜热饮，此胃津日损，木火尚炽，生津养胃以扶正，辛酸两和木火之郁热。

柴胡、人参、麦冬、橘红、黄芩、知母、白芍、乌梅。

又，生鳖甲、知母、乌梅、炒桃仁、丹皮、草果、白芍。

又，人参、知母、金石斛、川连、乌梅、茯苓。（《眉寿堂方案选存·卷上·疟疾》）

◆咳嗽

左脉弦数，咳嗽，脘闷，寒热。

小柴胡汤去参。（《未刻本叶天士医案·保元方案》）

◆恶心

程，女。脉数，恶心，脘胀。

炒半夏、广皮、藿香、黄连一分，煎水拌茯苓、郁金。

又，暑伤脾胃，则肝木犯土，左腹膨，泄泻。

人参、厚朴、广皮、炒泽泻、茯苓、木瓜、炙草、炒楂肉。

又，人参、炒柴胡、炒白芍、炒黄芩、茯苓、炙草、生姜、大枣。

（《临证指南医案·卷三·肿胀》）

◆黄疸

雨淋冲阳受伤，热水洗浴，迫其冷湿深入与水谷之气互蒸而肌肉发黄，陈无择云谷疸。能食不饥，舌有黄苔，一年之久，寒湿酿成湿热。凡湿在太阴脾，热在阳明胃，不分经络治不可。

生谷芽、半夏、广皮、白柴胡、黄芩、川连、人参、枳实。（《叶天士医案》）

郑，三十四岁。雨淋，卫阳受伤，热水洗澡，迫其冷湿深入，水谷之气与冷热互蒸，肌肉发黄。陈无择曰：谷瘅能食不饥，舌有黄苔。一年之久，寒湿已酿湿热。凡湿伤必太阴脾，热必在阳明胃。不分经络乱治，乃不读书医工。

人参、川黄连、生谷芽、熟半夏、枳实、嫩柴胡、淡黄芩、陈皮白。

姜汁泛丸。（《叶天士晚年方案真本·杂症》）

◆头痛

头痛，胁疼。

小柴胡汤去参。（《未刻本叶天士医案·方案》）

◆疟病

间日疟脉弦，烦渴无汗，头微痛，往来寒热欲呕，可与小柴胡汤。

柴胡、人参、生姜、黄芩、半夏。（《眉寿堂方案选存·卷上·疟疾》）

邪伏少阳为疟，头胀，口苦，渴饮。

小柴胡汤去参。（《未刻本叶天士医案·方案》）

左脉弦，疟来头胀。

小柴胡汤去参。(《未刻本叶天士医案·保元方案》)

# 柴胡桂枝干姜汤

【方剂组成用法】

柴胡半斤　桂枝三两去皮　干姜二两　瓜蒌根四两　黄芩三两　牡蛎二两熬　甘草二两炙

上七味，以水一斗二升，煮取六升，去滓，再煎取三升，温服一升，日三服。

初服微烦，复服汗出便愈。(《伤寒论·卷之四·辨太阳病脉证并治下第七》)

【仲景所治病证】

仲景阐发柴胡桂枝干姜汤涉及《伤寒论·卷之四·辨太阳病脉证并治下第七》147条。主治少阳兼水饮内结证，伤寒五六日，已发汗而复下之，胸胁满微结，小便不利，渴而不呕，但头汗出，往来寒热，心烦。

【叶桂主治病证】

叶桂临证用来治疗疟病。

【临证医案举例】

◆疟病

阴疟足太阴经，先进柴胡姜桂汤。

柴胡、黄芩、瓜蒌根、甘草、桂枝、干姜、生牡蛎。(《眉寿堂方案选存·卷上·疟疾》)

# 半夏泻心汤

【方剂组成用法】

半夏半升洗　黄芩　干姜　人参　甘草各三两炙　黄连一两　大枣

十二枚<sup>擘</sup>

上七味，以水一斗，煮取六升，去滓，再煎取三升，温服一升，日三服。(《伤寒论·卷之四·辨太阳病脉证并治下第七》)

【仲景所治病证】

仲景阐发半夏泻心汤涉及《伤寒论·卷之四·辨太阳病脉证并治下第七》149条，《金匮要略·呕吐哕下利病脉证治第十七》1条。主治伤寒五六日，呕而发热，柴胡汤证悉具，误用下法，心下痞满不痛，呕吐，肠鸣。

【叶桂主治病证】

叶桂临证用来治疗温病、神昏、痞满、癥瘕、痰饮、蛔虫病等病证。

【临证医案举例】

◆温病

曹。身痛舌白，口渴自利。此湿温客气为疟，不可乱投柴、葛，仲景有湿家忌汗之律。

飞滑石、杏仁、郁金、淡黄芩、白蔻仁、防己。

又，湿甚为热，心痛，舌白，便溏。治在气分。

竹叶心、麦冬、郁金、菖蒲、飞滑石、橘红。

化服牛黄丸。

又，心下触手而痛，自利，舌白，烦躁，都是湿热阻气分。议开内闭，用泻心汤。

川连、淡黄芩、干姜、半夏、人参、枳实。

又，神气稍清，痛处渐下至脐。湿伤在气，热结在血。吐咯带血，犹是上行为逆。热病瘀留，必从下出为顺。

川连、黄芩、干姜、半夏、人参、枳实、白芍、炒楂肉。(《临证指南医案·卷六·疟》)

◆神昏

伊。因惊而得，邪遂入肝，故厥后热，神识昏狂。视得面青舌白，微呕渴饮，胸次按之而痛。此属痞结，乃在里之症。宗仲景以泻心汤为法。

川连、半夏、干姜、黄芩、人参、枳实。（《临证指南医案·卷四·痞》）

◆痞满

金，七五。强截疟疾，里邪痞结心下，水饮皆呕吐无余，病在胃口之上。老年阳衰，防其呃厥。舍泻心之外无专方。

人参、枳实、干姜、半夏、川连、黄芩。

又，舌白，气冲心痛，嗳噫味酸，呕吐涎沫，皆胃虚肝乘。仿仲景胃中虚，客气上逆，可与旋覆花代赭石汤。

旋覆花、代赭石、人参、半夏、茯苓、姜汁、粳米。

又，诸恙向安，寝食颇逸。平昔肝木易动，左脉较右脉弦长。味变酸，木侮土。秋前宜慎。

人参、半夏、茯苓、广皮、生谷芽、生白芍。（《临证指南医案·卷六·疟》）

毛氏。用玉女煎（石膏、熟地、麦冬、知母、牛膝。——编者注），寒热未已，渴饮仍然，呕恶已减，周身皆痛。诊脉两手俱数，舌色灰白，边赤，汗泄不解。拟用酸苦泄其在里热邪，务以疟止，再调体质。

黄芩、黄连、草果、白芍、乌梅、知母。

用秋露水煎药。

又，寒热由四末以扰中宫，胃口最当其戕害。热闷不饥，胃伤邪留。清热利痰，固为要法。但有年气弱，兼之病经匝月，清邪之中，必佐辅正。议用半夏泻心法。

人参、半夏、黄连、黄芩、枳实、姜汁。（《临证指南医案·卷六·疟》）

时热食复，胸痞，恶心欲呕，进半夏泻心法。

炒半夏、川连、枳实、杏仁、姜汁、厚朴、草蔻。

又，人参、山楂、枳实、干姜、姜汁、炒半夏。（《叶氏医案存真·卷二》）

项。阳气最薄，暑入为疟，先由肺病，桂枝白虎汤气分以通营卫为正治。今中焦痞阻，冷饮不适，热邪宜清，胃阳亦须扶护。用半夏泻心（半夏泻心汤：半夏、黄芩、黄连、人参、炙草、干姜、大枣。——编者注）法。

半夏、川连、姜汁、茯苓、人参、枳实。（《临证指南医案·卷六·疟》）

◆癥瘕

马。疟半月不止，左胁下已有疟母。寒热时，必气痞呕逆。乃肝邪乘胃，有邪陷厥阴之象。拟进泻心法。

川连、黄芩、干姜、半夏、人参、枳实。（《临证指南医案·卷六·疟》）

◆痰饮

胡。不饥不食不便，此属胃病，乃暑热伤气所致。味变酸浊，热痰聚脘。苦辛自能泄降，非无据也。

半夏泻心汤去甘草、干姜，加杏仁、枳实。（《临证指南医案·卷五·暑》）

◆蛔虫病

席。脉右歇，舌白渴饮，脘中痞热，多呕逆稠痰，曾吐蛔虫。此伏暑湿，皆伤气分，邪自里发，神欲昏冒，湿邪不运，自利黏痰。议进泻心法。

半夏泻心汤。

又，凡蛔虫上下出者，皆属厥阴乘犯阳明，内风入胃，呕吐痰涎浊沫，如仲景"厥阴篇"中先厥后热同例。试论寒热后全无汗解，谓至阴伏邪既深，焉能隔越诸经以达阳分？阅医药方，初用治肺胃，后用温胆茯苓饮，但和胃治痰，与深伏厥阴之邪未达。前进泻心汤，苦可去湿，辛以通痞，仍在上中。服后胸中稍舒，逾时稍寐，寐醒呕吐浊痰，有黄黑之形。大凡色带青黑，必系胃底肠中逆涌而出。老年冲脉既衰，所谓冲脉动，则诸脉皆逆。自述呕吐之时，周身牵引，直至足心，其阴阳跷维，不得自固，断断然矣。仲景于半表半里之邪，必用柴、芩。今上下格拒，当以桂枝黄连汤为法，参以厥阴引经为通里之使，俾冲得缓，继进通补阳明，此为治厥阴章旨。

淡干姜、桂枝、川椒、乌梅、川连、细辛、茯苓。

又，肝郁不舒，理进苦辛，佐以酸味者，恐其过刚也。仿食谷则呕例。

人参、茯苓、吴萸、半夏、川连、乌梅。

又，疟来得汗，阴分之邪已透阳经。第痰呕虽未减，青绿形色亦不至，最属可喜。舌心白苔未净，舌边渐红，而神倦困惫。清邪佐以辅正，一定成法。

人参、半夏、茯苓、枳实汁、干姜、川连。

又，食入欲呕，心中温温液液，痰沫味咸，脊背上下引痛。肾虚水液上泛为涎，督脉不司约束。议用真武撤其水寒之逆。二服后接服：

人参、半夏、茯苓、桂枝、煨姜、南枣。

又，别后寒热三次，较之前发减半。但身动言语，气冲涌痰吐逆，四肢常冷，寒热，汗出时四肢反热。此阳衰胃虚，阴浊上乘，以致清气无以转舒，议以胃中虚，客气上逆为噫气呕吐者，可与旋覆代赭汤，仍佐通阳以制饮逆，加白芍、附子。

又，镇逆方虽小效，究是强制之法。凡痰饮都是浊阴所化，阳气不振，势必再炽。仲景谓饮邪当以温药和之，前方劫胃水以苏阳，亦是此意。议用理中汤，减甘草之守，仍加姜附以通阳，并入草果以醒脾。二服后接用：

人参、干姜、半夏、生白术、附子、生白芍。(《临证指南医案·卷四·吐蛔》)

周。寒热，呕吐蛔虫，自利，是暑湿热外因。因嗔怒动肝，邪气入于厥阴，胸满，腹胀，消渴。议以开痞方法。

泻心汤去参、甘，加枳实、白芍。(《临证指南医案·卷四·痞》)

# 生姜泻心汤

【方剂组成用法】

生姜四两切　甘草三两炙　人参三两　干姜一两　黄芩三两　半夏半升洗　黄连一两　大枣十二枚擘

上八味，以水一斗，煮取六升，去滓，再煎取三升，温服一升，日三服。(《伤寒论·卷之四·辨太阳病脉证并治下第七》)

【仲景所治病证】

仲景阐发生姜泻心汤涉及《伤寒论·卷之四·辨太阳病脉证并治下第七》157条。主治痞满寒热错杂证，伤寒汗出解之后，胃中不和，心下痞鞭，干噫食臭，胁下有水气，腹中雷鸣下利。

【叶桂主治病证】

叶桂临证用来治疗呕吐、胃脘痛、结胸、痢疾、麻木、耳聋等病证。

【临证医案举例】

◆呕吐

江。脉弦迟，汤水不下膈，呕吐涎沫。此阳结，饮邪阻气。议以辛热通阳，反佐苦寒利膈，用泻心法。

人参、附子、干姜。

先煎一杯，入姜汁四分。

川连、黄芩、半夏、枳实。

滚水煎，和入前药服。(《临证指南医案·卷四·呕吐》)

◆胃脘痛

陈。宿病冲气胃痛，今饱食动怒痛发，呕吐，是肝木侵犯胃土，浊气上踞，胀痛不休，逆乱不已。变为先寒后热，烦躁，面赤，汗泄，此为厥象。厥阴肝脏之现症，显然在目。夫痛则不通，通字须究气血阴阳，便是看诊要旨矣。议用泻心法。

干姜、川连、人参、枳实、半夏、姜汁。(《临证指南医案·卷八·胃脘痛》)

孙，十四。食物随入即吐，并不渴饮。当年以苦辛得效，三载不发。今心下常痛如辣，大便六七日始通。议通膈上，用生姜泻心汤。

生姜汁四分调、川连六分炒、黄芩二钱泡十次、熟半夏三钱炒、枳实一钱、人参五分，同煎。

又，间或不吐食物，腹中腰胯似乎气坠。自长夏起，心痛头重，至今未减。思夏热必兼湿，在里水谷之湿，与外来之热相洽，结聚饮邪矣，当缓攻之。议用控涎丹(甘遂、大戟、白芥子。——编者注)五分，间日一用。(《临证指南医案·卷四·呕吐》)

王，四三。劳伤胃痛，明是阳伤，错认箭风，钓药敷贴，更服丸药。心下坚实，按之痛，舌白烦渴，二便涩少，喘急不得进食。从痞结论治。

生姜汁、生淡干姜、泡淡黄芩、枳实、姜汁炒川连、半夏。

姚亦陶总结说，案中六淫外侵，用仲景泻心汤。脾胃内伤，用仲景等姜桂甘法。即遵古贤治痞之以苦为泄，辛甘为散二法。其于邪伤津液者，用苦辛开泄，而必资酸味以助之。于上焦不舒者，既有枳、桔、杏、蒌开降，而又用栀、豉除热化腐，疏畅清阳之气，是又从古人有形至无形论内化出妙用。若所用保和化食，白金驱痰，附姜暖中，参苓养胃，生脉敛液，总在临症视其阴阳虚实，灵机应变耳。(《临证指南医案·卷四·痞》)

◆结胸

某。误下热陷于里，而成结胸。所以身不大热，但短气，胸满烦躁，此皆邪热内燔，扰乱神明，内闭之象。棘手重恙，仿仲景泻心法，备参末议，再候明眼定裁。

川连、黄芩、半夏、炮淡干姜、生姜、枳实。(《临证指南医案·卷五·温热》)

◆痢疾

蔡。神气索然，腹中动气，舌红嗌干，寒热日迟。平素积劳致虚，邪伏厥阴，脉促细坚，温清难用。勉议复脉汤，存阴勿涸，希图援救。

复脉汤。

又，两投复脉，色脉略转。所言平素积虚，不但疟邪内陷，阳结于上则胸痞，阴走于下则频利，非徒开泄攻邪也。

救逆汤去姜。

又，奔脉动气，皆是阳虚浊泛，当和营理阳。

人参、茯苓、归身、炙草、桂心、牡蛎、煨姜、大枣。

又，冲气填塞，邪陷下痢，势非轻小。用泻心法。

人参、淡干姜、熟附子、川连、黄芩、枳实。

又，人参、淡干姜、生地、炒桃仁。(《临证指南医案·卷七·痢》)

陆。湿热内蕴，中焦痞结。阳气素虚体质，湿注自利不爽，神识昏乱，将变柔痉。

炒半夏、人参、枳实、川连、干姜、黄芩、姜汁。(《临证指南医案·卷七·痢》)

◆麻木

孙。阳虚之体，伏暑成疟，凉药只宜少用。身麻属气虚，用生姜泻心(生姜泻心汤：生姜、干姜、半夏、黄芩、黄连、甘草、人参、大枣。——编者注)法。

半夏、生姜汁、茯苓、炙甘草、南枣肉。(《临证指南医案·卷六·疟》)

◆耳聋

叶，十七。热气上闭，耳聋身热，神识不清。当清心营肺卫。

竹叶心、飞滑石、连翘、川贝、石菖蒲根、生绿豆皮。

又，暑湿热内蒸，吐蛔，口渴耳聋。

川连水炒四分、半夏一钱半、枳实一钱、广皮白三钱、菖蒲一钱半、杏仁三钱。

又，身热，三候不解，胸痞，入暮谵语，耳聋吐蛔。此热结厥阴，症势最险。

川连、黄芩、干姜、枳实、半夏、姜汁、茯苓、菖蒲。(《临证指南

医案·卷四·吐蛔》)

# 黄连汤

**【方剂组成用法】**

黄连三两　甘草三两<sub>炙</sub>　干姜三两　桂枝三两<sub>去皮</sub>　人参二两　半夏半升<sub>洗</sub>　大枣十二枚<sub>擘</sub>

上七味，以水一斗，煮取六升，去滓，温服。昼三夜二。(《伤寒论·卷之四·辨太阳病脉证并治下第七》)

**【仲景所治病证】**

仲景阐发黄连汤涉及《伤寒论·卷之四·辨太阳病脉证并治下第七》173 条。主治上热下寒证，伤寒胸中有热，胃中有邪气，腹痛欲呕。

**【叶桂主治病证】**

叶桂临证用来治疗噎膈、关格等病证。

**【临证医案举例】**

◆噎膈

张，五七。脉小弦，纳谷脘中哽噎。自述因乎悒郁强饮，则知木火犯土，胃气不得下行所致。议苦辛泄降法。

黄连、郁金、香淡豆豉、竹茹、半夏、丹皮、山栀、生姜。

又，前方泄厥阴，通阳明，为冲气吐涎，脘痞不纳谷而设。且便难艰阻，胸胀闷，上下交阻。有年最虑关格，与进退黄连汤（进退黄连汤：川黄连姜汁炒，一钱半，干姜炮，一钱半，人参人乳拌蒸，一钱半，桂枝一钱，半夏姜制，一钱半，大枣。上，进法：用本方三味不制，水三茶钟，煎减半，温服。退法：桂枝不用，黄连减半，或加肉桂五分，如上制，煎服。——编者注）。(《临证指南医案·卷三·木乘土》)

◆关格

毛。老年形消，不食不便，气冲涌涎，乃关格之症。议用进退黄连汤。

川连、淡干姜、半夏、姜汁、人参、茯苓、附子、生白芍。(《临证

指南医案·卷四·噎膈反胃》）

阳气结闭，已成关格，病属不治，姑用进退黄连汤（进退黄连汤：川黄连姜汁炒，一钱半、干姜炮，一钱半、人参人乳拌蒸，一钱半、桂枝一钱、半夏姜制，一钱半、大枣。上，进法：用本方三味不制，水三茶钟，煎减半，温服。退法：桂枝不用，黄连减半，或加肉桂五分，如上制，煎服。——编者注），上下合法。

黄连、白芍、桂枝、人参。（《叶氏医案存真·卷三》）

# 黄芩汤

**【方剂组成用法】**

黄芩三两　芍药二两　甘草二两炙　大枣十二枚擘

上四味，以水一斗，煮取三升，去滓，温服一升，日再，夜一服。

若呕者，加半夏半升洗　生姜一两半，为黄芩加半夏生姜汤。（《伤寒论·卷之四·辨太阳病脉证并治下第七》）

**【仲景所治病证】**

仲景阐发黄芩汤涉及《伤寒论·卷之四·辨太阳病脉证并治下第七》172 条。主治下利邪热迫胃证，太阳与少阳合病下利者。

**【叶桂主治病证】**

叶桂临证用来治疗发热/恶寒、发热、泄泻等病证。

**【临证医案举例】**

◆发热/恶寒

先寒后热，是属伏邪，体质阴弱，未宜发表。伏邪者，乘虚伏于里也。当从里越之，"春温篇"中有黄芩汤可用。

黄芩汤。（《未刻本叶天士医案·方案》）

◆发热

王。身热自汗，腹痛，大小便不利。脉虚，右大左小。暑热内闭，拟和表里法。

薄荷、枳实、黄芩、生白芍、竹叶心、黑山栀、通草、甘草。（《临

证指南医案·卷五·暑》）

◆泄泻

汪天植。脉数如浮，重按无力，发热自利，神识烦倦，咳呛痰声如嘶，渴喜热饮，此非足三阳实热之症，乃体属阴虚，冬月失藏，久伏寒邪，已经蕴遏化热。春令阳升，伏邪随气发泄，而病未及一旬，即现虚靡不振之象，因津液先暗耗于未病时也。今宗春温下利治。

淡黄芩、杏仁、枳壳、白芍、郁金汁、橘红。（《叶氏医案存真·卷二》）

温邪内伏，潮热自利。暮甚于昼者，稚年阴气浅也。仲景于暮春瘟病，内应肝胆例，黄芩汤为主。

黄芩、杏仁、淡竹叶、白芍、甘草、木通。（《眉寿堂方案选存·卷上·春温》）

# 升麻鳖甲汤

【方剂组成用法】

升麻二两　当归一两　蜀椒一两炒去汁　甘草二两　鳖甲手指大一片炙　雄黄半两研

上六味，以水四升，煮取一升，顿服之。老少再服，取汗。（《金匮要略·百合狐惑阴阳毒病脉证治第三》）

【仲景所治病证】

仲景阐发升麻鳖甲汤涉及《金匮要略·百合狐惑阴阳毒病脉证治第三》1条。主治阳毒，面赤斑斑如锦文，咽喉痛，唾脓血；阴毒，面目青，身痛如被杖，咽喉痛。

【叶桂主治病证】

叶桂临证用来治疗斑疹。

【临证医案举例】

◆斑疹

营虚斑伏不透，咽痛呕恶，议金匮升麻鳖甲汤。

升麻一钱，归身二钱，川椒三分，鳖甲四钱，赤芍一钱。(《眉寿堂方案选存·卷上·时病湿温》)

# 鳖甲煎丸

## 【方剂组成用法】

鳖甲十二分炙　乌扇三分烧　黄芩三分　柴胡六分　鼠妇三分熬　干姜三分　大黄三分　芍药五分　桂枝三分　葶苈一分熬　石韦三分去毛　厚朴三分　牡丹五分去心　瞿麦二分　紫葳三分　半夏一分　人参一分　蛰虫五分熬　阿胶三分炙　蜂窠四分熬　赤硝十二分　蜣螂六分熬　桃仁二分

上二十三味为末，取锻灶下灰一斗，清酒一斛五斗，浸灰，候酒尽一半，着鳖甲于中，煮令泛烂如胶漆，绞取汁，内诸药，煎为丸，如梧子大。空心服七丸，日三服。(《金匮要略·疟病脉证并治第四》)

## 【仲景所治病证】

仲景阐发鳖甲煎丸涉及《金匮要略·疟病脉证并治第四》1条。主治癥瘕。

## 【叶桂主治病证】

叶桂临证用来治疗痞满、黄疸、胁痛、积聚、疟病、遗精、痰饮、瘀血等病证。

## 【临证医案举例】

◆痞满

胃虚热气上行，故觉气塞，当养胃阴生津，使阳和则邪清。积劳有年之体，甘寒为宜。

人参、竹叶、知母、粳米、麦冬、石膏、生甘草。

又，鳖甲煎丸，早服七粒，午时七粒，暮时七粒，白滚汤送下。

又，生牡蛎、桂枝木、人参、花粉、生白芍、乌梅肉。(《眉寿堂方案选存·卷上·疟疾》)

◆黄疸

某。疟邪经月不解，邪已入络。络聚血，邪攻则血下。究竟寒热烦渴，目黄舌腻，溺赤短少，全是里邪未清。凡腥荤宜禁，蔬食不助邪壅。阅医药，柴、葛攻表，消导通便，与疟无与。用仲景鳖甲煎丸，朝十粒，午十粒，黄昏十粒。开水送。(《临证指南医案·卷六·疟》)

◆胁痛

某。阴疟两月，或轻或重。左胁按之疠痛，邪伏厥阴血络，恐结疟母。议通络以逐邪，用仲景鳖甲煎丸。每早服三十粒，当寒热日勿用。(《临证指南医案·卷六·疟》)

◆积聚

昌，二四。三疟皆邪入阴络，故汗下为忌。经年疟罢，癥瘕疟母，仍聚季胁。邪攻血气之结，攻逐瘀聚，升降以通阴阳，乃仲景成法。但诊脉细微，食减神衰。攻法再施，恐扰中满。前与温补通阳颇安，然守中之补，姑缓为宜。

人参、当归、淡附子、淡干姜、茯苓、肉桂。

鳖甲胶丸。(《临证指南医案·卷六·疟》)

高。疟发既多，邪入于络。络属血分，汗下未能逐邪。仲景制鳖甲煎丸一法，搜剔络中留伏之邪，五六日必效。早午暮各服七粒。(《临证指南医案·卷六·疟》)

经月疟后，易生嗔怒。春令内应肝胆，其用太过，其体尤虚，所以自觉馁怯。考仲景，一月疟未瘥期，血气凝结胁中，必有瘕聚，名曰疟母。母者，疟邪病根也，鳖甲煎丸主之，使气血通行，留邪无可容矣。(《眉寿堂方案选存·卷上·疟疾》)

经月疟邪。仲景谓：结为癥瘕者，气血交病。病已入络，久必成满胀，疟母胶固黏著，又非峻攻可拔。当遵仲景鳖甲煎丸之例，日饵不费，以搜络邪。

鳖甲煎丸三百粒，每服十粒，日服二，夜服一。(《叶氏医案存真·卷二》)

李。初病劳倦晡热，投东垣益气汤，未尝背谬，而得汤反剧，闻谷气秽。间日疟来，渴思凉饮。此必暑邪内伏，致营卫周流与邪触着，为寒热分争矣。故甘温益气，升举脾脏气血，与暑热异歧。胃中热灼，阳土愈燥，上脘不纳，肠结便闭。其初在经在气，其久入络入血。由阳入阴，间日延为三疟。奇经跷、维皆被邪伤。《内经》谓阳维为病，苦寒热也。维为一身纲维，故由四末寒凛而起，但仍是脉络为病。故参、芪、术、附，不能固阳以益其虚；归、桂、地、芍，无能养营以却邪矣。昔轩岐有刺疟之旨，深虑邪与气血混成一所，汗、吐、下无能分其邪耳。后汉张仲景，推广圣经蕴奥，谓疟邪经月不解，势必邪结血中，有癥瘕疟母之累瘁，制方鳖甲煎丸。方中大意，取用虫蚁有四：意谓飞者升，走者降，灵动迅速，追拔沉混气血之邪。盖散之不解，邪非在表；攻之不驱，邪非著里。补正却邪，正邪并树无益。故圣人另辟手眼，以搜剔络中混处之邪。治经千百，历有明验。服十二日干支一周，倘未全功，当以升其八脉之气，由至阴返于阳位，无有不告安之理。(《临证指南医案·卷六·疟》)

某。夏秋湿热疟痢。正虚邪留，混入血络，结成癥瘕疟母。夫湿气热气，本属无形。医治非法，血脉蕴邪，故寒热间发。仲景立法，务在缓攻，急则变为中满，慎之。兼服鳖甲煎丸。

知母、草果、半夏、黄芩、乌梅、生姜。

秋露水煎。(《临证指南医案·卷六·疟》)

王。汗出不解，心下有形，自按则痛，语言气窒不爽，疟来鼻准先寒。邪结在上，当开肺痹。医见疟治疟，焉得中病？

桂枝、杏仁、炙草、茯苓、干姜、五味。

又，汗少喘缓，肺病宛然，独心下痞结不通，犹自微痛。非关误下，结胸、陷胸等法未妥。况舌白渴饮，邪在气分。仿仲景软坚开痞。

生牡蛎、黄芩、川桂枝、姜汁、花粉、炒黑蜀漆。

又，照前方去花粉，加知母、草果。

又，鳖甲煎丸一百八十粒。(《临证指南医案·卷六·疟》)

左胁下宿积有形，今疟症反复，左胁又结疟母，胸脘痞闷，大便艰难，乃疟症余邪与气血胶结，六腑亦因之不宣。宜攻以通其瘀滞，先进

鳖甲煎丸三钱。早上、午时、暮时各用七粒，开水送下。(《眉寿堂方案选存·卷上·疟疾》)

◆疟病

方。寒甚于背，阳脉衰也。

人参、鹿茸、炒当归、炙草、鹿角霜、官桂、鳖甲煎丸。(《临证指南医案·卷六·疟·阳虚》)

伏邪留于少阴、厥阴之间，为三日疟，百日不愈，邪伤真阴，梦遗盗汗，津液日枯，肠燥便难。养阴虽似有理，但深沉疟邪，何以追拔扫除？议以早服仲景鳖甲煎丸三十粒，开水送，午后服养阴通阳药，用复脉汤加减。

生牡蛎、鹿角霜、酸枣仁、阿胶、麦冬、炙草、生地、桂枝、大枣。(《叶氏医案存真·卷一》

服露姜饮颇逸，第寒热仍来，知邪伏于阴，不得透解。大便不通，又经旬日，议从厥阴搜逐，使肝遂疏泄，可望疟止。每天明、午刻、交子，各用鳖甲煎丸七粒，连进六日，斯三阴三阳皆通，邪无容足之地矣。(《眉寿堂方案选存·卷上·疟疾》)

李。初病劳倦晡热，投东垣益气汤，未尝背谬，而得汤反剧，闻谷气秽。间日疟来，渴思凉饮。此必暑邪内伏，致营卫周流与邪触着，为寒热分争矣。故甘温益气，升举脾脏气血，与暑热异歧。胃中热灼，阳土愈燥，上脘不纳，肠结便闭。其初在经在气，其久入络入血。由阳入阴，间日延为三疟。奇经跷、维皆被邪伤。《内经》谓阳维为病，苦寒热也。维为一身纲维，故由四末寒凛而起，但仍是脉络为病。故参、芪、术、附，不能固阳以益其虚；归、桂、地、芍，无能养营以却邪矣。昔轩岐有刺疟之旨，深虑邪与气血混成一所，汗、吐、下无能分其邪耳。后汉张仲景，推广圣经蕴奥，谓疟邪经月不解，势必邪结血中，有癥瘕疟母之累瘁，制方鳖甲煎丸。方中大意，取用虫蚁有四：意谓飞者升，走者降，灵动迅速，追拔沉混气血之邪。盖散之不解，邪非在表；攻之不驱，邪非着里。补正却邪，正邪并树无益。故圣人另辟手眼，以搜剔络中混处之邪。治经千百，历有明验。服十二日干支一周，倘未全功，

当以升其八脉之气，由至阴返于阳位，无有不告安之理。(《临证指南医案·卷六·疟》)

邪深入阴，三日乃发，间疟至，必腰腹中痛，气升即呕，所伏之邪，必在肝络，动则犯胃，故呕逆烦渴。肝乃木火内寄之脏，胃属阳土宜凉，久聚变热，与初起温散不同，邪久不祛，必结瘕形疟母。

生鳖甲、生桃仁、知母、滑石、醋炒半夏、草果仁。(《叶氏医案存真·卷二》)

评点：西医谓人病疟死者，剖视其肝脾，大于常人二三倍。腰痛欲呕，肝脾渐大之征也，非鳖甲煎丸莫治。(《评点叶案存真类编·卷下·疟》)

◆遗精

伏邪留于少阴、厥阴之间，为三日疟。百日不愈，邪伤真阴。梦遗盗汗，津液日枯，肠燥便难。养阴药虽为有益，但深沉疟邪，何以得追拔扫除？议以仲景鳖甲丸三十粒，早上开水送下，午后进养阴通阳药。

复脉汤，去人参、生姜，加牡蛎、鹿角霜。(《眉寿堂方案选存·卷上·疟疾》)

◆痰饮

某。寒起呕痰，热久不渴，多烦。中焦之邪，仍以太阴脾法。

草果、知母、生姜、乌梅、炒半夏、桂枝木。

早服鳖甲煎方。(《临证指南医案·卷六·疟》)

◆瘀血

高。疟发既多，邪入于络。络属血分，汗下未能逐邪。仲景制鳖甲煎丸一法，搜剔络中留伏之邪，五六日必效。早、午、暮各服七粒。(《临证指南医案·卷六·疟》)

# 蜀漆散

**【方剂组成用法】**

蜀漆<sub>烧去腥</sub> 云母<sub>烧二日</sub> 夜龙骨 等分

上三味，杵为散，未发前，以浆水服半钱。温疟加蜀漆半分，临发时，服一钱匕。(《金匮要略·疟病脉证并治第四》)

**【仲景所治病证】**

仲景阐发蜀漆散涉及《金匮要略·疟病脉证并治第四》1条，主治疟病。

**【叶桂主治病证】**

叶桂临证用来治疗神昏、疟病。

**【临证医案举例】**

◆神昏

苦辛过服，大泻心阳，心虚热收于里。三疟之来，心神迷惑，久延恐成痼症。考诸《金匮》，仲景每以蜀漆散为牝疟治法。

云母石、蜀漆、生龙骨。

为末，开水调服二钱。(《叶天士医案》)

◆疟病

疟两旬不解，寒多热少，是为牝疟，进牡蛎散。

牡蛎、龙骨、肉桂、白芍、云母、蜀漆、炙草、大枣。(《眉寿堂方案选存·卷上·疟疾》)


# 大黄附子汤

**【方剂组成用法】**

大黄三两 附子三枚<sub>炮</sub> 细辛二两

上三味，以水五升，煮取二升，分温三服。若强人煮二升半，分温

三服。服后如人行四五里，进一服。(《金匮要略·腹满寒疝宿食病脉证治第十》)

**【仲景所治病证】**

仲景阐发大黄附子汤涉及《金匮要略·腹满寒疝宿食病脉证治第十》1条，主治寒实内结，胁下偏痛，发热，其脉紧弦。

**【叶桂主治病证】**

叶桂临证用来治疗腹胀、泄泻、痢疾、关格等病证。

**【临证医案举例】**

◆腹胀

朱，湖州，三十八岁。太阴腹胀，是久劳伤阳，不饥不饱，二便不通爽，温以通阳，苦温疏滞。

制附子、熟大黄、草果、生厚朴、生姜、广皮(《叶氏医案存真·卷三》也录有本案。——编者注)。(《叶天士晚年方案真本·杂症》)

◆泄泻

赵。晨泄难忍，临晚稍可宁耐，易饥善食，仍不易消磨，其故在乎脾胃阴阳不和也。读东垣《脾胃论》，谓脾宜升则健，胃宜降则和。援引升降为法。

人参、生于术、炮附子、炙草、炒归身、炒白芍、地榆炭、炮姜灰、煨葛根、煨升麻。

又，肠风鸣震，泄利得缓，犹有微痛而下。都缘阳气受伤，垢滞永不清楚。必以温通之剂为法。

生茅术三钱、炙草五分、生炮附子一钱、厚朴一钱、广皮一钱、制大黄五分。(《临证指南医案·卷六·泄泻》)

◆痢疾

范，二七。痢称滞下，谓有滞必先痛后下。况病起不慎口腹，阳气窒塞，积聚留着。试阅前方，宣通者有效，守补则病剧。六腑皆以宣通为用。

附子、大黄、茯苓、厚朴、生草果、广皮。

又，温下已效。肠胃留滞，都因阳不主运。再佐理气兼之。

附子、制大黄、茯苓、广皮、厚朴、生益智、木香、猪苓。(《临证指南医案·卷七·痢》)

李。痢将两月，目微黄，舌白口干，唇燥赤，腹满，按之软，竟日小便不通。病者自述肛门室塞，努挣不已，仅得进出黏积点滴。若有稀粪，自必倾肠而多。思夏秋间暑湿内著为痢，轩岐称曰滞下，谓滞着气血，不独食滞一因。凡六腑属阳，以通为用；五脏皆阴，藏蓄为体。先泻后痢，脾传肾则逆，即土克水意，然必究其何以传克之由。盖伏邪垢滞从中不清因，而下注矣。迁延日久，正气因虚。仲景论列三阴，至太阴篇中，始挈出腹满字样。脾为柔脏，惟刚药可以宣阳驱浊。但今二肠室痹，气不流行，理中等法，决难通腑。考《内经》二虚一实者治其实，开其一面也。然必温其阳，佐以导气逐滞。欲图扭转机关，舍此更无他法。

制附子、生厚朴、木香、制大黄、炒黑大茴。

又，懈弛半月，脾肾复惫。脾败不主健运，纳食皆变痰沫；肾真失司纳气，水液上泛阻咽。皆痢伤浊壅，变胀未传。脉见弦劲，是无胃气。小愈变病，最属不宜。入冬为藏阳之令，今阳渐溃散，而阴液枯槁，渴不多饮，饮不解渴。治阳必用刚药，其阴更涸矣。转辗无可借箸，勉与脾肾分调。脾阳动则冀运，肾阳静可望藏。王道固难速功，揆之体用，不可险药。

早服炒焦肾气丸（金匮肾气丸，八味丸：干地黄、山茱萸、山药、丹皮、茯苓、泽泻、附子、桂枝。——编者注），午服参苓白术散（人参、茯苓、白术、甘草、山药、扁豆、苡仁、建莲、砂仁、桔梗、陈皮。——编者注）加益智仁。(《临证指南医案·卷七·痢》)

王，六二。平昔温补相投，是阳不足之体。闻患痢两月，不忌食物，脾胃滞壅，今加呕恶。夫六腑宜通，治痢之法，非通即涩。肛肠结闭，阳虚者以温药通之。

熟附子、制大黄、厚朴、木香、茯苓皮。(《临证指南医案·卷七·痢》)

张，五七。脉沉伏，久痢腹痛，畏寒少食，气弱肠滞。以温通方法。

熟附子、生茅术、生大黄、茯苓、厚朴、木香。

又，温下相投，肠滞不通，皆因腑阳微弱。古贤治痢，不离通涩二法。

当归、肉桂心、茯苓、厚朴、南山楂、生麦芽。(《临证指南医案·卷七·痢》)

◆关格

卢。阴阳逆乱，已成关格。议用附子泻心汤(附子、黄芩、黄连、大黄。——编者注)，为上热下寒主治。(《临证指南医案·卷四·噎膈反胃》)

# 小建中汤

【方剂组成用法】

桂枝三两去皮　甘草二两炙　大枣十二枚擘　芍药六两　生姜三两切　胶饴一升

上六味，以水七升，煮取三升，去滓，内胶饴，更上微火消解。温服一升，日三服。

呕家不可用建中汤，以甜故也。(《伤寒论·卷之三·辨太阳病脉证并治中第六》)

桂枝三两去皮　甘草三两炙　大枣十二枚　芍药六两　生姜二两　胶饴一升

上六味，以水七升，煮取三升，去滓，内胶饴，更上微火消解。温服一升，日三服。(《金匮要略·血痹虚劳病脉证并治第六》)

【仲景所治病证】

仲景阐发小建中汤涉及《伤寒论·卷之三·辨太阳病脉证并治中第六》100条、102条，《金匮要略·血痹虚劳病脉证并治第六》《金匮要略·黄疸病脉证并治第十五》《金匮要略·妇人杂病脉证并治第二十二》

3条。主治中焦虚寒证或脾胃虚寒证，腹中急痛，心悸，阳脉涩，阴脉弦；虚损，四肢酸疼，咽干口燥，遗精，心悸，衄血，手足烦热。

【叶桂主治病证】

叶桂临证用来治疗咳嗽、喘证、心悸、食少、胃脘痛、便溏、头痛、汗证、消渴、虚损、血证、月经衍期、闭经、产后汗证、产后泄泻等病证。

【临证医案举例】

◆咳嗽

此劳伤为嗽，脉来弦大，食减则剧。

小建中汤去姜易茯神。（《未刻本叶天士医案·保元方案》）

何，王家巷，廿七岁。色夺脉促，寒露霜降嗽甚。风冷形肌凛凛，卫阳空疏气泄，群医不识，是为瞀医。

小建中汤（《叶氏医案存真·卷三》也录有本案，但地址为黄家巷，余同。——编者注）。（《叶天士晚年方案真本·杂症》）

久嗽，恶风，寒热。

小建中汤。（《未刻本叶天士医案·保元方案》）

久嗽伤营，形瘦，食减。

小建中汤。（《未刻本叶天士医案·保元方案》）

劳伤营卫，咳嗽，寒热，心悸。

小建中汤。（《未刻本叶天士医案·保元方案》）

劳伤营卫，咳嗽寒热，日久有劳损之患。

小建中汤。（《未刻本叶天士医案·保元方案》）

痢止咳频，脉虚形寒，多悸。进甘缓法，小建中去姜，加玉竹。《叶氏医案存真·卷二》）

陆。脉细形瘦，血后久咳不已，复加喘促，缘内损不肯充复。所投药饵，肺药理嗽居多。当此天令收肃，根蒂力怯，无以摄纳。阴乏恋阳，多升少降。静坐勉可支撑，身动勃勃气泛。所纳食物，仅得其悍气，未能充养精神矣。是本身精气暗损为病，非草木攻涤可却。山林寂静，兼用元功，经年按法，使阴阳渐交，而生生自振。徒求诸医药，恐未必有当。

建中汤去姜，加茯苓。(《临证指南医案·卷二·吐血》)

马。虚损脉弦，久嗽食减。

小建中去姜。(《临证指南医案·卷二·咳嗽》)

脉数咳嗽，盗汗形寒，营卫交虚矣。

小建中汤。(《未刻本叶天士医案·方案》)

某。色白肌柔，气分不足，风温上受而咳。病固轻浅，无如羌、防辛温，膏、知沉寒，药重已过病所。阳伤背寒，胃伤减谷，病恙仍若，身体先惫，问谁之过欤？

小建中汤。

又，苦辛泄肺损胃，进建中得安，宗《内经》辛走气，以甘缓其急。然风温客气，皆从火化，是清养胃阴，使津液得以上供，斯燥痒咳呛自缓。土旺生金，虚则补母，古有然矣。

金匮麦门冬汤。(《临证指南医案·卷二·咳嗽·中气虚》)

某。脉弱无力，发热汗出，久咳形冷，减食过半。显然内损成劳，大忌寒凉清热治嗽。姑与建中法，冀得加谷经行，犹可调摄。

桂枝五分、生白芍一钱半、炙草五分、枣肉三钱、饴糖二钱、归身一钱半。(《临证指南医案·卷九·调经·营虚干血劳》)

某。脾胃脉部独大，饮食少进，不喜饮水，痰多咳频。是土衰不生金气。

建中去饴，加茯神，接服四君子汤。(《临证指南医案·卷二·咳嗽·中气虚》)

钱，娄门，十七岁。少年面色青黄，脉小无神，自幼频有呕吐，是后天饮食寒暄，致中气不足。咳嗽非外感不宜散泄，小建中汤法主之。(《叶天士晚年方案真本·杂症》)

秦，三十九岁。劳心力办事，气怯神耗致病。医咳嗽失血，多以清凉为药。视其形色脉象，凡劳伤治嗽药不惟无效，必胃口日疲。

小建中汤。(《叶天士晚年方案真本·杂症》)

沈，三十三岁。初春时候尚冷，水涸开湖，挑脚劳力，居于寒湿冷处，是脱力内伤气弱，嗽加寒热，大忌发散清肺。

小建中汤。(《叶天士晚年方案真本·杂症》)

吴，三十五岁。据述咽中气冲，即起咳嗽。经年调治，渐致食减力乏，此皆不分外因，徒受治痰治嗽之累。凡久恙当问寝食，参视形色脉象。越人谓下损及胃是已。

建中法。(《叶天士晚年方案真本·杂症》)

叶，十七岁。冲气自下而起，丹溪谓上升从肝而出。木侮胃，食少呛逆，不得著枕卧眠。夏热时，风迎胸痛，艾灸稍安。久恙阳微，须用甘温。前法皆以疏通不效，本虚无疑。《金匮》：见肝之病，必先理脾胃，防患于克制耳。

人参建中汤。(《叶天士晚年方案真本·杂症》)

◆喘证

姜。劳烦哮喘，是为气虚。盖肺主气，为出气之脏，气出太过，但泄不收，则散越多喘，是喘症之属虚。故益肺气药皆甘，补土母以生子。若上气散越已久，耳目诸窍之阻，皆清阳不司转旋之机，不必缕治。

人参建中汤去姜。(《临证指南医案·卷四·喘·中气虚》)

◆心悸

此劳伤营卫，寒热时作，心悸胸痛，怕其失血。

小建中汤加芍加牡蛎。(《未刻本叶天士医案·方案》)

烦劳伤营，心悸，脘痛。

人参、当归、桂心、煨姜、茯神、白芍、炙草、南枣。(《未刻本叶天士医案·保元方案》)

某。形瘦色枯，脉濡寒热，失血心悸，是营伤。

归芪建中去姜。(《临证指南医案·卷二·吐血·营虚》)

形寒，心悸，咳嗽。

小建中汤。(《未刻本叶天士医案·方案》)

◆食少

吴，三十二岁。述暑伏减食，即热伤气之征。中秋节令，知饥未得加餐。大凡损怯之精血枯寂，必资安谷生精，勿徒味厚药滋滞。

小建中汤。(《叶天士晚年方案真本·杂症》)

◆胃脘痛

范，湖州，二十五岁。形色黄瘦，脘痛呛血，问纳食减平日之七，自初春至霜降不得醒复。此内损七情，淹淹劳怯，若不扶其脾胃，但以嗽呛为治，殆不可为矣。

参归建中汤。(《叶天士晚年方案真本·杂症》)

宣，三五。痛而纳食稍安，病在脾络，因饥饿而得。当养中焦之营，甘以缓之，是其治法。

归建中汤。(《临证指南医案·卷三·脾胃》)

◆便溏

徐，二六。胃减，痰血频发，上年误服玄参、山栀，致便溏泄，此受苦滑寒凉之累。

人参建中汤。(《种福堂公选医案·吐血》)

◆头痛

江，五六。劳倦过月，气弱加外感，头痛恶风，营卫二气皆怯，嗽则闪烁筋掣而痛。大凡先治表后治里，世间未有先投黄连清里，后用桂枝和表，此非医药。

当归建中汤（小建中汤加当归。——编者注）。(《临证指南医案·卷五·风》)

◆汗证

叶，无锡，三十一岁。夏月带病经营，暑热乘虚内伏，秋深天凉，收肃暴冷，引动宿邪，寒热数发，形软减食，汗出，与归芪建中汤。(《叶天士晚年方案真本·杂症》)

某，二四。脉弦右大，久嗽，背寒，盗汗。

小建中去姜，加茯神。(《临证指南医案·卷二·咳嗽·中气虚》)

杨，花步。背寒属卫阳微，汗泄热缓。

人参建中汤去姜。(《叶天士晚年方案真本·杂症》)

◆消渴

脉空搏，面赤舌白，消渴汗出，昼夜不已，两足逆冷，寒热潮迟。

此积劳阳虚，外邪易陷，本虚标实，复进柴葛加消导，谓之劫津，仍宜和营主治。

归建中去糖。

又，淡黄芩、知母、花粉、乌梅、广皮白、制半夏、草果、枳实、白芍。(《眉寿堂方案选存·卷上·疟疾》)

◆虚损

病后营卫不谐，不时寒热。

小建中汤。(《未刻本叶天士医案·保元方案》)

顾，劳伤形气寒，脉小失血，乱药伤胃食减。必用人参益胃，凉药治嗽必死。

人参、炙草、南枣、饴糖、当归、白芍、桂枝。(《叶天士晚年方案真本·杂症》)

华，二十。此劳怯损伤不复之病，已经食减便溏，欲呕腹痛。二气交伤，然后天为急，舍仲景建中法，都是盲医矣。

建中汤去糖，加人参。(《临证指南医案·卷一·虚劳》)

金，三八。经后即背寒不热，逾月不愈，嗽痰有血。自秋令产薄，屡屡若伤风咳嗽. 正月至谷减。思产后不复是下虚，形寒减食，先调脾胃，即和营卫法。

人参建中汤。(《临证指南医案·卷九·产后》)

疠劳寒热食减。

参归芪建中汤，去糖加茯苓。(《眉寿堂方案选存·卷下·外科》)

脉弦迟，形寒神倦，得之忧思惊恐，卫外阳气暴折，阴寒不正之气得以乘袭，将有疟疾，病机宜静摄护阳，庶外邪不至深入为害。

当归建中汤 ( 小建中汤加当归。——编者注 ) 去姜，加牡蛎。(《眉寿堂方案选存·卷上·疟疾》)

某。阳伤背寒，胃伤谷减。

小建中汤。(《临证指南医案·卷一·虚劳》)

某。由阴损及乎阳，寒热互起，当调营卫。

参芪建中汤去姜、糖。(《临证指南医案·卷一·虚劳·下损及中》)

倪，枫桥，廿三岁。劳伤营卫，不任烦冗，元气不足，兼后天生真不旺。古人必以甘温气味，从中调之。

建中法加人参、桂心、当归。(《叶天士晚年方案真本·杂症》)

任，五六。劳力伤阳，自春至夏病加。烦倦神羸不食，岂是嗽药可医。《内经》有劳者温之之训，东垣有甘温益气之方，堪为定法。

归芪建中汤。(《临证指南医案·卷二·咳嗽》)

孙，廿六岁。劳损未复，少年形瘦减食。

归芪建中汤。(《叶天士晚年方案真本·杂症》)

无锡，三十一。夏月带病经营，暑湿乘虚内伏，寒露霜降，天凉收肃，暴冷引动宿邪，寒热数发，形软食减，汗出。医工治嗽，恐其胃倒，渐致劳怯变凶。

归芪建中汤。(《叶氏医案存真·卷三》)

吴，廿三岁。夏病入秋嗽血，外寒内热，乃虚症。阴阳交伤，色萎黄。脉大濡，可与人参建中汤。(《叶天士晚年方案真本·杂症》)

席。半月前恰春分，阳气正升，因情志之动，厥阳上燔致咳，震动络中，遂令失血。虽得血止，诊右脉长大透寸部，食物不欲纳，寐中呻吟呓语。由至阴损及阳明，精气神不相交合矣。议敛摄神气法。

人参、茯神、五味、枣仁、炙草、龙骨、金箔。

又，服一剂，自觉直入少腹，腹中微痛，逾时自安。此方敛手少阴之散失，以和四脏，不为重坠，至于直下者，阳明胃虚也。脉缓大长，肌肤甲错，气衰血亏如绘。故建其中。

参芪建中汤去姜。

又，照前方去糖，加茯神。

又，诊脾胃脉独大为病，饮食少进，不喜饮水，痰多嗽频，皆土衰不生金气。《金匮》谓男子脉大为劳，极虚者亦为劳。夫脉大为气分泄越，思虑郁结，心脾营损于上中，而阳分委顿。极虚亦为劳，为精血下夺，肝肾阴不自立。若脉细欲寐，皆少阴见症。今寝食不安，上中为急。况厥阴风木主令，春三月，木火司权，脾胃受戕，一定至理。建中理阳之余，继进四君子汤，大固气分，多多益善。(《临证指南医案·卷

二·吐血》）

杨，二八。内损，阴及阳分，即为劳怯。胃弱少纳，当以建中汤加人参。（《临证指南医案·卷一·虚劳》）

杨，三十八岁。病未复元，勉强劳力伤气，胸腹动气攻冲，或现横梗，皆清阳微弱，不司转旋。

小建中汤。（《叶天士晚年方案真本·杂症》）

张，廿九岁。劳伤阳气，当壮盛年岁，自能保养安逸，气旺可愈。

人参当归建中汤（即小建中汤加当归。——编者注）。（《叶天士晚年方案真本·杂症》）

赵。纳食不充肌肤，阳伤背痛，阴囊冰冷。经营作劳，劳则气乏。经言：劳者温之。甘温益气以养之。

归芪建中汤。（《种福堂公选医案·虚劳》）

朱，二七。既暮身热，汗出早凉，仍任劳办事。食减半，色脉形肉不足，病属内损劳怯。

人参小建中汤。（《临证指南医案·卷一·虚劳》）

◆血证

陈，二八。失血，前后心痛。

归建中去姜。（《临证指南医案·卷二·吐血》）

杜，二八。积劳思虑，内损失血，久病秋季再发。乃夏暑气泄，劳则气愈泄不收，络空动沸，此与阴虚有别。色脉胃减，凉降非法。

人参建中汤。（《临证指南医案·卷二·吐血》）

脉涩，失血，咳嗽，妨食，盗汗，渐延劳怯之途，勿忽视之，须静养为妙。

小建中汤。（《未刻本叶天士医案·方案》）

某。向有背痛，尚在劳力，气逆咳血，乃劳伤病也。

归建中去姜，加茯苓。（《临证指南医案·卷二·吐血》）

任，山西，三十岁。夏季吐血，深秋入冬频发，右脉弦实左濡，是形神并劳，络血不得宁静。经营耗费气血，不比少壮矣。

黄芪建中汤（小建中汤加黄芪。——编者注）。（《叶天士晚年方案

真本·杂症》)

王，二八。脉，形劳失血。

小建中加玉竹。(《临证指南医案·卷二·吐血》)

徐，三十九岁。劳形阳伤失血。

小建中汤去姜。(《叶天士晚年方案真本·杂症》)

许，五十岁。劳倦伤阳失血，庸医以凉药，再伤气分之阳，指麻身痛，法当甘温。

人参当归建中汤，去姜。(《叶天士晚年方案真本·杂症》)

姚。劳伤下血，络脉空乏为痛。营卫不主循序流行，而为偏寒偏热。诊脉右空大，左小促。通补阳明，使开阖有序。

归芪建中汤。(《临证指南医案·卷七·便血》)

◆月经衍期

孙，二九。奇脉下损，经迟腹痛。先用当归建中汤，续商八脉治法。

当归建中汤。

又，久嗽，遇劳寒热。

归芪建中去姜。(《临证指南医案·卷九·调经》)

◆闭经

寒热经阻，形瘁脉涩，此属耗血，最不易治。

小建中汤。(《未刻本叶天士医案·保元方案》)

脉细咳逆，不得侧眠，肌消色夺，经水已闭，食减便溏。久病损及三阴，渐至胃气欲败，药饵难挽。拟进建中法，冀得胃旺纳谷，庶几带疾延年。

建中汤去姜。(《叶氏医案存真·卷二》)

尼，十七。少年形色衰夺，侧眠咳血，天柱骨垂，经水已闭。皆不治见症。

归芪建中汤去姜。(《临证指南医案·卷九·调经》)

王。面色㿠白，脉来细促，久嗽不已，减食，腹痛，便溏，经闭半截。此三焦脏真皆损，干血劳怯之疴，极难调治。俗医见嗽见热，多投清肺寒凉，生气断尽，何以挽回？

归建中汤去姜。(《临证指南医案·卷九·调经》)

因外疡复烦劳，致营卫交损。寒热，咳嗽，盗汗，经阻两月，渐延干血瘵疾。

小建中汤（白芍、桂枝、炙草、生姜、大枣、饴糖。——编者注）。(《未刻本叶天士医案·方案》)

◆产后汗证

冯，四二。产后两月，汗出身痛。归芪建中汤。(《临证指南医案·卷九·产后》)

◆产后泄泻

小产后经月，泄泻腹痛，下血不止，干咳呛逆。乃气血两虚，当以建中法。

归芪建中去姜。(《眉寿堂方案选存·卷下·女科》)


# 桂枝人参汤


【方剂组成用法】

桂枝四两另切　甘草四两炙　白术三两　人参三两　干姜三两

上五味，以水九升，先煮四味，取五升；内桂，更煮取三升，去滓，温服一升，日再，夜一服。(《伤寒论·卷之四·辨太阳病脉证并治下第七》)

【仲景所治病证】

仲景阐发桂枝人参汤涉及《伤寒论·卷之四·辨太阳病脉证并治下第七》163条。主治太阳病误下，脾虚兼表不解，下利不止，心下痞鞕，表里不解者。

【叶桂主治病证】

叶桂临证用来治疗呕吐/泄泻、泄泻、虚损等病证。

【临证医案举例】

◆呕吐/泄泻

暴冷从口鼻入，直犯太阴，上呕下利腹痛，为中寒阴症，脉细涩欲绝，急急温暖中下之阳。

人参、淡干姜、生芍、焦术、淡附子、茯苓。

因脘中痞闷，去术之缓中，再加桂枝以理阳。

人参、桂枝、干姜、附子、茯苓、白芍。

又，人参、白芍、附子、茯苓、甘草。（《眉寿堂方案选存·卷上·寒病》）

◆泄泻

舌白，下利两月，脾阳伤矣。有年当此，恐延及肾致脱。

理中汤加桂心、茯苓。（《未刻本叶天士医案·保元方案》）

阳微形寒，腹痛，下利。

人参、炮姜、焦术、茯苓、炙草、桂心。（《未刻本叶天士医案·保元方案》）

郁，四八。经营劳心，纳食违时，饥饱劳伤，脾胃受病，脾失运化。夜属阴晦，至天明洞泻黏腻，食物不喜。脾弱，恶食柔浊之味。五苓通膀胱分泄，湿气已走前阴之窍，用之小效。东垣谓中气不足，溲便乃变，阳不运行，湿多成五泄矣。

人参、生白术、茯苓、炙草、炮姜、肉桂。（《临证指南医案·卷六·泄泻》）

◆虚损

脉左细右空。小产亡血未复，风邪外袭营卫孔隙，寒热汗出。视目紫晦，面色枯痿，其真气衰夺，最虑痉厥之变。此辛甘缓和补法，以护正托邪。

人参、白术、干姜、桂枝、炙草。（《眉寿堂方案选存·卷上·疟疾》）

# 黄芪建中汤

【方剂组成用法】

桂枝三两去皮　甘草二两炙　芍药六两　生姜三两切　大枣十二枚擘
胶饴一升　黄芪一两半

上七味，以水七升，煮取三升，去滓。内饴，更上微火消解。温服
一升，日三服。

呕家，不可用建中汤，以甜故也。气短，胸满者，加生姜；腹满
者，去枣，加茯苓一两半；及疗肺虚损不足，补气加半夏三两。(《金匮
要略·血痹虚劳病脉证并治第六》)

【仲景所治病证】

仲景阐发黄芪建中汤涉及《金匮要略·血痹虚劳病脉证并治第六》
1条。主治虚劳里急，诸不足。

【叶桂主治病证】

叶桂临证用来治疗咳嗽、腹痛、汗证、虚损、血证/吐血、月经量
少等病证。

【临证医案举例】

◆咳嗽

陈，二七。脉细促，久嗽寒热，身痛汗出，由精伤及胃。

黄芪建中汤去姜。(《临证指南医案·卷二·咳嗽》)

凡忧愁思虑之内伤不足，必先上损心肺。心主营，肺主卫，二气既
亏，不耐烦劳，易于受邪。惟养正则邪自除，无麻、桂大劫散之理，故
内伤必取法乎东垣。今血止脉软，形倦不食，仍呛咳不已，痰若黏涎，
皆土败金枯之象，急与甘缓补法。

生黄芪、炒白芍、炙草、饴糖、南枣。(《叶氏医案存真·卷一》

劳伤营卫，寒热咳嗽，自汗妨食。

黄芪建中汤(小建中汤加黄芪。——编者注)。(《未刻本叶天士医
案·保元方案》)

李，三四。久嗽经年，背寒，足跗常冷，汗多，色白，嗽甚不得卧。此阳微卫薄，外邪易触。而浊阴夹饮上犯。议和营卫，兼护其阳。

黄芪建中汤去饴糖，加附子、茯苓。（《临证指南医案·卷二·咳嗽》）

吕。脉左细，右空搏，久咳，吸短如喘，肌热日瘦，为内损怯症。但食纳已少，大便亦溏。寒凉滋润，未能治嗽，徒令伤脾妨胃。昔越人谓上损过脾，下损及胃，皆属难治之例。自云背寒忽热，且理心营肺卫，仲景所云元气受损，甘药调之，二十日议建中法。

黄芪建中去姜。（《临证指南医案·卷二·咳嗽》）

某。内损虚症，经年不复。色消夺，畏风怯冷。营卫二气已乏，纳谷不肯充长肌肉。法当建立中宫，大忌清寒理肺。希冀止嗽，嗽不能止，必致胃败减食致剧。

黄芪建中汤（小建中汤加黄芪。——编者注）去姜。（《临证指南医案·卷二·咳嗽》）

色脉无神，虚烦久咳，寒热不止。因悲哀惊恐，病势反加，胃气渐减，大便不实，月事过期不至，恐有下损及中之虑，拟建中法。

人参、白芍、桂枝、茯神、黄芪、炙草、牡蛎、南枣。（《眉寿堂方案选存·卷下·女科》）

汪，三九。此劳力伤阳之劳，非酒色伤阴之劳也。胃口消惫，生气日夺，岂治嗽药可以奏功。

黄芪建中汤去姜。（《临证指南医案·卷一·虚劳》）

许，二七。久嗽不已，则三焦受之。一年来，病咳而气急，脉得虚数。不是外寒束肺，内热迫肺之喘急矣。盖馁弱无以自立，短气少气，皆气机不相接续。既曰虚症，虚则补其母。

黄芪建中汤。（《临证指南医案·卷二·咳嗽》）

许，四八。劳倦伤阳，形寒，失血，咳逆。中年不比少壮火亢之嗽血。

黄芪建中汤。（《临证指南医案·卷二·吐血》）

严，二八。脉小右弦，久嗽晡热，着左眠稍适。二气已偏，即是损怯。无逐邪方法，清泄莫进，当与甘缓。

黄芪建中去姜。

又，建中法颇安，理必益气以止寒热。

人参、黄芪、焦术、炙草、归身、广皮白、煨升麻、煨柴胡。(《临证指南医案·卷一·虚劳》)

郑，二七。脉来虚弱，久嗽，形瘦食减，汗出吸短。久虚不复谓之损，宗《内经》形不足温养其气。

黄芪建中汤去姜，加人参、五味。(《临证指南医案·卷二·咳嗽》)

仲。久嗽，神衰肉消，是因劳倦内伤。医不分自上自下损伤，但以苦寒沉降。气泄汗淋，液耗夜热，胃口得苦伤残，食物从此顿减。老劳缠绵，讵能易安，用建中法。

背寒，黄芪建中汤去姜。

又，照前方加五味子。

又，平补足三阴法。

人参、炒山药、熟地、五味、女贞子、炒黑杞子。(《临证指南医案·卷一·虚劳》)

朱，三九。五年咳嗽，遇风冷咳甚，是肌表卫阳疏豁。议固剂缓其急。

黄芪建中汤。(《临证指南医案·卷二·咳嗽》)

著左卧即咳甚，是脏阴血液伤极。用益气甘药者，缘有形生于无形耳。

人参、黄芪、当归、白芍、南枣、炙草。(《叶氏医案存真·卷一》

◆腹痛

何，二一。脐流秽水，咳嗽，腹痛欲泻。询知劳动太过，阳气受伤。三年久恙，大忌清寒治嗽，法当甘温以治之。

黄芪建中汤去姜。(《种福堂公选医案·劳》)

◆汗证

某。久咳，神衰肉消，是因劳内伤。医投苦寒沉降，致气泄汗淋，液耗夜热，胃口伤残，食物顿减。

黄芪建中去姜。(《临证指南医案·卷二·咳嗽》)

◆虚损

关上,十九。气泄,用阳药固气。若治嗽滋阴,引入劳病一途。

黄芪建中汤加人参。(《叶氏医案存真·卷三》)

钱,四一。形神积劳,气泄失血,食减喘促。由气分阳分之伤,非酒色成劳之比。

黄芪建中汤去姜、桂。(《临证指南医案·卷二·吐血》)

张,二九。馆课诵读,动心耗气。凡心营肺卫受伤,上病延中,必渐减食。当世治咳,无非散邪清热,皆非内损主治法。

黄芪建中汤去姜。(《临证指南医案·卷二·咳嗽》)

某。畏风面冷,卫外阳微。

参芪建中去姜,加茯神。(《临证指南医案·卷一·虚劳》)

浴后寒热,卫阳损也,用建中汤。

人参、归身、桂枝木、蜜姜、黄芪、炙草、白芍、大枣。(《眉寿堂方案选存·卷上·疟疾》)

◆血证/吐血

任,山西,三十岁。夏季吐血,深秋入冬频发,右脉弦实左濡,是形神并劳,络血不得宁静。经营耗费气血,不比少壮矣。

黄芪建中汤(小建中汤加黄芪。——编者注)。(《叶天士晚年方案真本·杂症》)

◆月经量少

脉细弱,形寒久嗽,寒热频来,易于惊恐,经来色淡且少,不耐烦劳,此阴阳内损,营卫造偏。仲景凡元气有伤,当与甘药。知清凉治嗽等法,非醇正之道。

黄芪建中汤去姜。(《眉寿堂方案选存·卷下·女科》)

# 大建中汤

【方剂组成用法】

蜀椒二合<sub>去汗</sub>　干姜四两　人参二两

上三味，以水四升，煮取二升，去滓，内胶饴一升，微火煎取一升半。分温再服，如一炊顷，可饮粥二升，后更服，当一日食糜，温覆之。（《金匮要略·腹满寒疝宿食病脉证治第十》）

【仲景所治病证】

仲景阐发大建中汤涉及《金匮要略·腹满寒疝宿食病脉证治第十》1条。主治脾胃虚寒的胸腹疼痛，症见心胸中大寒痛，痛而不可触近，呕不能饮食，腹中寒。

【叶桂主治病证】

叶桂临证用来治疗急心痛、恶心、呃逆、呕吐、痞满、胃脘痛、腹痛、泄泻、胁痛、痰饮、蛔虫、脏躁等病证。

【临证医案举例】

◆急心痛

朱。重按痛势稍衰，乃一派苦辛燥，劫伤营络，是急心痛症。若上引泥丸，则大危矣。议用《金匮》法。

人参、桂枝尖、川椒、炙草、白蜜。（《临证指南医案·卷八·心痛》）

◆恶心

朱氏。嗔怒动肝，气逆恶心，胸胁闪动，气下坠欲便。是中下二焦损伤不复，约束之司失职。拟进培土泄木法，亦临时之计。

乌梅、干姜、川连、川椒、人参、茯苓、川楝、生白芍。（《临证指南医案·卷三·木乘土》）

◆呃逆

黄。脉小舌白，气逆呃忒，畏寒微战。胃阳虚，肝木上犯。议用镇肝安胃理阳。

人参、代赭石、丁香皮、茯苓、炒半夏、淡干姜。

又，舌白苔厚，胃阳未醒，厥逆，浊阴上干为呃。仍用通法。

人参、淡附子、丁香皮、淡干姜、茯苓。

又，照方加姜汁、柿蒂。

又，人参、炒川椒、附子、茯苓、淡干姜、炒粳米。(《临证指南医案·卷四·呃》)

某。脉歇止，汗出呃逆，大便溏。此劳倦积伤，胃中虚冷，阴浊上干。

人参、茯苓、生淡干姜、炒川椒、炒乌梅肉、钉头代赭石。(《临证指南医案·卷四·呃》)

杨，关上，四十五岁。疟痢乃长夏湿热二气之邪，医不分气血，反伤胃中之阳。呃逆六七昼夜不已，味变焦苦，议和肝胃。

人参、炒黑川椒、茯苓、乌梅肉、生淡干姜、生白芍。(《叶天士晚年方案真本·杂症》)

◆呕吐

毛妪。因惊，肝气上犯，冲逆，呕吐涎。阳升至巅为头痛，脉右弱左弦，当从厥阴阳明治。

人参、川连、茯苓、川楝、川椒、乌梅、干姜、生白芍。(《临证指南医案·卷四·呕吐·肝犯胃》)

王。口鼻触入异气，胃伤呕吐。土衰则木克，肝风内横，三虫扰动为痛。从蛔厥论治。

川椒、干姜、桂枝木、川楝子、人参、川连、乌梅、生白芍。(《临证指南医案·卷七·痉厥》)

王。诊脉右濡左弦，舌白不饥，瘀血上吐下泻。胃阳大伤，药饵下咽则涌。前医用大半夏汤不应，询知所吐皆系酸水痰沫，议以理阳方法。

人参、茯苓、川椒、干姜。(《临证指南医案·卷四·呕吐》)

味过于酸，肝木乘胃，呕逆心痛，用大建中法。

人参、淡干姜、茯苓、桂木、炒黑川椒、生白蜜。(《叶氏医案存真·卷一》)

杨，五十二岁。气从左升，自肝而出，酸水涌上，食入呕出。胃中乏阳运行，木来克土。当此年岁，反胃妨食，乃大症也。

人参、茯苓、吴萸、干姜、胡芦巴、炒黑川椒。(《叶天士晚年方案真本·杂症》)

◆痞满

五日前胀满已在脘间，兼中下寒冷不暖。议参、附、川乌，驱阴寒之凝结，非补虚方也。十九日阴雨天冷，正阳气不生之象。况日久胃气已疲，腥浊入胃即吐，确是阳微见症。王先生主通阳极妙。若得阳气通调，何患水湿不去?

人参、熟川附子、大茴香、生淡干姜、茯苓、川楝子、川椒。

和入童便杯许。(《叶天士医案》)

◆胃脘痛

脉细，脘痛暮盛，吐出食物未化。此胃阳受戕，失宣降之司，所谓痛则不通是也。良由得之饥饱烦劳使然，以脉论之，日久恐有关格大患，未可不早为图之。

人参、开花吴茱萸、淡附子、茯苓、真四川花椒、淡干姜。(《未刻本叶天士医案·保元方案》)

唐氏。动气肝逆，痰性凝寒滞胃，卒然大痛呕涎，乃逆滞上攻也。治肝厥以通例。

炒黑川椒、乌梅肉、生干姜、川桂枝木、人参、白芍。(《临证指南医案·卷四·呕吐》)

◆腹痛

顾。溃疡不合成漏，脂液渗去，必肠络空隙，内风暗动。攻胃则呕逆吞酸，腹痛泄泻不食。津液不升，舌焦黑，不渴饮。内外兼病，难治之症。

人参一钱，同煎，炒乌梅肉五分，炒黑川椒三分，茯苓三钱，生淡姜五分，炒广皮一钱，白芍一钱半。(《临证指南医案·卷八·疮疡》)

◆泄泻

惊则动肝，肝气上逆;忧则伤肺，肺气失降。升降失司，中焦不运，气聚成形，风扰鸣泄。仲景论上升吐蛔，下坠狐惑，都从胃虚起见。风木相侮，阳土日困，食减便溏有诸，由惊忧偏逆致病。因病失治延虚，最难奏效。用药不过生化克制之理，培其受侮，平其冲扰；补阳明以宣府，泄厥阴以平逆，如是而已。至于拔病根，在乎居恒颐养，当医药外求之。

人参、干姜、川椒、川楝子、茯苓、桂枝、白芍、乌梅。（《叶天士医案》）

◆ 胁痛

施。诊脉右虚，左小弦。面色黄，少华彩。左胁肋痛，五六年未愈。凡久恙必入络，络主血，药不宜刚。病属内伤，勿事腻补。录仲景旋覆花汤，加柏子仁、归须、桃仁。

又，初服旋覆花汤未应，另更医谓是营虚，用参、归、熟地、桂、芍、炙草，服后大痛。医又转方，用金铃、半夏、桃仁、延胡、茯苓，服之大吐大痛。复延余治，余再议方，谓肝络久病，悬饮流入胃络，致痛不已。议太阳阳明开阖方法。

人参、茯苓、炙草、桂枝、煨姜、南枣。

服苦药痛呕，可知胃虚。以参、苓阖阳明，用草、桂开太阳，并辛香入络，用姜、枣通营卫，生姜恐伐肝，故取煨以护元气，而微开饮气也。

又，前方服之痛止，议丸方。

人参、半夏、川椒、茯苓、桂枝、煨姜、南枣汤丸。（《临证指南医案·卷五·痰饮》）

◆ 痰饮

冯。阳虚则形寒汗出，痰饮痞聚，都是阴浊成形，乘阳气衰微，致上干窍踞。古人法则，必通其阳以扫阴氛，但宿病无急攻方。况平素忧郁，气滞血涩，久耗之体，不敢纯刚，防劫液耳。

人参、熟附子、淡干姜、炒川椒、川桂枝、乌梅肉、生白芍。

另，真武丸（真武汤：茯苓、白芍、白术、附子、生姜。——编者注）三两。（《临证指南医案·卷五·痰饮》）

◆蛔虫

王。脉沉弦，腹痛呕吐，鼻煤舌绛，面带青晦色。夏秋伏暑发热，非冬月，乃误表禁食，胃气受伤，致肝木上干胃土，蛔虫上出，遂成重病，常有厥逆之虑。拟进泄肝和胃，得痛止呕缓，冀有转机。

川椒、川连、乌梅、干姜、人参、茯苓、生白芍、川楝子。(《临证指南医案·卷四·吐蛔》)

◆脏躁

悲惊不乐，神志伤也，心火之衰，阴气乘之则多惨戚。拟大建中汤。

桂枝、人参、蜀椒、附子、饴糖。(《叶氏医案存真·卷二》)


# 小半夏汤

【方剂组成用法】

半夏一升　生姜半斤

上二味，以水七升，煮取一升半，分温再服。(《金匮要略·痰饮咳嗽病脉证并治第十二》)

【仲景所治病证】

仲景阐发小半夏汤涉及《金匮要略·痰饮咳嗽病脉证并治第十二》《金匮要略·黄疸病脉证并治第十五》《金匮要略·呕吐哕下利病脉证治第十七》3条。主治饮停上逆证，呕吐，心下痞，头眩，心悸，谷不得下；黄疸病，腹满而喘。

【叶桂主治病证】

叶桂临证用来治疗咳嗽、胸痹、不寐、恶心、呕吐、汗证、痰饮等病证。

【临证医案举例】

◆咳嗽

顾，二四。咳嗽数月，呕出涎沫。建中不应，已非营卫损伤。视其面色鲜明，饮食仍进。仿饮邪主治。

小半夏汤加桂枝、杏仁、姜汁。(《临证指南医案·卷五·痰饮》)

◆胸痹

某。脉沉，短气咳甚，呕吐饮食，便溏泻，乃寒湿郁痹。胸痹如闷，无非清阳少旋。

小半夏汤加姜汁。(《临证指南医案·卷四·胸痹》)

胸痹。

小半夏汤加茯苓。(《未刻本叶天士医案·保元方案》)

◆不寐

某。阳不交阴，夜卧寐躁。

小半夏汤。(《临证指南医案·卷六·不寐》)

陕西，四十七。痰饮乃阴浊所化，以渐有形，阻碍阳气，不得入于阴。阳跷穴空，夜不熟寐。《灵枢》用半夏秫米汤，谓通阴交阳，痰饮不聚也。天王补心丹一派寒凉阴药，转为浊阴树帜矣，护阳为要著。仲景云：凡痰饮当以温药和之。

小半夏汤加秫米。(《叶氏医案存真·卷三》)

王，四十七岁。痰饮，乃阴浊化有形之物。阻阳气不入于阴，阳跷穴空，夜不熟寐。《灵枢经》用半夏秫米汤，谓通阳交阴，痰饮不聚也。天王补心一派寒凉阴药，与浊阴树帜，中年必不受。护阳为要！仲景云：凡痰饮当以温药和之。

小半夏汤加秫米(《叶天士晚年方案真本·杂症》)

◆恶心

范。脉虚无神，闻谷干呕，汗出振寒。此胃阳大虚，不必因寒热而攻邪。

人参、茯苓、炒半夏、姜汁、乌梅、陈皮。

又，脉微细小，胃阳大衰。以理中兼摄其下。

人参、淡熟附子、茯苓、炒白粳米、炒黄淡干姜。

又，人参、茯苓、干姜、煨益智仁、广皮、生白芍。(《临证指南医案·卷四·呕吐》)

◆呕吐

褚。晨起未纳饮食，吐痰致呕减谷，胃阳伤也。由多进知柏所致，其苦寒胃先受伤矣！先用小半夏汤加黍米。(《种福堂公选医案·呕吐》)

陆。鼻明，汤水下咽呕吐，右脉小欲歇。明是劳伤，肝乘胃反。

小半夏汤加檀香泥炒、白粳米。(《临证指南医案·卷四·呕吐》)

某。肝风犯胃，呕逆眩晕。苦降酸泄和阳，佐微辛以通胃。

川连、黄芩、乌梅、白芍、半夏、姜汁。(《临证指南医案·卷四·呕吐》)

王，二七。脉沉，短气咳甚，呕吐饮食，便溏泄。乃寒湿郁痹溃阳明胃，营卫不利。胸痹如闷，无非阳不旋运，夜阴用事，浊泛呕吐矣。庸医治痰顺气，治肺论咳，不思《内经》胃咳之状，咳逆而呕耶？

小半夏汤加姜汁。(《临证指南医案·卷二·咳嗽》)

虞。面色痿黄，脉形弦迟，汤水食物，入咽吐出，神气恹恹，欲如昏寐。此胃阳大乏，风木来乘，渐延厥逆，俗称慢脾险症。幼稚弱质，病延半月有余，岂可再以疲药玩忽？宗仲景食谷欲呕者，吴茱萸汤主之。

人参、吴萸、茯苓、半夏、姜汁。

又，昨用泄木救胃土法，安受不见呕吐。然中焦阳气大虚，浊气上僭，则为昏厥，津液不升，唇舌干燥，岂可苦寒再伐生气？今如寐神倦，阳陷于阴何疑。仲景通阳理虚，后贤钱氏、薛氏，皆宗其义。

人参、炒半夏、茯苓、广皮、煨姜、南枣。(《临证指南医案·卷十·吐泻》)

◆汗证

王。脉小右弦，病属劳倦，饮食不和。医投柴、葛，杂入消导，升表攻里，致汗泄三日，脘中不饥。全是胃阳大伤，防有哕呃厥逆之变。

生益智仁、姜汁、半夏、茯苓、丁香、炒黄米。(《临证指南医案·卷三·脾胃》)

◆痰饮

食下格拒，痰涎泛溢，脉来歇，此阳气不宣，痰浊上阻使然。

小半夏汤。(《未刻本叶天士医案·方案》)

# 旋覆代赭汤

【方剂组成用法】

旋覆花三两　人参二两　生姜五两　代赭一两　甘草三两炙　半夏半升洗　大枣十二枚擘

上七味，以水一斗，煮取六升，去滓，再煎取三升。温服一升，日三服。(《伤寒论·卷之四·辨太阳病脉证并治下第七》)

【仲景所治病证】

仲景阐发旋覆代赭汤涉及《伤寒论·卷之四·辨太阳病脉证并治下第七》161 条。主治伤寒发汗、吐、下解后，噫气，心下痞鞕。

【叶桂主治病证】

叶桂临证用来治疗咳嗽、喘证、嗳气、恶心、痞满、食少、呕吐、胃脘痛、腹胀、便溏、噎膈、胁痛、痛证、血证、癥瘕、月经先期、月经量多、月经淋漓不断、痔疮等病证。

【临证医案举例】

◆咳嗽

咳而呕逆，脉虚弦，宜益肝胃。

人参、旋覆花、淮小麦、茯苓、代赭石、大南枣。(《未刻本叶天士医案·方案》)

咳呛，拒纳，此肝阳上逆，肺胃不降，病属胃反，治之非易。

旋覆花、人参、半夏、代赭、干姜、川连三分泡汤浸炒。(《未刻本叶天士医案·保元方案》)

李云生。咳甚呕血，吐食。肝病犯胃，阳气升逆所致。

代赭石、新绛、茯苓、丹皮、旋覆、黑山栀。(《叶氏医案存真·卷二》)

嗽逆，呕逆不得卧，经谓：嗽而呕者属胃咳也，此由嗽伤阳明之气，厥阴肝邪顺乘使然。凡女科杂症，偏于肝者居半，即如是病，经一阻则遂剧矣，非泛泛咳嗽之比。

人参、旋覆花、白芍、茯苓、代赭石、南枣。(《未刻本叶天士医案·方案》)

◆喘证

汪。脉弦坚，动怒气冲，喘急不得卧息。此肝升太过，肺降失职。两足逆冷，入暮为剧。议用仲景越婢法（麻黄、石膏、甘草、生姜、大枣。——编者注）。

又，按之左胁冲气便喘，背上一线寒冷，直贯两足，明是肝逆挟支饮所致。议用金匮旋覆花汤法。

旋覆花、青葱管、新绛、炒半夏。(《临证指南医案·卷四·喘》)

◆嗳气

高年正气已衰，热邪陷伏，故间疟延为三日，此属厥象。舌涸脘痹，嗳气欲呕，胃虚客逆，恐有呕吐呃忒之变。议用旋覆代赭，镇其逆乱之气，合泻心法以开热邪壅结为主。

人参、川连、干姜、白芍、旋覆花、代赭石、乌梅、牡蛎、半夏。

服一剂，减去半夏、干姜服。(《叶氏医案存真·卷二》)

某。味淡，呕恶嗳气，胃虚浊逆。

白旋覆花、钉头代赭、炒黄半夏、姜汁、人参、茯苓。(《临证指南医案·卷四·噎嗳》)

王，二二。初用辛通见效，多服不应。想雨湿泛潮，都是浊阴上加，致胃阳更困。仿仲景胃中虚，客气上逆，嗳气不除例。

人参、旋覆花、代赭石、半夏、茯苓、干姜。(《临证指南医案·卷四·噎嗳》)

◆恶心

呕恶，拒纳，口苦。

旋覆花代赭汤。(《未刻本叶天士医案·方案》)

沈。食过逾时，漾漾涌涎欲吐，诊脉濡涩，以胃虚肝乘。宗仲景旋覆代赭法。

旋覆花、代赭石、人参、半夏、茯苓、广皮。(《临证指南医案·卷四·呕吐》)

◆痞满

金，七五。强截疟疾，里邪痞结心下，水饮皆呕吐无余，病在胃口之上。老年阳衰，防其呃厥。舍泻心之外无专方。

人参、枳实、干姜、半夏、川连、黄芩。

又，舌白，气冲心痛，嗳噫味酸，呕吐涎沫，皆胃虚肝乘。仿仲景胃中虚，客气上逆，可与旋覆花代赭石汤。

旋覆花、代赭石、人参、半夏、茯苓、姜汁、粳米。

又，诸恙向安，寝食颇逸。平昔肝木易动，左脉较右脉弦长。味变酸，木侮土。秋前宜慎。

人参、半夏、茯苓、广皮、生谷芽、生白芍。（《临证指南医案·卷六·疟》）

某，二八。努力伤络，失血面黄，口中味甜，脘中烦闷冲气，病在肝胃。勿以失血，治以滋腻。

旋覆花、代赭石、半夏、淡干姜、块茯苓、南枣肉。（《临证指南医案·卷二·吐血》）

吴，三四。形畏冷，寒热，左胁有宿痞，失血咳嗽，曾聚劳力。经年尪羸，药不易效。

旋覆花、新绛、归须、炒桃仁、柏子仁、茯神。（《临证指南医案·卷二·吐血》）

着右卧称甚气闷，阳明气未全降，宜补土降逆。

人参、白旋覆花、生白芍、茯苓、代赭石、南枣肉。（《眉寿堂方案选存·卷上·冬温》）

◆食少

产后两三日，恶露即止，下白甚多，明系湿阻，体虚感邪，更疟半月，食减气壅，延久必致虚脱，且拟补虚镇坠以治气逆，气降进食，庶有生机。

代赭石煅、旋覆花、制半夏、人参、茯苓、新会皮、炒白芍。

又，服煎汤逆气已降，饮食渐进，有向愈之机，然产后肝肾自虚，若不填纳，恐冲气复逆。

大熟地砂仁炒松、人参、枸杞子炒、炒白芍、茯苓、生杜仲。

又，进填纳，神气虽振，寒热未已，白带仍下，湿郁所致，宜用开湿破瘀引邪，以冀疟止。

青蒿、生鳖甲、茯苓、当归、炒桃仁、新会皮、生香附。

舌微黄，口微酸苦，脘中微闷，议用温胆法（陈皮、半夏、茯苓、甘草、枳实、竹茹。——编者注），合四逆散（柴胡、枳实、白芍、甘草。——编者注）。

竹茹、生白芍、炒半夏、川连、淡芩、枳实汁、桔梗。

目黄，舌刺，色赤，伏邪余热未尽。

鲜生地、麦冬、川斛、蔗汁、竹叶心、花粉、鲜地骨皮、梨汁。（《叶氏医案存真·卷二》）

◆呕吐

陡然呕吐，继作头旋，身若溶溶如坐水中。是下焦空虚，入春气泄，厥阳直冒，不克交入阴中，乃虚候也。第病已一月，犹然脘闷不饥，食不甘味。阳明胃气受肝戕贼，困顿不能升降致此，且两和之。

旋覆花、代赭石、人参、白茯苓、广橘白、半夏。（《未刻本叶天士医案·方案》）

南京，三十二。通中焦气血，痛缓呕食，是胃气虚逆。

旋覆代赭汤。（《叶氏医案存真·卷三》）

汪，三十。壮年饮酒聚湿，脾阳受伤已久。积劳饥饱，亦令伤阳，遂食入反出，噫气不爽。格拒在乎中焦，总以温通镇逆为例。

白旋覆花、钉头代赭、茯苓、半夏、淡附子、淡干姜。（《临证指南医案·卷四·噫嗳》）

王，五十八岁。气恼而起，肝木犯胃，胃气逆翻呕食，其涎沫即津液蒸变。仿仲景，胃虚则客气上逆。

旋覆代赭汤。（《叶天士晚年方案真本·杂症》）

虚风内煽，上扰阳明，呕哕涎沫，口耳牵引，肝胃同治。

旋覆、代赭、人参、半夏、茯苓、干姜。（《未刻本叶天士医·保元方案》）

正气已虚，热邪陷伏，故间疟延为三日，其象为厥，舌涸，胸痹，哕呕，恐成翻胃呃逆之症，先以旋覆代赭，镇其上逆之气，以泻心散其胸中之热。

人参、川连、白芍、旋覆、代赭、牡蛎。（《叶氏医案存真·卷三》）

◆胃脘痛

华，南京，三十二岁。通中焦气血，痛缓，呕食，是胃虚气逆。

旋覆代赭汤。（《叶天士晚年方案真本·杂症》）

胃痛便艰，脉涩，营虚络痹。恐延关格。

旋覆花汤加柏子仁、瓜蒌皮、桃仁。（《未刻本叶天士医案·保元方案》）

◆腹胀

劳伤络瘀，失血之后，腹胀难运，络虚为胀，良有以也。

旋覆花加桃仁、大麦芽。（《未刻本叶天士医案·方案》）

◆便溏

陈。才交春三月，每夜寒热，渴饮，汗出，是皆阴损于下，孤阳独自上冒也。虚劳兼有漏疡，加以情怀悒郁，损伤不在一处，少腹及腰肋痛，议治在肝胃之间。

桃仁、旋覆花、丹皮、新绛、青葱、柏子仁。（《叶氏医案存真·卷三》）

沈，二九。吹笛震动元海病，治宜填实下焦。但呛食吐出，又便溏不实，中无砥柱，阴药下未受益，中再受伤矣。仿补益中宫，仍佐镇逆一法。

人参、焦术、炒焦半夏、茯苓、旋覆花、代赭石。（《临证指南医案·卷四·呕吐》）

◆噎膈

食下拒纳，左脉弦数，此属噎膈。

旋覆花、半夏、姜汁、代赭石、茯苓、川连。（《未刻本叶天士医案·方案》）

◆胁痛

沈，二一。初起形寒寒热，渐及胁肋脘痛，进食痛加，大便燥结。久病已入血络，兼之神怯瘦损。辛香刚燥，决不可用。

白旋覆花、新绛、青葱管、桃仁、归须、柏子仁。(《临证指南医案·卷八·胁痛》)

施。诊脉右虚，左小弦。面色黄，少华彩。左胁肋痛，五六年未愈。凡久恙必入络，络主血，药不宜刚。病属内伤，勿事腻补。录仲景旋覆花汤，加柏子仁、归须、桃仁。

又，初服旋覆花汤未应，另更医谓是营虚，用参、归、熟地、桂、芍、炙草，服后大痛。医又转方，用金铃、半夏、桃仁、延胡、茯苓，服之大吐大痛。复延余治，余再议方，谓肝络久病，悬饮流入胃络，致痛不已。议太阳阳明开阖方法。

人参、茯苓、炙草、桂枝、煨姜、南枣。

服苦药痛呕，可知胃虚。以参、苓阖阳明，用草、桂开太阳，并辛香入络，用姜、枣通营卫，生姜恐伐肝，故取煨以护元气，而微开饮气也。

又，前方服之痛止，议丸方。

人参、半夏、川椒、茯苓、桂枝、煨姜。

南枣汤丸。(《临证指南医案·卷五·痰饮》)

胁痛，咳则更甚，渐次腹大坚满，倚左，不能卧右，此闪气致闭。便溏溺利，已非腑实，乃络病也。

桂枝木、炒厚朴、新绛屑、生牡蛎、旋覆花、青葱管、生香附、鸡内金。(《叶氏医案存真·卷一》

姚。胁痛久嗽。

旋覆花汤加桃仁、柏子仁。(《临证指南医案·卷二·咳嗽》)

营虚胁痛。

旋覆花汤加柏子仁、桃仁。(《未刻本叶天士医案·保元方案》)

朱。肝络凝瘀，胁痛，须防动怒失血。

旋覆花汤加归须、桃仁、柏仁。(《临证指南医案·卷八·胁痛》)

◆痛证

陈。久痛必入络，气血不行，发黄，非疸也。

旋覆花、新绛、青葱、炒桃仁、当归尾。(《临证指南医案·卷八·诸痛》)

黄。痛则气乱发热，头不痛，不渴饮，脉不浮，非外感也。暂用金铃散一剂。

金铃子、炒延胡、炒桃仁、桂圆。

又，痛而重按少缓，是为络虚，一则气逆紊乱，但辛香破气忌进。宗仲景肝著之病，用金匮旋覆花汤法。

旋覆花、新绛、青葱管、桃仁、柏子霜、归尾。(《临证指南医案·卷八·诸痛》)

庞，四八。络虚则痛，有年色脉衰夺，原非香蔻劫散可效。医不明治络之法，则愈治愈穷矣。

炒桃仁、青葱管、桂枝、生鹿角、归尾。

此旋覆花汤之变制也，去覆花之咸降，加鹿角之上升。方中惟有葱管通下，余俱辛散横行，则络中无处不到矣。

又，辛润通络，病愈廿日，因劳再发。至于上吐下闭，是关格难治矣。且痛势复来，姑与通阳。

阿魏丸(阿魏七钱，鳖甲二两，黄芪、广皮、枳实、柴胡、白术各一两，青皮、草果、黄芩、当归、茯苓各八钱，白蔻仁七钱，山楂一两，神曲一两，延胡水法丸。——编者注)四钱，分四服。(《临证指南医案·卷八·诸痛》)

王。久客劳伤，气分痹阻，则上焦清空诸窍不利。初病在气，久则入血。身痛目黄，食减形瘦。由病患及乎元虚，攻补未能除病。思人身左升属肝，右降属肺，当两和气血，使升降得宜。若再延挨，必瘀滞日甚，结为腑聚矣。

旋覆花汤加桃仁、归须、菱皮。(《临证指南医案·卷一·虚劳》)

◆血证/便血

计，五三。瘀血必结在络，络反肠胃而后乃下，此一定之理。平昔劳形奔驰，寒暄饥饱致伤。苟能安逸身心，瘀不复聚。不然，年余再瘀，不治。

旋覆花、新绛、青葱、桃仁、当归须、柏子仁。(《临证指南医案·卷七·便血》)

◆癥瘕

脉涩，少腹癥积，不时攻逆作痛，心中嘈杂，癥积痹在血分，宜攻宜泄，第营血颇虚，只宜养之和之。

旋覆花汤（旋覆花、葱、新绛。——编者注）加桃仁、柏子仁、稆豆皮。(《未刻本叶天士医案·方案》)

◆月经先期

胃痛数载，脉虚而涩，经事先期。此属营虚气痹，不宜过于辛燥。

旋覆花汤加柏仁、茯神、橘红。(《未刻本叶天士医案·保元方案》)

◆月经量多

五十岁。天癸当绝，而反多于昔，冲、任之脉不固，已属下焦主病。脉不束骨，痛无定所，与三气客痹迥异。群药未尝及下，胃伤肝垂呕吐。问病人口味苦，气塞必哕，心如悬旌，当以胃虚客气攻逆，议用旋覆代赭汤。

人参、炒黑川椒、乌梅肉、茯苓、钉头代赭、生白芍。(《眉寿堂方案选存·卷下·女科》)

◆月经淋漓不断

脘痛，经事淋漓，腹胀，此气阻络痹，辛以润之。

旋覆花汤加柏仁、橘红、归须。(《未刻本叶天士医案·保元方案》)

◆痔疮

杨。惊惶忿怒，都主肝阳上冒，血沸气滞，瘀浊宜宣通以就下。因误投止塞，旧瘀不清，新血又瘀络中，匝月屡屡反复。究竟肝胆气血皆郁，仍宜条达宣扬。漏疡在肛，得体中稍健设法。

旋覆花、新绛、青葱管、炒桃仁、柏子仁。(《临证指南医案·卷六·郁》)

# 人参汤 / 理中丸

## 【方剂组成用法】

人参　甘草　干姜　白术各三两

上四味，以水八升，煮取三升。温服一升，日三服。(《金匮要略·胸痹心痛短气病脉证治第九》)

## 【仲景所治病证】

仲景阐发人参汤 / 理中丸涉及《金匮要略·胸痹心痛短气病脉证治第九》1 条。主治胸阳不振胸痹，心中痞，胸满，胁下逆抢心。

## 【叶桂主治病证】

叶桂临证用来治疗湿病、反胃、呕吐、痞满、泄泻、涌水、汗证、麻木、虚损、血证、蛔虫病、崩漏、带下病、胎动不安、产后血晕、产后虚损、痔疮、肛门坠痛等病证。

## 【临证医案举例】

◆湿病

官宰弄，三十一岁。酒客多湿，肠胃中如淖泥，阳气陷，血下注。昔王损庵以刚药劫胃水湿。

理中汤 (人参、甘草、白术、干姜。——编者注) 加木瓜 (《叶天士晚年方案真本·杂症》)

◆反胃

顾，四十。脉濡缓无力，中年胸胁时痛，继以早食晚吐，此属反胃。乃胃中无阳，浊阴腐壅。议仿仲景阳明辛热宣通例。

吴萸、半夏、荜茇、淡干姜、茯苓。

又，辛热开浊，吐减。行走劳力，即吐痰水食物，阳气伤也。用吴萸理中汤。(《临证指南医案·卷四·噎膈反胃》)

◆呕吐

暴冷从口鼻入，直犯太阴，上呕下利腹痛，为中寒阴症，脉细涩欲绝，急急温暖中下之阳。

人参、淡干姜、生芍、焦术、淡附子、茯苓。

因脘中痞闷，去术之缓中，再加桂枝以理阳。

人参、桂枝、干姜、附子、茯苓、白芍。

又，人参、白芍、附子、茯苓、甘草。(《眉寿堂方案选存·卷上·寒病》)

某氏。脉微肢冷，呕吐清水，食不下化，带下，脊髀酸软。阳气素虚，产后奇脉不固。急扶其阳，用附子理中汤。

附子、人参、生白术、炮姜、炙草。

又，暖胃阳以劫水湿，带下自缓。

照前方加胡芦巴。

又，脉象稍和，已得理中之效。议用养营法。

养营去远志、黄芪、五味。即作丸方。(《临证指南医案·卷四·呕吐》)

◆痞满

张，五十三岁。三疟久延两三年，面肌黄萎，唇口枯白，食入脘腹腹胀。足痿如堕，至晚浮肿。其所伤者脾阳肾阳，然脾以运行则健，肾宜收纳为命根，非一方兼用，按古法。

早服肾气丸，晚服理中汤。(《叶天士晚年方案真本·杂症》)

阴疟脉沉，渐背寒肢冷，脘中食入痞满。此属阳气伤极，春深木旺，恐变浮肿胀病，宜理中兼理下焦，勿得驱邪治疟。

附子桂枝人参汤，加块茯苓、生姜、大枣。(《眉寿堂方案选存·卷上·疟疾》)

◆泄泻

陈氏。产育十五胎，下元气少固摄，晨泄。自古治肾阳自下涵蒸，脾阳始得运变。王氏以食下不化为无阳，凡腥腻沉著之物当忌。早用四神丸，晚服理中去术、草，加益智、木瓜、砂仁。(《临证指南医案·卷六·泄泻》)

戈，六十岁。便泻几年，粪内带血，肌肉大瘦，色黄无力，延及夏秋，食物大减。是积劳阳伤，受得温补，可望再苏。

附子理中汤（理中汤加附子。——编者注）。（《叶天士晚年方案真本·杂症》）

某。阳虚体质，食入不化，饮酒厚味即泻，而肠血未止。盖阳微健运失职，酒食气蒸湿聚，脾阳清阳日陷矣。当从谦甫先生法。

人参二钱半、干姜二钱半煨、附子三钱、茅术五钱、升麻三钱、白术二钱半、厚朴二钱半、茯神二钱半、广皮二钱半、炙草二钱半、归身一钱半、白芍一钱半、葛根二钱半、益智一钱半、地榆三钱半、神曲一钱半。

上药各制，姜、枣汤丸。（《临证指南医案·卷七·便血》）

舌白，下利两月，脾阳伤矣。有年当此，恐延及肾致脱。

理中汤（人参、甘草、白术、干姜。——编者注）加桂心、茯苓。（《未刻本叶天士医案·保元方案》）

吴。阳虚恶寒，恶心，吞酸，泄泻。乃年力已衰，更饮酒中虚。治法必以脾胃扶阳。

人参、茯苓、附子、白术、干姜、胡芦巴。（《临证指南医案·卷六·泄泻》）

阳微形寒，腹痛，下利。

人参、炮姜、焦术、茯苓、炙草、桂心。（《未刻本叶天士医案·保元方案》）

郁，四八。经营劳心，纳食违时，饥饱劳伤，脾胃受病，脾失运化。夜属阴晦，至天明洞泻黏腻，食物不喜。脾弱，恶食柔浊之味。五苓通膀胱分泄，湿气已走前阴之窍，用之小效。东垣谓中气不足，溲便乃变，阳不运行，湿多成五泄矣。

人参、生白术、茯苓、炙草、炮姜、肉桂。（《临证指南医案·卷六·泄泻》）

◆涌水

腹中如有水状，行则腹鸣濯濯。经言：肺移寒于肾，水气客于大肠，如囊裹浆，按之不坚，属火衰阳虚，不得转输于膀胱，谓之涌水。

人参、附子、茯苓、白术、干姜、炙草。（《叶氏医案存真·卷一》

◆汗证

脉左细右空。小产亡血未复，风邪外袭营卫孔隙，寒热汗出。视目紫晦，面色枯瘁，其真气衰夺，最虑痉厥之变。此辛甘缓和补法，以护正托邪。

人参、白术、干姜、桂枝、炙草。(《眉寿堂方案选存·卷上·疟疾》)

某，三二。脉濡自汗，口淡无味，胃阳惫矣。

人参、淡附子、淡干姜、茯苓、南枣。(《临证指南医案·卷三·脾胃》)

◆麻木

洪妪。脉虚涩弱，面乏淖泽，鼻冷肢冷，肌腠麻木，时如寒凛，微热，欲溺，大便有不化之形，谷食不纳。此阳气大衰，理进温补，用附子理中汤。(《临证指南医案·卷三·脾胃》)

某，四五。产后未满百日，胸胁骨节收引，四肢肌肉麻木，浮肿腹胀，早轻夜重，食减，畏寒，便溏，脉得右迟左弦。先与理中，健阳驱浊。

人参、炮姜、淡附子、焦白术、枳实、茯苓。(《临证指南医案·卷九·产后》)

◆虚损

脉微弱而细，鼻准独明，昼日形冷汗泄，不饥少纳，脘腹常痞，泄气自舒。此阳气失护卫，而寒栗汗出，阳失鼓运，而脾胃气钝。前进养营，亦主中宫，想因血药柔软，阳不骤苏，初进甚投，接用则力疲矣。询其不喜饮汤，舌颇明润，非邪结客热之比。议用理中汤法，专以脾胃阳气是理。不独治病，兼可转运日前之药。昔贤以疟称谓脾寒，重培生阳，使中州默运，实治法之要旨。

人参、生芍、熟术、附子、茯苓、干姜。(《叶氏医案存真·卷一》

◆血证

程，十七。脉沉，粪后下血。少年淳朴得此，乃食物不和，肠络空隙所渗。与升降法。

茅术、厚朴、广皮、炮姜、炙草、升麻、柴胡、地榆。

又，脉缓濡弱，阳气不足，过饮湿胜，大便溏滑，似乎不禁，便后血色红紫，兼有成块而下。论理是少阴肾脏失司固摄，而阳明胃脉但开无合矣。从来治腑以通为补，与治脏补法迥异。先拟暖胃通阳一法。

生茅术、人参、茯苓、新会皮、厚朴、炮附子、炮姜炭、地榆炭。（《临证指南医案·卷七·便血》）

龚，无锡，六十三岁。老年嗜蟹介，咸寒伤血，上下皆溢，当理其中。

理中汤（人参、甘草、白术、干姜。——编者注）。（《叶天士晚年方案真本·杂症》）

顾，盘门。向饥时垢血通爽，饱时便出不爽，此太阴失运矣。首方理湿热，继用固肠滑，皆不效，议辛甘运阳。

理中汤去参加桂圆肉。（《叶天士晚年方案真本·杂症》）

官宰弄，三十一。酒客多湿，肠胃中如淖泥，阳气陷，血下注。昔王损庵以刚药劫胃水湿。

理中汤加木瓜。（《叶氏医案存真·卷三》）

某。凡有痔疾，最多下血。今因嗔怒，先腹满，随泻血，向来粪前，近日便后，是风木郁于土中。气滞为膨，气走为泻。议理中阳，泄木佐之。

人参、附子、炮姜、茅术、厚朴、地榆、升麻醋炒、柴胡醋炒。（《临证指南医案·卷七·便血》）

参附姜术，俱为所直，然壮土以举木正宜此种，惟姜辛燥，须炮透，不宜多用。（《评点叶案存真类编·卷上·痔血便血》）

俞。阳虚，肠红洞泻。议劫胃水。

理中（理中汤：人参、甘草、白术、干姜。——编者注）换生茅术、生厚朴、附子炭、炮姜。（《临证指南医案·卷七·便血》）

◆蛔虫病

席。脉右歇，舌白渴饮，脘中痞热，多呕逆稠痰，曾吐蛔虫。此伏暑湿，皆伤气分，邪自里发，神欲昏冒，湿邪不运，自利黏痰。议进泻心法。

半夏泻心汤。

又，凡蛔虫上下出者，皆属厥阴乘犯阳明，内风入胃，呕吐痰涎浊沫，如仲景"厥阴篇"中先厥后热同例。试论寒热后全无汗解，谓至阴伏邪既深，焉能隔越诸经以达阳分？阅医药方，初用治肺胃，后用温胆茯苓饮，但和胃治痰，与深伏厥阴之邪未达。前进泻心汤，苦可去湿，辛以通痞，仍在上中。服后胸中稍舒，逾时稍寐，寐醒呕吐浊痰，有黄黑之形。大凡色带青黑，必系胃底肠中逆涌而出。老年冲脉既衰，所谓冲脉动，则诸脉皆逆。自述呕吐之时，周身牵引，直至足心，其阴阳跷维，不得自固，断断然矣。仲景于半表半里之邪，必用柴、芩。今上下格拒，当以桂枝黄连汤为法，参以厥阴引经为通里之使，俾冲得缓，继进通补阳明，此为治厥阴章旨。

淡干姜、桂枝、川椒、乌梅、川连、细辛、茯苓。

又，肝郁不舒，理进苦辛，佐以酸味者，恐其过刚也。仿食谷则呕例。

人参、茯苓、吴萸、半夏、川连、乌梅。

又，疟来得汗，阴分之邪已透阳经。第痰呕虽未减，青绿形色亦不至，最属可喜。舌心白苔未净，舌边渐红，而神倦困惫。清邪佐以辅正，一定成法。

人参、半夏、茯苓、枳实汁、干姜、川连。

又，食入欲呕，心中温温液液，痰沫味咸，脊背上下引痛。肾虚水液上泛为涎，督脉不司约束。议用真武撤其水寒之逆。二服后接服：

人参、半夏、茯苓、桂枝、煨姜、南枣。

又，别后寒热二次，较之前发减半。但身动言语，气冲涌痰吐逆，四肢常冷，寒热，汗出时四肢反热。此阳衰胃虚，阴浊上乘，以致清气无以转舒。议以胃中虚，客气上逆为噫气呕吐者，可与旋覆代赭汤（旋覆花、代赭石、人参、半夏、甘草、生姜、大枣。——编者注），仍佐通阳以制饮逆，加白芍、附子。

又，镇逆方虽小效，究是强制之法。凡痰饮都是浊阴所化，阳气不振，势必再炽。仲景谓饮邪当以温药和之，前方劫胃水以苏阳，亦是此意。议用理中汤，减甘草之守，仍加姜、附以通阳，并入草果以醒脾。二服后接用：

人参、干姜、半夏、生白术、附子、生白芍。（《临证指南医案·卷四·吐蛔》）

◆崩漏

程。暴冷阳微，后崩。

附子理中汤。

秦天一总结阐发说，崩如山冢崒（通卒。——编者注）崩，言其血之横决莫制也。漏如漏卮难塞，言其血之漫无关防也。经云阴在内，阳之守也，气得之以和，神得之以安，毛发得之以润，经脉得之以行，身形之中，不可斯须离也。去血过多，则诸病丛生矣。原其致病之由，有因冲任不能摄血者，有因肝不藏血者，有因脾不统血者，有因热在下焦，迫血妄行者，有因元气大虚，不能收敛其血者，又有瘀血内阻，新血不能归经而下者。医者依此类推，仿叶氏用笔灵活，于崩漏治法，无余蕴矣。（《临证指南医案·卷九·崩漏》）

黄。长斋有年，脾胃久虚，疟由四末必犯中宫。血海隶于阳明，苦味辛散，皆伤胃系。虽天癸久绝，病邪药味扰动血络，是为暴崩欲脱。阅医童便、阿胶味咸润滑。大便溏泻，岂宜润下？即熟地、五味补敛阴液，咽汤停脘，顷欲吐净。滋腻酸浊之药，下焦未得其益，脘中先已受戕。议以仲景理中汤。血脱有益气之法，坤土阳和旋转，喜其中流砥柱。倘得知味纳谷，是为转机。重症之尤，勿得忽视。

理中汤。（《眉寿堂方案选存·卷下》也录有本案，文字略有不同。——编者注。）（《临证指南医案·卷九·崩漏》）

经漏腹胀，脏阴为病，浊攻脾胃为呕逆。

人参、淡附子、茯苓、蒸术、淡干姜。（《眉寿堂方案选存·卷下·女科》）

◆带下病

某氏。脉微肢冷，呕吐清水，食不下化，带下，脊髀酸软。阳气素虚，产后奇脉不固。急扶其阳，用附子理中汤。

附子、人参、生白术、炮姜、炙草。

又，暖胃阳以劫水湿，带下自缓。

照前方加胡芦巴。

又，脉象稍和，已得理中之效。议用养营法。

养营去远志、黄芪、五味。即作丸方。(《临证指南医案·卷四·呕吐》)

◆胎动不安

某。交节上吐下泻，况胎动不安，脉虚唇白。急用理中法。

附子、人参、于术、茯苓、白芍。(《临证指南医案·卷九·胎前》)

◆产后血晕

朱。脉小，半产一日，舌白，频频呕吐青绿水汁涎沫，左肢浮肿，神迷如寐。此胃阳大虚，肝风内泛，欲脱之象。急急护阳安胃，冀得呕缓，再商治病。

人参、淡附子、炒焦粳米、煨老姜。

又，虽得小效，必三阴三阳一周，扶过七日，庶有愈理。

人参、淡附子、熟于术、炮姜、茯苓、南枣。(《临证指南医案·卷九·产后》)

◆产后虚损

产后，宗王损庵劫胃水法，用理中汤。

人参、焦术、炒姜、炙草。(《眉寿堂方案选存·卷下·女科》)

◆痔疮

陈，黎里，四十四岁。形色脉象确是阳虚。酒食聚湿，湿注肠痔下血。湿为阴浊，先伤脾阳。阳微气衰，麻木起于夜半亥子，乃一日气血交代，良由阳微少续，有中年中痱之疾。

人参、生于术、炮姜、炙草、炒黑附子。(《叶天士晚年方案真本·杂症》)

◆肛门坠痛

王，六二。病人述病中厚味无忌，肠胃滞虽下，而留湿未解。湿重浊，令气下坠于肛，肛坠痛不已。胃不喜食，阳明失阖，舌上有白腐形色。议劫肠胃之湿。

生茅术、人参、厚朴、广皮、炮姜灰、生炒黑附子。（《临证指南医案·卷五·湿》）

# 吴茱萸汤

## 【方剂组成用法】

吴茱萸一升洗　人参三两　生姜六两切　大枣十二枚擘

上四味，以水七升，煮取二升，去滓，温服七合。日三服。（《伤寒论·卷之五·辨阳明病脉证并治第八》）

## 【仲景所治病证】

仲景阐发吴茱萸汤涉及《伤寒论·卷之五·辨阳明病脉证并治第八》243 条，《伤寒论·卷之六·辨厥阴病脉证并治第十二》309 条、378 条，《金匮要略·呕吐哕下利病脉证治第十七》《金匮要略·妇人杂病脉证并治第二十二》3 条。主治肝寒犯胃，辨厥阴病、阳明病，症见恶心，呕吐，泄泻，手足逆冷，烦躁欲死，头痛，呕吐涎沫，胸满；虚寒挟瘀崩漏，少腹里急，腹满腹寒，月经量多，带下病等病证。

## 【叶桂主治病证】

叶桂临证用来治疗喘证、嗳气、反胃、呕吐等病证。

## 【临证医案举例】

◆喘证

陈。脉虚微，春阳地升，浊阴上干，喘不得卧。治在少阴。

人参、淡熟附子、猪胆汁。

又，照前方加淡干姜一钱半。

又，脉弦，暮夜浊阴冲逆，通阳得效。议真武法，以撤其饮。

人参、淡附子、生白芍、茯苓、姜汁。

又，真武泄浊，脘通思食，能寐，昨宵已有渴欲饮水之状。考《金匮》云：渴者，饮邪欲去也。当健补中阳，以资纳谷。

人参、生于术、淡附子、茯苓、泽泻。

又，早服肾气丸四五钱，晚用大半夏汤（半夏、人参、白蜜。——编者注）。

人参、半夏、茯苓、姜汁。（《临证指南医案·卷五·痰饮》）

◆嗳气

四十二岁。右脉涩，左脉微，饮食不能健运，嗳呕，间或溏泄，此中宫阳气欲寂，当用辛温以补之。

人参、干姜、茯苓、淡吴萸、胡芦巴。（《叶氏医案存真·卷三》）

◆反胃

顾，四十。脉濡缓无力，中年胸胁时痛，继以早食晚吐，此属反胃。乃胃中无阳，浊阴腐壅。议仿仲景阳明辛热宣通例。

吴萸、半夏、荜茇、淡干姜、茯苓。

又，辛热开浊，吐减。行走劳力，即吐痰水食物，阳气伤也。用吴萸理中汤。（《临证指南医案·卷四·噎膈反胃》）

◆呕吐

金，四三。脉细小而弦，风木乘土，当春势张。食入不变，呕吐，得小便通少缓，治以通阳。

炮附子、人参、半夏、吴萸、淡姜、茯苓。

又，脉右弦涩，阳微阴凝，食入则吐，胃痛胀甚。半月前用药得效后，反大便欲解不通，腑阳不利，浊乃上攻。先用玉壶丹七分，四服。（《临证指南医案·卷四·呕吐》）

厥阴犯胃，则阳明空虚。仲景云：入谷则哕，与吴茱萸汤。泄肝救胃，即史书围韩救赵同旨。

吴茱萸、淡干姜、炒白芍、云茯苓、人参。（《叶氏医案存真·卷一》）

钱，嘉善，三十六岁。情志不和，病起于内，由痛吞酸呕吐，卧着气冲，必是下起，议泄木安土。

吴萸泡、人参、茯苓、川楝肉、干姜、半夏炒。（《叶天士晚年方案真本·杂症》）

虞。面色痿黄，脉形弦迟，汤水食物，入咽吐出，神气恹恹，欲如昏寐。此胃阳大乏，风木来乘，渐延厥逆，俗称慢脾险症。幼稚弱质，病延半月有余，岂可再以疲药玩忽？宗仲景食谷欲呕者。吴茱萸汤主之。

人参、吴萸、茯苓、半夏、姜汁。

又，昨用泄木救胃土法，安受不见呕吐。然中焦阳气大虚，浊气上僭，则为昏厥，津液不升，唇舌干燥，岂可苦寒再伐生气？今如寐神倦，阳陷于阴何疑。仲景通阳理虚，后贤钱氏、薛氏，皆宗其义。

人参、炒半夏、茯苓、广皮、煨姜、南枣。（《临证指南医案·卷十·吐泻》）

张氏。用镇肝逆，理胃虚方法，脉形小弱，吐涎沫甚多，仍不纳谷，周身寒凛，四肢微冷。皆胃中无阳，浊上僭踞，而为膜胀。所谓食不得入，是无火也。

人参、吴萸、干姜、附子、川连、茯苓。（《临证指南医案·卷三·肿胀》）

◆胃脘痛

某。积劳伤阳，先已脘痛引背，昨频吐微眩，脉弱汗出。胃中已虚，肝木来乘，防有呃忒吐蛔。仿仲景食入则呕者，吴茱萸汤主之。

吴萸、半夏、茯苓、姜汁、粳米。（《临证指南医案·卷四·呕吐》）

◆便秘

频频劳怒，肝气攻触胃脘，胃阳日衰，纳食欲吐，胃不主降，肠枯不便。仿仲景食谷则哕，用吴茱萸汤。

人参、黄连、茯苓、干姜、吴茱萸。（《叶氏医案存真·卷三》）

◆腹痛

葛。嗔怒强食，肝木犯土。腹痛，突如有形，缓则泯然无迹，气下鸣响，皆木火余威，乃瘕疝之属。攻伐消导，必变腹满，以虚中夹滞，最难速功。近日痛泻，恐延秋痢。

丁香、厚朴、茯苓、炒白芍、广皮、煨益智仁。

又，下午倦甚，暮夜痛发，阳微，阴浊乃踞。用温通阳明法。

人参、吴萸、半夏、姜汁、茯苓、炒白芍。

又，照前方去白芍，加川楝、牡蛎。(《临证指南医案·卷四·积聚》)

江。晨起腹痛，食谷微满，是清浊之阻。按脉右虚左弦，不思饮食，脾胃困顿，都属虚象。古人培土必先制木，仿以为法。

人参、淡吴萸、淡干姜、炒白芍、茯苓。(《临证指南医案·卷三·木乘土》)

◆痢疾

卢。痢症湿热，皆是夏令伏邪，但以攻消，大伤胃气，不能去病。今微呕，不饥不寐，大便欲解不通。是九窍六腑不和，总是胃病。

人参一钱、吴萸炒川连四分、泡淡生干姜五分、茯苓三钱、川楝子肉一钱、生白芍一钱半。(《临证指南医案·卷七·痢》)

◆痞满

顾，五十。阳明脉衰，形寒，痞，饥不食，心痛，洞泄兼呕。

人参、吴萸、茯苓、半夏、生姜、炒黄粳米。(《临证指南医案·卷三·木乘土》)

◆疝气

项。寒胜疝坠，亦属厥阴。盖阳明衰，厥邪来乘。须胃阳复辟，凝寒自罢。

人参一钱半、炮乌头一钱、淡干姜一钱、吴萸泡淡一钱、茯苓三钱。(《临证指南医案·卷八·疝》)

# 甘草干姜茯苓白术汤

【方剂组成用法】

甘草二两　白术二两　干姜四两　茯苓四两

上四味，以水五升，煮取三升，分温三服，腰中即温。(《金匮要略·五脏风寒积聚病脉证并治第十一》)

【仲景所治病证】

仲景阐发甘姜苓术汤涉及《金匮要略·五脏风寒积聚病脉证并治第

十一》1条。主治寒湿痹着，症见身体重或腹重如带五千钱，腰中冷，或腰以下冷痛，如坐水中，形如水状，身劳汗出，衣里冷湿，口不渴，小便自利，饮食如故。

【叶桂主治病证】

叶桂临证用来治疗吞酸、便溏、泄泻、臌胀、涌水、腰痛、疮疡等病证。

【临证医案举例】

◆吞酸

莫，五十。今年夏四月，寒热不饥，是时令潮渗气蒸，内应脾胃。夫湿属阴晦，必伤阳气，吞酸形寒，乏阳运行。议鼓运转旋脾胃一法。

苓姜术桂汤。(《临证指南医案·卷五·湿》)

◆便溏

左脉弦大空虚，右脉虚软涩滞，能食不能运，便溏跗肿，此系积劳伤阳。壮岁经年不复，当作虚症，宜补脾肾治。

人参、于术、茯苓、煨益智、淡附子、白芍、甘草、干姜、胡芦巴。(《叶氏医案存真·卷三》)

◆泄泻

阳微形寒，腹痛，下利。

人参、炮姜、焦术、茯苓、炙草、桂心。(《未刻本叶天士医案·保元方案》)

◆臌胀

徐，三九。攻痞变成瘅胀，脾阳伤极，难治之症。

生白术、熟附子、茯苓、厚朴、生干姜。(《临证指南医案·卷三·肿胀》)

◆涌水

腹中如有水状，行则腹鸣濯濯。经言：肺移寒于肾，水气客于大肠，如囊裹浆，按之不坚，属火衰阳虚，不得转输于膀胱，谓之涌水。

人参、附子、茯苓、白术、干姜、炙草。(《叶氏医案存真·卷一》

◆腰痛

肾虚湿着，腰为之痛。

茯苓、于术、炙草、干姜。（《未刻本叶天士医案·保元方案》）

◆疮疡

胡，二十。受湿患疮，久疮阳乏气泄，半年奄奄无力。食少，嗳噫难化，此脾胃病。法以运中阳为要。

茯苓、桂枝、生于术、炙草、苡仁、生姜。（《临证指南医案·卷五·湿》）

# 防己黄芪汤

## 【方剂组成用法】

防己一两　甘草半两<sub>炒</sub>　白术七钱半　黄芪一两一分<sub>去芦</sub>

上锉麻豆大，每抄五钱匕，生姜四片，大枣一枚，水盏半，煎八分，去滓。温服，良久再服。喘者，加麻黄半两；胃中不和者，加芍药三分；气上冲者，加桂枝三分；下有陈寒者，加细辛三分。服后当如虫行皮中，从腰下如冰，后坐被上，又以一被绕腰以下，温，令微汗，差。（《金匮要略·痉湿暍病脉证治第二》）

## 【仲景所治病证】

仲景阐发防己黄芪汤涉及《金匮要略·痉湿暍病脉证治第二》《金匮要略·水气病脉证并治第十四》2条。主治风湿在表兼气虚不固、风水表虚证及痹证，症见风湿、身重、汗出、恶风；风水、身重、汗出恶风、脉浮。

## 【叶桂主治病证】

叶桂临证用来治疗痛证、痹症等病证。

## 【临证医案举例】

◆痛证

涂，六二。痛起肩胛，渐入环跳髀膝，是为络虚。

黄芪五钱、于术三钱、当归三钱、茯苓二钱、防己八分、防风根五分、羌活五分。

又，照前方去防风、羌活，加杞子、沙苑。(《临证指南医案·卷八·肩臂背痛》)

◆痹证

李，三四。脉小弱，当长夏四肢痹痛，一止之后，筋骨不甚舒展。此卫阳单薄，三气易袭。先用阳明流畅气血方。

黄芪、生白术、汉防己、川独活、苡仁、茯苓。(《临证指南医案·卷七·痹》)

# 黄土汤

**【方剂组成用法】**

甘草　干地黄　白术　附子炮　阿胶　黄芩各三两　灶中黄土半斤

上七味，以水八升，煮取三升，分温二服。(《金匮要略·惊悸吐血下血胸满瘀血病脉证治第十六》)

**【仲景所治病证】**

仲景阐发黄土汤涉及《金匮要略·惊悸吐血下血胸满瘀血病脉证治第十六》1条。主治血证虚寒便血，先便后血，此为远血。

**【叶桂主治病证】**

叶桂临证用来治疗血证便血。

**【临证医案举例】**

◆血证便血

独粪后血未已，是为远血，宗仲景《金匮》例，用黄土汤。

黄土、生地、奎白芍、人参、清阿胶、川黄柏、归身、泡淡附子。(《叶氏医案存真·卷一》)

肠血腹胀便溏，当脐微痛，脾胃阳气已弱。能食，气不运，湿郁肠胃，血注不已。考古人如罗谦甫、王损庵辈，用劫胃水法可效。

真茅术、紫厚朴、升麻炭、炙甘草、附子炭、炮姜炭、炒当归、炒白芍、煨葛根、新会皮。

以黄土法丸。(《叶氏医案存真·卷一》)

# 大半夏汤

**【方剂组成用法】**

半夏二升<sub>洗完用</sub>　人参三两　白蜜一升

上三味，以水一斗二升，和蜜扬之二百四十遍，煮取二升半，温服一升，余分再服。(《金匮要略·呕吐哕下利病脉证治第十七》)

**【仲景所治病证】**

仲景阐发大半夏汤涉及《金匮要略·呕吐哕下利病脉证治第十七》1条。主治脾胃虚寒证，呕吐，反胃。

**【叶桂主治病证】**

叶桂临证用来治疗咳嗽、喘证、心悸、胸痹、胸胀、不寐、神昏、嗳气、恶心、呕吐、痞满、反胃、胃脘痛、泄泻、便秘、噎膈、黄疸、头痛、眩晕、痿证、关格、汗证、麻木、疟病、痰饮、虚损、癥瘕、肿胀、耳聋等病证。

**【临证医案举例】**

◆咳嗽

某。夏季阳气大升，痰多呛咳，甚至夜不得卧，谷味皆变，大便或溏或秘，诊脉右大而弦。议以悬饮流入胃络，用开阖导饮法。

人参、茯苓、桂枝、炙草、煨姜、南枣。

又，早诊脉，两手皆弦，右偏大。凡痰气上涌，咳逆愈甚，日来小溲少，下焦微肿。议通太阳以撤饮邪。

人参、茯苓、桂枝、炙草、五味、干姜。

又，脉弦略数，不渴不思饮，此饮浊未去，清阳不主运行。前方甘温，主乎开阖，能令胃喜。次法开太阳以撤饮邪，亦主阳通。据自述心下胃口若物阻呆滞，其浊痼阳微大着。其治咳滋阴，适为阴浊横帜矣。议用大半夏汤法。

大半夏汤加炒黑川椒。(《临证指南医案·卷五·痰饮》)

◆喘证

陈。脉虚微，春阳地升，浊阴上干，喘不得卧。治在少阴。

人参、淡熟附子、猪胆汁。

又，照前方加淡干姜一钱半。

又，脉弦，暮夜浊阴冲逆，通阳得效。议真武法，以撤其饮。

人参、淡附子、生白芍、茯苓、姜汁。

又，真武泄浊，脘通思食，能寐，昨宵已有渴欲饮水之状。考《金匮》云：渴者饮邪欲去也。当健补中阳，以资纳谷。

人参、生于术、淡附子、茯苓、泽泻。

又，早服肾气丸（金匮肾气丸。——编者注）四五钱，晚用大半夏汤。

人参、半夏、茯苓、姜汁。（《临证指南医案·卷五·痰饮》）

◆心悸

徐，四八。色萎脉濡，心悸，呛痰咳逆。劳心经营，气馁阳虚，中年向衰病加。治法中宫理胃，下固肾真，务以加谷为安，缕治非宜。煎药用大半夏汤，早服附都气丸（即六味地黄丸加五味子——编者注）。（《临证指南医案·卷二·咳嗽》）

◆胸痹

胡，四六。脉沉而微，微则阳气不足，沉乃寒水阴凝。心痛怔忡，渐及两胁下坠。由阳衰不主营运，痰饮聚气欲阻。致痛之来，其心震之谓，亦如波撼岳阳之义。议用外台茯苓饮（茯苓、人参、白术、枳实、橘皮、生姜。——编者注）合桂苓方。

人参、茯苓、半夏、枳实、桂枝、姜汁。（《临证指南医案·卷五·痰饮》）

◆胸胀

施。阳明之阳已困，胸胀引背，动怒必发，医药无效。

人参、熟半夏、生白蜜、姜汁、茯苓。（《叶天士晚年方案真本·杂症》）

◆不寐

唐。胃中不和，不饥少寐，肝风震动，头迷，溏泄，高年经月未复。两和厥阴阳明。

炒半夏、人参、枳实、茯苓、炒乌梅肉。(《临证指南医案·卷六·泄泻》)

◆神昏

祝。此劳伤阳气，更感冷热不正之气。身热无汗，肢冷腹热，自利，舌灰白，微呕，显然太阴受病。诊脉小，右濡，不饥，入夜昏谵语，但如寐，不加狂躁。论脾为柔脏，体阴用阳。治法虽多，从未及病。当遵前辈冷香、缩脾遗意。

人参、益智仁、茯苓、新会皮、生厚朴、苡仁、木瓜、砂仁。

又，脉右弦，来去不齐，左小软弱，舌边红，舌心白黄微绉，鼻冷，四肢冷，热时微渴，不饥不思食。前议太阴脾脏受病，疟邪从四末乘中，必脾胃受病。鼻准四肢皆冷，是阳气微弱。因病再伤，竟日不暖。但形肉消烁，不敢刚劫攻邪，以宣通脾胃之阳。在阴伏邪，无发散清热之理。

人参、草果、炒半夏、生姜、茯苓、新会皮、蒸乌梅肉。

二帖后加附子，后又加牡蛎。(《临证指南医案·卷六·疟》)

◆嗳气

某。味淡，呕恶嗳气，胃虚浊逆。

白旋覆花、钉头代赭、炒黄半夏、姜汁、人参、茯苓。(《临证指南医案·卷四·噎嗳》)

◆恶心

范。脉虚无神，闻谷干呕，汗出振寒。此胃阳大虚，不必因寒热而攻邪。

人参、茯苓、炒半夏、姜汁、乌梅、陈皮。

又，脉微细小，胃阳大衰。以理中兼摄其下。

人参、淡熟附子、茯苓、炒白粳米、炒黄淡干姜。

又，人参、茯苓、干姜、煨益智仁、广皮、生白芍。(《临证指南医

案·卷四·呕吐》)

◆呕吐

何。寒热呕吐，胸中格拒，喜暖饮，怕凉。平昔胃阳最虚，热邪内结，体虚邪实，最防痉厥。

人参、黄芩、炒半夏、姜汁、川连、枳实。(《临证指南医案·卷四·呕吐》)

金。寒自背起，冲气由脐下而升，清涎上涌呕吐，遂饥不能食。此疟邪深藏厥阴，邪动必犯阳明。舌白，形寒寒胜，都主胃阳之虚。然徒补钝守无益。

人参、半夏、广皮白、姜汁、川椒、乌梅、附子、生干姜。(《临证指南医案·卷六·疟》)

陆，六十。口涌清涎，不饥不食。寒热邪气，交会中焦，脾胃日困。

半夏、姜汁、茯苓、厚朴、炒常山、草果、乌梅。

又，大半夏汤加草果、乌梅。(《临证指南医案·卷六·疟》)

某，五二。诊脉左弦右弱，食粥脘中有声，气冲涌吐。此肝木乘胃，生阳已薄，皆情怀不适所致。

大半夏汤。(《临证指南医案·卷四·呕吐》)

某。劳怒伤阳，气逆血郁致痛，痞胀便溏，风木侮土。前方既效，与通补阳明厥阴。

大半夏汤去蜜，加桃仁、柏子仁、当归、姜、枣汤法丸(《临证指南医案·卷六·郁·肝犯胃气逆血郁》也录有本案，多"王，六三。"——编者注)。(《临证指南医案·卷三·木乘土》)

姚。寒热呕吐，胁胀脘痹，大便干涩不畅。古云：九窍不和，都属胃病。法当平肝木，安胃土。更常进人乳、姜汁，以益血润燥宣通。午后议用大半夏汤。

人参、半夏、茯苓、金石斛、广皮、菖蒲。(《临证指南医案·卷三·木乘土》)

虞。面色痿黄，脉形弦迟，汤水食物，入咽吐出，神气惙惙，欲如昏寐。此胃阳大乏，风木来乘，渐延厥逆，俗称慢脾险症。幼稚弱质，病延半月有余，岂可再以疲药玩忽？宗仲景食谷欲呕者。吴茱萸汤主之。

人参、吴萸、茯苓、半夏、姜汁。

又，昨用泄木救胃土法，安受不见呕吐。然中焦阳气大虚，浊气上僭，则为昏厥，津液不升，唇舌干燥，岂可苦寒再伐生气？今如寐神倦，阳陷于阴何疑。仲景通阳理虚，后贤钱氏、薛氏，皆宗其义。

人参、炒半夏、茯苓、广皮、煨姜、南枣。(《临证指南医案·卷十·吐泻》)

中年饱食，虚里穴痛胀，引之吐出，痛胀势减，必起寒热，旬日乃已。夫脾主营，胃主卫。因吐动中，营卫造偏周行，脉中脉外参差，遂致寒热。且纳物主胃，运化在脾，皆因阳健失司，法当暖中，用火生土意，再以脉沉弦细参论，都系阴象，有年反胃格胀，清阳渐弱，浊阴僭窃为多。症脉属虚，温补宜佐宣通，守中非法。

生淡干姜、茯苓、人参、熟半夏、白粳米。(《叶氏医案存真·卷一》

◆痞满

汪。脉沉，中脘不爽，肢冷。

人参七分、淡干姜一钱、炒半夏一钱半、川熟附七分、茯苓三钱、草果仁八分。(《临证指南医案·卷四·痞》)

徐氏。经候适来，肢骸若撒，环口肉瞤蠕动，两踝臂肘常冷。夫冲脉血下，跷维脉怯不用，冲隶阳明，厥阴对峙。因惊肝病，木乘土位，以致胃衰。初则气升至咽，久则懒食脘痞。昔人有治肝不应，当取阳明。阳明不阖，空洞若谷，厥气上加，势必呕胀吞酸。然阳明胃腑，通补为宜。刚药畏其劫阴，少济以柔药，法当如是。

人参二钱、半夏姜汁炒三钱、茯苓三钱、淡附子七分、白粳米五钱、木瓜二钱。

胃虚益气而用人参，非半夏之辛、茯苓之淡，非通剂矣。少少用附子以理胃阳，粳米以理胃阴，得通补两和阴阳之义。木瓜之酸救胃汁以制肝，兼和半夏、附子之刚愎，此大半夏与附子粳米汤合方。(《临证指南医案·卷三·木乘土》)

诊脉百至，左小涩结，右部弦大。缘高年中焦清阳已微，浊阴渐阻，致脘中窒塞日盛，物不能纳。下焦阴液枯槁，肠中气痹，溺少便涩。虞花溪（指明代著名医学家虞抟，字天民，著有《医学正传》等。——编者注）云：噎膈反胃，阴枯阳结为多。衰老之象，最难调理，诚情志偏胜，无形之伤也。若夫痰气瘀血积聚，亦有是病，有形有象即易为力矣；惟无形致伤，以有形之药饵施治，鲜有奏效。当以阴阳二气推求，在上为阳，在下为阴，通则流通，守则呆钝，古人成法，宜遵其言。居恒颐养，不在药饵中矣。议宣通之味，以冀小效。

大半夏汤加枳实、姜汁、川连。（《叶天士医案》）

朱妪。目垂，气短，脘痞不食。太阴脾阳不运，气滞痰阻。拟用大半夏汤。

人参、炒半夏、茯苓、伽楠香汁。

又，脉微，有歇无神，倦欲寐。服大半夏汤，脘痛不安，不耐辛通，营液大虚。春节在迩，恐防衰脱。

人参、炒麦冬、北五味。（《临证指南医案·卷四·痞》）

◆反胃

王，四六。望五年岁，真阳已衰。纳食逾二三日，反胃涌吐，仍有不化之形，痰涎浊水俱出，大便渐秘。此关格大症，阴枯阳结使然。

人参、半夏、茯苓、泡淡吴萸、生淡干姜。

夜另服半硫丸（半夏、硫黄。——编者注）一钱五分。（《种福堂公选医案·噎膈反胃关格》）

◆胃脘痛

某。胁痛入脘，呕吐黄浊水液。因惊动肝，肝风震起犯胃。平昔液衰，难用刚燥。议养胃汁以熄风方。

人参、茯苓、半夏、广皮白、麦冬、白粳米。（《临证指南医案·卷八·胃脘痛》）

周，四二。脉缓弱，脘中痛胀，呕涌清涎。是脾胃阳微，得之积劳。午后病甚，阳不用事也。大凡脾阳宜动则运，温补极是，而守中及腻滞皆非，其通腑阳间佐用之。

人参、半夏、茯苓、生益智、生姜汁、淡干姜。

大便不爽，间用半硫丸。（《临证指南医案·卷三·脾胃》）

朱，五二。未老形衰，纳谷最少，久有心下忽痛，略进汤饮不安。近来常吐清水，是胃阳日薄，噎膈须防。议用大半夏汤补腑为宜。

人参、半夏、茯苓、白香粳米、姜汁。

河水煎。（《临证指南医案·卷四·噎膈反胃》）

朱。痛固虚寒，吐痰泄气稍缓。当通阳明，勿杂多歧。

人参、半夏、姜汁、淡附子、茯苓、淡干姜。（《临证指南医案·卷八·胃脘痛》）

◆泄泻

程，五二。操家，烦动嗔怒，都令肝气易逆，干呕味酸，木犯胃土，风木动，乃晨泄食少，形瘦脉虚。先议安胃和肝。

人参、半夏、茯苓、木瓜、生益智、煨姜。（《临证指南医案·卷三·木乘土》）

◆便秘

孙。长夏热伤，为疟为痢，都是脾胃受伤。老年气衰，不肯自复。清阳不肯转旋，脘中不得容纳，口味痰吐不清，脉弦，右濡涩，下焦便不通调。九窍不和，都胃病也。此刚补不安，阳土不耐辛热矣。议宣通补方，如大半夏汤之类。

大半夏汤加川连、姜汁。

又，小温中丸（白术、茯苓、陈皮、熟半夏、甘草、神曲、香附、苦参、黄连、朱砂。——编者注）。（《临证指南医案·卷三·脾胃》）

◆噎膈

毕，五四。夏间诊视，曾说难愈之疴，然此病乃积劳伤阳，年岁未老，精神已竭，古称噎膈反胃，都因阴枯而阳结也。秋分后复诊，两脉生气日索，交早咽燥，昼日溺少。五液告涸，难任刚燥阳药，是病谅非医药能愈。

大半夏汤加黄连、姜汁。（《临证指南医案·卷四·噎膈反胃》）

冯，六七。有年阳微，酒湿厚味酿痰阻气，遂令胃失下行为顺之旨。脘窄不能纳物，二便如昔，病在上中。议以苦降辛通，佐以养胃，用大半夏汤。

半夏、人参、茯苓、姜汁、川连、枳实。

又，胃属腑阳，以通为补。见症脘中窒塞，纳食不易过膈。肤浅见识，以白豆蔻、木香、沉香、麝，冀获速功。不知老人日衰，愈投泄气，斯冲和再无复振之理。故云岐子九法，后贤立辨其非。夏季宜用外台茯苓饮加菖蒲，佐以竹沥、姜汁，辛滑可矣。(《临证指南医案·卷四·噎膈反胃》)

徐，七八。老人食入，涎涌吐痰，略能咽粥，二便艰少。是阳不转旋上结，阴枯于下便难，极难调治。勿用腥油膻味。脉弦大而搏，议妙香丸。

又，妙香丸(巴豆、牛黄、冰片、麝香、轻粉、朱砂、真金箔、黄蜡、白蜜，同炼匀为丸。——编者注)仍服，每五日服大半夏汤。(《临证指南医案·卷四·噎膈反胃》)

周，六十岁。气血已衰，噎膈反胃，每每中年以后。盖操家劳瘁，必伤心脾之营，营液日枯，清气日结，而食管渐渐窄隘，郁久痰涎内聚，食入涎沫迎涌，而致反胃，此乃气分之结。萸地枸杞，滋养肝肾，胃先觉其腻滞，焉得肝肾有益。

大半夏汤。(《叶天士晚年方案真本·杂症》)

◆黄疸

杨，七十。夏热泄气，脾液外越为黄，非湿热之疸。继而不欲食，便溏。用大半夏汤通胃开饮，已得寝食。露降痰血，乃气泄不收，肃令浅。不必以少壮热症治，顺天之气，是老年调理法。

人参、炙草、生扁豆、山药、茯神、苡仁。(《临证指南医案·卷四·疸》)

◆头痛

某。头痛损目，黎明肠鸣泄泻，烦心必目刺痛流泪。是木火生风，致脾胃土位日戕。姑议泄木安土法。

人参、半夏、茯苓、炙草、丹皮、桑叶。(《临证指南医案·卷六·泄

泻》)

◆眩晕

陈。脉涩小，舌白不渴，身动呕痰，身如在舟车中。此寒热攻胃致
伤，逆气痰饮互结，通补阳明为正。白术、甘草守中，未能去湿，宜缓
商。

人参汁、半夏、枳实汁、茯苓、竹沥、姜汁。(《临证指南医案·卷
五·痰饮》)

陈氏。未病先有耳鸣眩晕，恰值二之气交，是冬藏根蒂未固，春升
之气泄越，无以制伏。更属产后精气未复，又自乳耗血，血去液亏，真
阴日损，阳气不交于阴，变化内风，上巅犯窍，冲逆肆横，胃掀吐食，
攻肠为泻，袭走脉络，肌肉皆肿。譬如诸门户尽撤，遂致暴风飘漾之状。
医者辛散苦降重坠，不但病未曾理，致阳更泄，阴愈涸。烦则震，动即
厥，由二气不能自主之义。阅王先生安胃一法，最为卓识。所参拙见，
按以两脉，右手涩弱，虚象昭然。左脉空大，按之不实，亦非肝气肝火
有余，皆因气味过辛散越，致二气造偏。兹以病因大旨，兼以经义酌方。

人参、茯苓、半夏、白芍、煨姜、炒粳米。(《临证指南医案·卷
四·呕吐》)

◆痿证

下体痿躄，先有遗泄湿疡。频进渗利，阴阳更伤。虽有参、芪、术
养脾益气，未能救下。即如长冷阳微，饭后吐食，乃胃阳顿衰，应乎卫
外失职。但下焦之病．都属精血受伤。两投温通柔剂，以肾恶燥，久病
宜通任督，通摄兼施，亦与古贤四斤、健步诸法互参。至于胃药，必须
另用。夫胃府主乎气，气得下行为顺。东垣有升阳益胃之条，似乎相悖，
然芩、连非苦降之气乎? 凡吐后一二日，停止下焦血分药，即用扶阳理
胃，二日俾中下两固。经旨谓阳明之脉，束筋骨以流利机关，本病即有
合矣。

鹿茸、归身、柏子霜、茯苓、苁蓉、巴戟、补骨脂、川石斛、牛
膝、枸杞子。

吐后间服大半夏汤加干姜、姜汁。

再诊。长夏湿热，经脉流行气钝，兼以下元络脉已虚，痿弱不耐步趋，常似酸楚，大便或结或溏，都属肝肾为病。然益下必佐宣通脉络，乃正治之法。恐夏季后湿热还扰，预为防理。

鹿角霜、生茅术、茯苓、苁蓉、归身、熟地、桑椹子、巴戟、远志、茴香、酒蒸金毛狗脊。

水熬膏。

三诊。痿躄在下，肝肾居多。但素饮必有湿热，热瘀湿滞，气血不行，筋缩，肌肉不仁，体质重著不移，无非湿邪之深沉也。若论阳虚，不该大发疮痍。但病久不可速攻，莫计效迟，方可愈也。

细生地、归身、黄柏、萆薢、苁蓉、川斛、牛膝、蒺藜。

四诊。寝食如常，脉沉而缓，独两腿内外肉脱麻木。年逾五旬，阳脉渐衰，跷维不用事，非三气杂感也。温通以佐脉络之流畅，仿古圣四金刚之属。

苁蓉、牛膝、茯苓、萆薢、木瓜、枸杞子、蒺藜。

金毛狗脊膏丸。

经云：烦劳则张，精绝，辟积于夏，令人煎厥。夫劳动阳气弛张，则精气不充，留恋其阳，虽有若无，故曰绝，积之既久，逢夏季阳气开泄，五志火动，内风以生。若煎厥，治法以清心益肾，使肝胆相火不致暴起，内风静熄，不为晕厥，然必薄味静养为稳。

细生地、连翘、知母、元参、生白芍、竹叶。(《叶天士医案》)

◆关格

某。脉寸口搏大，按之则涩，形瘦气逆，上不纳食，下不通便。老年积劳内伤，阳结不行，致脘闭阴枯，腑乏津营，必二便交阻，病名关格，为难治。

人参、枳实、川连、生干姜、半夏、茯苓。(《临证指南医案·卷四·噎膈反胃》)

◆汗证

范。脉虚无神，闻谷干呕，汗出振寒。此胃阳大虚，不必因寒热而攻邪。

人参、茯苓、炒半夏、姜汁、乌梅、陈皮。

又，脉微细小，胃阳大衰，以理中兼摄其下。

人参、淡熟附子、茯苓、炒白粳米、炒黄淡干姜。

又，人参、茯苓、干姜、煨益智仁、广皮、生白芍。(《临证指南医案·卷四·呕吐》)

据述久有胃痛，当年因痛吐蛔，服资生丸，消补相投；用八味丸，温润不合。凭脉论症，向时随发随愈。今病发一月，痛止，不纳，口味酸浊。假寐未久，忽躁热，头汗淋漓，口不渴饮。凡肝痛，必犯胃府，且攻涤寒热等药．必先入胃以分布。药不对病，更伤胃气。胃司九窍，清浊既乱于中，焉有下行为顺之理？上下不宣，状如关格，但关格乃阴枯阳结，圣贤尤以为难。今是胃伤困乏，清阳不司旋运，斯为异歧。不必以寒之不应而投热，但主伤在无形，必图清气宣通，则为善治程法。金匮大半夏汤。

大半夏汤。(《叶天士医案》)

◆麻木

秦。两年初秋发疡，脉络气血不为流行，而腹满重坠，卧则颇安，脐左动气，卧则尤甚，吐冷沫，常觉冷气，身麻语塞。肝风日炽，疏泄失职。经以肝病吐涎沫，木侮土位，自多䐜胀。丹溪云：自觉冷者，非真冷也。两次溃疡之后，刚燥热药，似难进商，议以宣通肝胃为治。有年久恙，贵乎平淡矣。

云茯苓三钱，三角胡麻搗碎，滚水洗十次三钱，厚橘红一钱，嫩钩藤一钱，熟半夏炒黄，一钱半，白旋覆花一钱

滤清，服一杯，四帖。

又，接服大半夏汤。

熟半夏炒，二钱半，云苓小块，五钱，姜汁调服，四分，人参同煎，一钱。(《临证指南医案·卷三·肿胀》)

◆疟病

伏暑成疟，舌苔浊腻，中脘不爽，恶心恶风。

藿香、厚朴、白豆蔻、杏仁、半夏、广皮白。(《未刻本叶天士医

案·保元方案》）

钱，淮安，廿二岁。露姜饮止疟，是益中气以祛邪，虚人治法皆然，脾胃未醒，忌腥酒浊味。

大半夏加橘红、益智，姜汁丸。（《叶天士晚年方案真本·杂症》）

淮安，廿二。露姜饮止疟，是益中气以祛邪，虚人治法皆然。脾胃未醒，宜忌腥酒浊味。

大半夏加益智、橘红，姜汁泛丸。（《叶氏医案存真·卷三》）

◆痰饮

程，五六。曲运神机，心多扰动，必形之梦寐，诊脉时，手指微震，食纳痰多。盖君相动主消烁，安谷不充形骸。首宜理阳明以制厥阴，勿多歧也。

人参、枳实、半夏、茯苓、石菖蒲。（《临证指南医案·卷三·木乘土》）

陆，六十。口涌清涎，不饥不食。寒热邪气，交会中焦，脾胃日困。

半夏、姜汁、茯苓、厚朴、炒常山、草果、乌梅。

又，大半夏汤（半夏、人参、白蜜。——编者注）加草果、乌梅。（《临证指南医案·卷六·疟》）

尤。口中味淡，是胃阳虚。夫浊饮下降痛缓，向有饮湿为患。若不急进温通理阳，浊饮必致复聚。议大半夏汤法。

人参、半夏、茯苓、枳实、姜汁。（《临证指南医案·卷五·痰饮》）

◆虚损

金，麒麟巷，五十九岁。平日操持，或情怀怫郁，内伤病皆脏真偏以致病。庸医但以热攻，苦辛杂沓，津枯胃惫，清气不司转旋，知饥不安谷。

大半夏汤。（《叶天士晚年方案真本·杂症》）

王。湿郁热蒸，必阳气鼓运，湿邪乃解，是寒战后身痛已缓。盖湿从战而气舒，战后阳气通和，为身热汗出耳，但脉濡神倦，余邪未尽，正气已虚，有转疟之象。用大半夏汤通补阳明。

人参、半夏、茯苓、姜汁。(《种福堂公选医案·湿》)

◆癥瘕

宿癥脘胀，似乎气滞，从小产后失调病起，三年不愈。病伤日虚，不思纳谷，经候如常，及立夏、小满，经候不来。食下即吐，汤饮下咽，脘中胀痹，腹满脐突。大便旬余始解。始而畏寒，令渐怕热。呕吐先出有形之物，继以痰涎白沫，味必酸浊。参诸经旨，全是厥阴肝经受病，阳化内风，乘犯阳明胃土，胃不主乎顺趋达肠，遂成反胃之症。治宜理肝木以安胃土，但气逆沸腾，阳药不能，下膈势必随涌。议分治方法于下。

左金丸盐水煮，蒸饼和丸。

左金平肝，苦辛气味，尤虑下行未速，加盐味令其下行。宗《内经》、本草，咸苦之味入阴，厥阳浊气退避，胃乏中流砥柱，势必风阳再逆。议坐镇中宫，木火庶不乘土。服左金丸，逾二时继用针头代赭石、化州橘红，饭和丸，煎大半夏汤，加姜汁送下。

再诊。昔人云：吐中有散，谓多呕多吐，诸气升腾而散。《内经》以阳明经脉主束筋骨，以利机关。今为厥阴风木久侵，中虚困穷，清空溃散，致浊蒙燔聚，不徒胸腹胀满，腰痹肌膜亦令浮肿。左金泻肝止呕吐，谓肝家郁勃上冲，大苦寒降其逆，大辛热泄其气。丹溪制方之义，以相火内寄于肝胆，上升之气皆从肝出，气有余便是火。此非有余，因数日不食，阳明胃土伤疲已极，中无砥柱，木横浊攻。历考治胀诸贤，河间分消三焦，戴人必攻六府，此皆有余治法。今乃虚症，若呆钝补阳，适助其胀。议通阳明，兼泄厥阴法。

人参、川楝子、延胡索、麻仁、茯苓、茺蔚子。(《叶天士医案》)

◆肿胀

浦，四九。肾气丸，五苓散，一摄少阴，一通太阳，浊泄溺通，腹满日减，不为错误。但虚寒胀病而用温补，阅古人调剂，必是通法。盖通阳则浊阴不聚，守补恐中焦易钝。喻氏谓能变胃而不受胃变，苟非纯刚之药，曷胜其任？议于暮夜服玉壶丹（即扁鹊玉壶丸。硫黄八两，麻油八两。——编者注）五分，晨进。

人参、半夏、姜汁、茯苓、枳实、干姜。(《临证指南医案·卷三·肿胀》)

◆耳聋

朱氏。上冬用温通奇经，带止经转，两月间纳谷神安。今二月初二日，偶涉嗔忿，即麻痹，干呕，耳聋，随即昏迷如厥。诊脉寸强尺弱，食减少，口味淡，微汗。此厥阴之阳化风，乘阳明上犯，蒙昧清空。法当和阳益胃治之。

人参一钱、茯苓三钱、炒半夏一钱半、生白芍一钱、乌梅七分肉、小川连二分、淡生姜二分、广皮白一钱。

此厥阴阳明药也。胃腑以通为补，故主之以大半夏汤。热壅于上，故少佐姜、连以泻心。肝为刚脏，参入白芍、乌梅，以柔之也。

又，三月初五日，经水不至，腹中微痛，右胁蠕蠕而动。皆阳明脉络空虚，冲任无贮，当与通补入络。

人参一钱，当归二钱，芜蔚子二钱，香附醋炒一钱，茯苓三钱，小茴一钱，生杜仲二钱。

又，照方去芜蔚、杜仲、白芍、官桂。(《临证指南医案·卷三·木乘土》)

# 葶苈大枣泻肺汤

【方剂组成用法】

葶苈熬令黄色，捣丸如弹丸大　大枣十二枚

上先以水三升，煮枣取二升，去枣，内葶苈，煮取一升，顿服。(《金匮要略·肺痿肺痈咳嗽上气病脉证并治第七》)

【仲景所治病证】

仲景阐发葶苈大枣泻肺汤涉及《金匮要略·肺痿肺痈咳嗽上气病脉证并治第七》《金匮要略·痰饮咳嗽病脉证并治第十二》2条。主治邪实气壅，肺痈，喘不能卧；饮邪壅肺，支饮不得息。

【叶桂主治病证】

叶桂临证用来治疗肺病、咳嗽、喘证、哮证等病证。

【临证医案举例】

◆肺病

陈，南城下，五十岁。海风入喉侵肺，久着散之无用，议缓逐以通上窍。

马勃、射干、蝉衣、麻黄。

为末。以葶苈子五钱，大枣十个煎水泛丸。（《叶天士晚年方案真本·杂症》）

◆咳嗽

陈妪。老年痰火咳逆，痰有秽气。

芦根、苡仁、桃仁、丝瓜子、葶苈、大枣。

又，下虚不纳，浊泛呕逆，痰秽气。

熟地炭、紫衣胡桃肉、炒杞子、炒牛膝、川斛、茯神。（《临证指南医案·卷五·痰》）

◆喘证

某，五二。脉右大弦，气喘咳唾浊沫，不能着枕，喜饮汤水，遇寒病发，此属饮邪留于肺卫。如见咳投以清润，愈投愈剧矣。

葶苈子、山东大枣。（《临证指南医案·卷五·痰饮》）

王。暑风热气入肺，上热，痰喘嗽。

石膏、连翘、竹叶、杏仁、桑皮、苡仁、橘红、生甘草。

又，肺气壅遏，身热喘咳，溺少。

苇茎合葶苈大枣汤。（《临证指南医案·卷五·暑》）

徐，四一。宿哮廿年，沉痼之病，无奏效之药。起病由于惊忧受寒，大凡忧必伤肺，寒入背俞，内合肺系，宿邪阻气阻痰，病发喘不得卧。譬之宵小，潜伏里冉，若不行动犯窍，难以强执。虽治当于病发，投以搜逐，而病去必当养正。今中年，谅无大害，精神日衰，病加剧矣。

肾气去桂、膝。病发时葶苈大枣汤或皂荚丸（皂荚，蜜丸，枣膏汤送。——编者注）。（《临证指南医案·卷四·哮》）

朱。风温不解，邪结在肺，鼻窍干焦，喘急腹满，声音不出。此属上痹，急病之险笃者。急急开其闭塞。

葶苈大枣合苇茎汤（苇茎、苡仁、桃仁、瓜瓣。——编者注）。

又，风温喘急，是肺痹险症。未及周岁，脏腑柔嫩，故温邪内陷易结。前用苇茎汤，两通太阴气血颇验，仍以轻药入肺。昼夜竖抱，勿令横卧为要。用泻白散法。

桑白皮、地骨皮、苡仁、冬瓜仁、芦根汁、竹沥。（《临证指南医案·卷四·肺痹》）

◆哮证

陈，四八。哮喘不卧，失血后，胸中略爽。

苇茎汤加葶苈、大枣。（《临证指南医案·卷四·哮》）

徐，四一。宿哮廿年，沉痼之病，无奏效之药。起病由于惊忧受寒，大凡忧必伤肺，寒入背俞，内合肺系，宿邪阻气阻痰，病发喘不得卧。譬之宵小，潜伏里冉，若不行动犯窃，难以强执。虽治当于病发，投以搜逐，而病去必当养正。今中年，谅无大害，精神日衰，病加剧矣。

肾气去桂、膝。病发时葶苈大枣汤或皂荚丸（皂荚，蜜丸，枣膏汤送。——编者注）。（《临证指南医案·卷四·哮》）


# 桂枝甘草龙骨牡蛎汤

【方剂组成用法】

桂枝一两去皮　甘草二两炙　牡蛎二两熬　龙骨二两

上四味，以水五升，煮取二升半，去滓，温服八合，日三服。（《伤寒论·卷之三·辨太阳病脉证并治中第六》）

【仲景所治病证】

仲景阐发桂枝甘草龙骨牡蛎汤涉及《伤寒论·卷之三·辨太阳病脉证并治中第六》118条。主治心阳虚之烦躁。

【叶桂主治病证】

叶桂临证用来治疗遗精、产后神昏、产后汗证等病证。

**【临证医案举例】**

◆遗精

安。脉坚，咽阻心热，得嗳气略爽，腰膝软弱，精滑自遗。必因惊恐，伤及肝肾，下虚则厥阳冲逆而上。法宜镇逆和阳，继当填下。

生白芍、桂枝木、生牡蛎、龙骨、茯神、大枣、小黑稽豆皮。（《临证指南医案·卷一·虚劳》）

◆产后神昏

产后蓐劳，厥阳逆行，头痛昏晕身热。

生龙骨、生白芍、炙甘草、当归、生牡蛎、桂枝木、大枣肉、羊肉。（《眉寿堂方案选存·卷下·女科》）

新产阴气下泄，阳气上冒。日晡至戌、亥，阳明胃衰，厥阴肝横，肝血无藏，气冲扰膈，致心下格拒，气干膻中，神识昏谵。若恶露冲心则死，焉有天明再醒之理？回生丹（大黑豆、苏木、大黄、米醋、人参、川芎、当归、熟地、茯苓、香附、延胡、苍术、桃仁、蒲黄、乌药、牛膝、地榆、橘红、白芍、羌活、炙草、五灵脂、山萸、三棱、高良姜、木香、木瓜、青皮、白术、益母草、乳香、没药、马鞭草、秋葵子。——编者注）酸苦直达下焦血分，用之不应，谅非瘀痹。想初由汗淋发热，凡外感风寒，理从外解。此热炽神乱，即仲景之新产郁冒也。倘失治必四肢牵掣，如惊如风痫，立见危殆。议从亡阳汗出谵语例，用救逆法。

龙骨、桂枝、南枣、牡蛎、炙草、小麦。（《眉寿堂方案选存·卷下·女科》）

◆产后汗证

产后汗大出，目瞑神昏，此为郁冒欲脱，大危之象。勉拟镇固补虚一法。

生龙骨、桂枝、人参、生牡蛎、炙草、归身。

生羊肉煎汤。（《眉寿堂方案选存·卷下·女科》）

# 桂枝去芍药加蜀漆牡蛎龙骨救逆汤

## 【方剂组成用法】

桂枝三两去皮　甘草二两炙　生姜三两切　大枣十二枚擘　牡蛎五两熬　蜀漆三两洗去腥　龙骨四两

上七味，以水一斗二升，先煮蜀漆，减二升；内诸药，煮取三升，去滓，温服一升。

本云桂枝汤，今去芍药，加蜀漆牡蛎龙骨。（《伤寒论·卷之三·辨太阳病脉证并治中第六》）

桂枝三两去皮　甘草二两炙　生姜三两切　大枣十二枚擘　牡蛎五两熬　蜀漆三两洗去腥　龙骨四两

上为末，以水一斗二升，先煮蜀漆，减二升，内诸药，煮取三升，去滓，温服一升。（《金匮要略·惊悸吐血下血胸满瘀血病脉证治第十六》）

## 【仲景所治病证】

仲景阐发桂枝去芍药加蜀漆牡蛎龙骨救逆汤涉及《伤寒论·卷之三·辨太阳病脉证并治中第六》112条及《金匮要略·惊悸吐血下血胸满瘀血病脉证治第十六》1条。主治心阳虚惊狂证，伤寒脉浮，医以火迫劫之亡阳，惊狂，卧起不安。

## 【叶桂主治病证】

叶桂临证用来治疗寒热、不寐、神昏、呕吐、痞满、泄泻、头痛、遗精、汗证、虚损、疟病、月经先期、产后神昏、产后汗证等病证。

## 【临证医案举例】

◆寒热

阳气发泄，寒热脉大。

蜀漆、龙骨、人参、桂木、牡蛎、生芍。（《眉寿堂方案选存·卷上·疟疾》）

◆不寐

艾。自半月前，寒热两日，色脉愈弱，食减寝少，神不自持，皆虚脱之象。议固之涩之，不及理病。

人参、生龙骨、牡蛎、桂枝、炙草、南枣肉。

又，脉神稍安。议足三阴补方。

人参、砂仁末炒、熟地、炒黑杞子、茯神、五味、牛膝炭。（《临证指南医案·卷三·脱》）

◆神昏

陈。前方复疟昏迷，此皆阳气上冒。

救逆汤去姜，加芍。

又，镇逆厥止，议养心脾营阴，乃病后治法。

人参、炙草、杞子、桂圆、炒白芍、枣仁、茯神、远志。（《临证指南医案·卷六·疟》）

此血痹之症，产蓐百脉皆动，春寒凛冽，客气乘隙袭入经络，始而热胜，继则寒多。邪渐陷于阴络，致夜分偏剧汗多，神昏谵语，由邪逼神明，岂是小病？正如仲景劫汗亡阳、惊谵同例。议救逆汤减芍药方治。（《叶氏医案存真·卷三》）

凌。脉大不敛，神迷呓语。阴阳不相交合，为欲脱之象。救阴无速功，急急镇固阴阳，冀其苏息。

人参、茯神、阿胶、淮小麦、龙骨、牡蛎。

又，阴液枯槁，阳气独升，心热惊惕，倏热汗泄。议用复脉汤，甘以缓热，充养五液。

复脉（炙甘草汤。——编者注）去姜、桂，加牡蛎。

又，胃弱微呕，暂与养阳明胃津方。

人参、炒麦冬、炒白粳米、茯神、鲜莲子肉、川斛。

又，人参秋石水拌烘、熟地炭、天冬、麦冬、茯神、鲜生地。

又，秋燥上薄，嗽甚微呕，宜调本，兼以清燥。

人参秋石水拌烘、麦冬、玉竹、生甘草、南枣、白粳米。

又，安胃丸（乌梅、川椒、附子、桂枝、干姜各一两，黄柏二两，黄连五钱,川楝子肉、广皮、青皮各二两,白芍三两,人参量加,如有邪者可勿用。再用川椒、乌梅汤法丸。——编者注)二钱,秋石拌人参汤送。(《临证指南医案·卷三·脱·阴阳并虚》)

◆呕吐

朱氏。久损不复,真气失藏。交大寒节,初之气,厥阴风木主候,肝风乘虚上扰。气升则呕吐,气降则大便,寒则脊内更甚,热则神烦不宁,是中下之真气杳然。恐交春前后,有厥脱变幻。拟进镇逆法。

人参、生牡蛎、龙骨、附子、桂枝木、生白芍、炙草。(《临证指南医案·卷三·脱虚》)

◆痞满

暑热未退,胃气已虚,蛔逆中痞,呕吐涎沫,是厥阴犯胃,胃气有欲到之象,进安胃法。

进安胃法呕逆稍缓,夜寐神识不安,辰前寒战畏冷,是寒热反复,阴阳并伤,有散失之势,拟救逆法,镇摄阴阳,得安其位,然后病机可减。

龙骨、桂枝木、人参、牡蛎、生白芍、蜀漆。(《眉寿堂方案选存·卷上·疟疾》)

◆泄泻

蔡。神气索然,腹中动气,舌红嗌干,寒热日迟。平素积劳致虚,邪伏厥阴,脉促细坚,温清难用。勉议复脉汤,存阴勿涸,希图援救。

复脉汤。

又,两投复脉,色脉略转。所言平素积虚,不但疟邪内陷,阳结于上则胸痞,阴走于下则频利,非徒开泄攻邪也。

救逆汤去姜。

又,奔脉动气,皆是阳虚浊泛,当和营理阳。

人参、茯苓、归身、炙草、桂心、牡蛎、煨姜、大枣。

又,冲气填塞,邪陷下痢,势非轻小。用泻心法。

人参、淡干姜、熟附子、川连、黄芩、枳实。

又,人参、淡干姜、生地、炒桃仁。(《临证指南医案·卷七·痢》)

◆头痛

周。脉革无根，左尺如无，大汗后，寒痉，头巅痛，躁渴不寐，此属亡阳。平昔饮酒少谷，回阳辛甘，未得必达。有干呕格拒之状，真危如朝露矣。勉拟仲景救逆汤，收摄溃散之阳，冀有小安，再议治病。

救逆汤加参、附。(《临证指南医案·卷三·脱》)

◆遗精

某。脉虚色白，陡然大瘦，平昔形神皆劳，冬至初阳动，精摇下泄。加以夜坐不静养，暴寒再折其阳，身不发热，时时惊惕烦躁。从仲景亡阳肉瞤例，用救逆汤法。必得神气凝静，不致昏痉瘛疭之变。

救逆汤去芍。(《临证指南医案·卷三·遗精》)

阳虚阴亦伤损，疟转间日，虚邪渐入阴分，最多延入三日阴疟。从前频厥，专治厥阴肝脏而效。自遗泄至今，阴不自复，鄙见早服金匮肾气丸四五钱，淡盐汤送，午前进镇阳提邪方法，两路收拾，阴阳仍有泄邪功能，使托邪养正，两无妨碍。

人参、生龙骨、生牡蛎、炒黑蜀漆、川桂枝、淡熟附子、炙草、南枣、生姜。

此仲景救逆汤法也，龙属阳入肝，蛎属阴入肾。收涩重镇，脏真自固，然二者顽钝呆滞，藉桂枝以入表，附子以入里，蜀漆飞入经络，引其固涩之性，趋走护阳，使人参、甘草以补中阳，姜、枣以和营卫也。(《叶氏医案存真·卷一》)

阴疟三年不愈，下虚遗泄。

蜀漆、牡蛎、炙黄芪、桂枝、龙骨、炙甘草。(《眉寿堂方案选存·卷上·疟疾》)

◆汗证

曹。寒从背起，汗泄甚，面无淖泽，舌色仍白。邪未尽，正先怯，心虚痉震，恐亡阳厥脱。议用仲景救逆法加参。

又，舌绛，口渴，汗泄，疟来日晏。寒热过多，身中阴气大伤。刚补勿进，议以何人饮(何首乌、人参、当归、陈皮、煨姜。——编者注)。

人参、何首乌。(《临证指南医案·卷六·疟》)

吴。体丰色白，阳气本虚。夏秋伏暑，夹痰饮为疟。寒热夜作，邪已入阴。冷汗频出，阳气益伤。今诊得脉小无力，舌白，虚象已著。恐延厥脱之虑，拟进救逆汤法。

人参、龙骨、牡蛎、炙草、桂枝木、炒蜀漆、煨姜、南枣。

又，闽产阳气偏泄，今年久热伤元，初疟发散，不能去病，便是再劫胃阳，致邪入厥阴，昏冒大汗。思肝肾同属下焦，厥阳夹内风冒厥，吐涎沫胶痰。阳明胃中，久寒热戕扰，空虚若谷，风自内生。阅医药，不分经辨症，但以称虚道实，宜乎鲜有厥效。议用仲景安胃泄肝一法。

人参、川椒、乌梅、附子、干姜、桂枝、川连、生牡蛎、生白芍。

又，诸症略减，寒热未止。尚宜实阳明，泄厥阴为法。

人参、炒半夏、淡干姜、桂枝木、茯苓、生牡蛎。

又，天暴冷，阳伤泄泻。脉得左手似数而坚，口微渴，舌仍白。阴液既亏，饮水自救，非热炽也。议通塞两用，冀其寒热再缓。

人参、淡附子、桂枝木、茯苓、生牡蛎、炒黑蜀漆。（《临证指南医案·卷六·疟》）

诊脉百至，数促而扰。劳损数年，不复寒热。大汗泄越，将及半载。卧枕嗽甚，起坐少缓。谷食大减，大便不实。由下焦损伤，冲脉之气震动，诸脉皆逆。医投清热理肺，降气消痰，益令胃气戕害。昔越人有下损过脾不治之训。此寒热汗出，二气不交所致，秋半之气不应天气，肃降乖离，已见一斑。生阳不发，入冬可虑。急固散越之阳，望其寒热汗出，稍缓再商。

救逆汤去白术，加人参。（《叶天士医案》）

◆虚损

形色脉证俱虚，寒热结耗胃津，脘中不知饥饿，二便皆觉不爽，徒进清热，消克中宫，更是坐困，考古暑病凡旬日不解，必当酸泄矫阳，以苏胃汁，元虚之体，恐滋变病。

桂枝木、生牡蛎、炒乌梅、生白芍、炒蜀漆、大枣。

又，去大枣，加龙骨。（《眉寿堂方案选存·卷上·疟疾》）

◆疟病

张，茜泾，三十七岁。三疟已十三个月，汗多不解，骨节痛极，气短嗳噫，四肢麻。凡气伤日久，必固其阳。

人参、炒蜀漆、生左牡蛎、桂枝、淡熟川附子、五花生龙骨、老生姜、南枣肉。(《叶天士晚年方案真本·杂症》)

◆月经先期

时令温邪内迫，经水不应期至，淋淋不断，二便不通，唇舌俱白，不喜冷饮，神呆恍惚，言语支离。诊脉细小欲绝。当芒种、夏至，阳极泄越，阴未来复，神魂不摄，是谓亡阳昏谵，最属危脱之象。拟用仲景救逆法以扼其危。

人参、牡蛎、蜀漆、龙骨、制附子、炙草、桂枝、南枣肉。(《叶天士医案》)

◆产后神昏

新产阴气下泄，阳气上冒。日晡至戌、亥，阳明胃衰，厥阴肝横，肝血无藏，气冲扰膈，致心下格拒，气干膻中，神识昏谵。若恶露冲心则死，焉有天明再醒之理？回生丹酸苦直达下焦血分，用之不应，谅非瘀痹。想初由汗淋发热，凡外感风寒，理从外解。此热炽神乱，即仲景之新产郁冒也。倘失治必四肢牵掣，如惊如风痫，立见危殆。议从亡阳汗出谵语例，用救逆法。

龙骨、桂枝、南枣、牡蛎、炙草、小麦。(《眉寿堂方案选存·卷下·女科》)

◆产后汗证

产后血去阴伤，肝肾先亏，致奇经诸络不至内固，阴既不守，阳泄为汗，多惊多恐，神气欲撒。此摄阴固液，而有形岂易速旺？古人必曰封固，曰镇纳，皆为此而致。

人参、桂枝、龙骨、炙草、附子、煨姜、牡蛎、蜀漆。(《眉寿堂方案选存·卷下·女科》)

# 桂枝加桂汤

## 【方剂组成用法】

桂枝五两去皮　芍药三两　生姜三两切　甘草二两炙　大枣十二枚擘

上五味，以水七升，煮取三升，去滓，温服一升。

本云桂枝汤，今加桂满五两。所以加桂者，以能泄奔豚气也。(《伤寒论·卷之三·辨太阳病脉证并治中第六》)

## 【仲景所治病证】

仲景阐发桂枝加桂汤涉及《伤寒论·卷之三·辨太阳病脉证并治中第六》117条。主治心阳虚气从少腹上冲心之奔豚。

## 【叶桂主治病证】

叶桂临证用来治疗腹痛及产后腹痛。

## 【临证医案举例】

◆腹痛

朱。入暮腹痛鸣响，睾丸久已偏坠，春正下血经月，颜色鲜明。此痛决非伤瘀积聚，乃营损寒乘，木来侮土，致十四载之缠绵。调营培土，以甘泄木，散郁宜辛。节口戒欲，百天可效。

人参、炒当归、炒白芍、肉桂、炮姜、茯苓、炙草、南枣。

又，细推病情，不但营气不振，而清阳亦伤。洞泄不已，而辛润宜减，甘温宜加。从桂枝加桂汤立法。

人参、桂枝、茯苓、生白芍、炙草、肉桂、煨姜、南枣。

又，仍议理营。

人参、于术、茯苓、炮姜、桂心、白芍，真武丸二钱。(《临证指南医案·卷七·便血》)

◆产后腹痛

半产后，冲任虚，瘕聚，少腹痛，胃痛形寒身疼。

桂枝加桂、当归、茯苓，去姜。(《眉寿堂方案选存·卷下·女科》)

# 炙甘草汤

**【方剂组成用法】**

甘草四两炙　生姜三两切　人参二两　生地黄一斤　桂枝三两去皮

阿胶二两　麦门冬半升去心　麻仁半升　大枣三十枚擘

上九味，以清酒七升，水八升，先煮八味，取三升，去滓，内胶烊

消尽，温服一升，日三服。

一名复脉汤。（《伤寒论·卷之四·辨太阳病脉证并治下第七》）

**【仲景所治病证】**

仲景阐发炙甘草汤涉及《伤寒论·卷之四·辨太阳病脉证并治下第

七》1条。主治心悸阴阳两虚证，症见伤寒心悸，脉结代。

**【叶桂主治病证】**

叶桂临证用来治疗发热、温病、喘证、心悸、神昏、狂证、胃脘

痛、泄泻、痢疾、胁痛、头痛、眩晕、中风、痹证、汗证、虚损、热入

血室、闭经、产后郁冒、子嗽、妊娠耳聋等病证。

**【临证医案举例】**

◆发热

陈，十二。稚年阴亏阳亢，春阳化风地升，暮热晨汗，肌柔白，脉

数虚。非客邪清解，仿仲景复脉法。

本方去姜、桂，加甘蔗汁。（《临证指南医案·卷一·虚劳》）

某氏。心中烦热，正值经来，而热渴不已。若清肺气大谬，用复脉

法。

炙甘草、生地、阿胶、麦冬、枣仁、蔗浆。（《临证指南医案·卷

五·燥》）

顾，二八。脉左坚，阴伤失血致咳。

复脉去参、桂、姜，加白芍。（《临证指南医案·卷二·吐血》）

王，二六。脉小数，能食，干咳暮甚。冬藏失纳，水亏温伏。防其

失血，用复脉法。

复脉汤去参、姜、桂。（《临证指南医案·卷二·咳嗽》）

吴江，十六。天癸尚未至，肉瘦形悴，呛嗽，著枕更剧，暮夜内外皆热，天明微汗热减，痰出或稠或稀，咽中总不爽利。此先天禀赋之薄，稍长真阴不旺，阴虚则生内热。怡悦勿事针黹，必俟经来可得热除。不然，即世俗所称干血劳怯。

复脉法去麻仁（《叶天士医案》《叶天士晚年方案真本·杂症》中也录有本案，编者注）。（《叶氏医案存真·卷三》）

◆温病

关。阴虚夹温邪，寒热不止。虽不宜发散消食，徒补亦属无益。拟进复脉汤法。

炙甘草、阿胶、生白芍、麦冬、炒生地、炒丹皮。

青甘蔗汁煎。（《临证指南医案·卷五·温热》）

毛。瘦人而病温热，神呆舌赤。诊脉时，两手牵掣震动。此津液受劫，肝风内鼓，是发痉之原。议以养胃汁，熄肝风，务在存阴耳。用仲景复脉汤法，去参、姜、桂。（《临证指南医案·卷七·痉厥》）

温邪水亏热入，脉细数，口渴舌绛，不知饥饿，皮肤干涩甲错。热劫津液，务以存阴为先，不当以苦寒反令化热。

复脉汤。（《眉寿堂方案选存·卷上·冬温》）

张，五五。劳倦内伤，温邪外受，两月不愈。心中温温液液，津液无以上供，夜卧喉干燥。与复脉汤去姜、桂、参，三服后可加参。（《临证指南医案·卷五·温热》）

◆喘证

积劳伏热，值初冬温暖，天地气不收降，伏邪因之而发，是为冬温。实非暴感，表散无谓。其痰喘气促，左胁刺痛，系身中左升不已，右降失职。高年五液已衰，炎上之威莫制，脉现左细右搏，尤属阴气先伤。烦劳兼以嗔怒，亦主七情动阳。从来内伤兼症，不与外感同法。苦辛劫烁胃津，阴液日就枯槁。故仲景凡于老人虚体，必以甘药调之。夫喘咳之来，固是肺热，以诊脉、面色论之，为下虚正气不主摄纳，肾病何疑？即初起热利，亦是阴不固。拟用复脉汤。

炙甘草、炙生地、炒麦冬、生白芍、麻仁、蔗浆。（《叶氏医案存真·卷二·复脉汤》）

毛。少阴不藏，温邪深入。喘促汗出，渴不多饮，舌辛似缩，症非轻小。拟用复脉汤，为邪少虚多之治，去姜。

又，舌绛汗泄，齿燥痰腻。热劫津液，最防痉厥。

复脉汤去姜、桂。（《临证指南医案·卷七·痉厥》）

◆心悸

金，四二。脏液不充，阳气虚风鼓动，病起喉辣心震。频频举发，多因劳怒。用《内经》甘缓一法。

人参、萸肉炭、白芍、炙甘草、茯神、小麦。

又，复脉汤去桂。（《临证指南医案·卷八·咽喉》）

营阴枯槁，心悸，嘈杂，咳嗽。

炙甘草汤去参、姜，加牡蛎、白芍。（《未刻本叶天士医案·方案》）

张。营络热，心震动。

复脉汤去姜、桂、参，加白芍。（《临证指南医案·卷五·温热》）

◆神昏

凌。脉大不敛，神迷呓语。阴阳不相交合，为欲脱之象。救阴无速功，急急镇固阴阳，冀其苏息。

人参、茯神、阿胶、淮小麦、龙骨、牡蛎。

又，阴液枯槁，阳气独升，心热惊惕，倏热汗泄。议用复脉汤，甘以缓热，充养五液。

复脉去姜、桂，加牡蛎。

又，胃弱微呕，暂与养阳明胃津方。

人参、炒麦冬、炒白粳米、茯神、鲜莲子肉、川斛。

又，人参秋石水拌烘、熟地炭、天冬、麦冬、茯神、鲜生地。

又，秋燥上薄，嗽甚微呕。宜调本，兼以清燥。

人参秋石水拌烘、麦冬、玉竹、生甘草、南枣、白粳米。

又，安胃丸（乌梅、川椒、附子、桂枝、干姜各一两，黄柏二两，黄连五钱，川楝子肉、广皮、青皮各二两，白芍三两，人参量加，如有邪者可勿用。再用川椒、乌梅汤法丸。一方无广皮，有当归、细辛。——编者注）二钱，秋石拌人参汤送。（《临证指南医案·卷三·脱》）

阴阳两为病伤，热邪深陷至阴。阴液涸尽，遂躁乱不已，已属至危。思从前诸医发散、消导、苦寒、辛燥，都令劫烁阴阳。仲景云：凡元气有伤而病不减，可与甘药。仿此。

复脉汤。（《眉寿堂方案选存·卷上·暑》）

◆狂证

袁，二一。神识不甚灵慧，陡然狂乱入并。夫暴病痰、火、风为多，今诊视色脉，产后未满百日，多惊怕，五味皆变。厥阴肝木顺乘阳明，古称一阴一阳变乱为痫。先以清心胞，解营热，食进便通，再酌调理。

犀角、生地、菖蒲、元参心、羚羊角、郁金、竹叶心、连翘心。

又，复脉汤去参、姜、桂。（《临证指南医案·卷九·产后》）

◆胃脘痛

罗，十九。血去络伤，阳气上蒸，胸胁微痛，非有形滞浊。脉得左关前动跃如浮，头中微晕，阳气化风何疑？

鲜生地、玄参心、麦冬、地骨皮、知母、川斛。

又，左脉形略敛仍坚，微晕喉燥，脘痛热蒸。阳明津衰，厥阴阳风自动，而胃气欲逆。大便不爽，是其明征。熄风和阳，必用柔缓，少佐宣畅脘气，亦暂进之法。

鲜生地、麦冬、火麻仁、桑叶、郁金、生香附汁。

又，复脉去参、姜、桂，加白芍。（《临证指南医案·卷二·吐血》）

◆泄泻

舌干不喜饮，腹鸣下利，皆阴液不肯上注，亦属枯槁之象。仲景于邪少虚多，每以复脉汤升其津液。

复脉汤去桂枝、麻仁，冲入青蔗浆一杯。（《眉寿堂方案选存·卷上·冬温》）

◆痢疾

蔡。脉右数，左细数，面垢舌燥，白苔点点，肌肤甲错，左胁动气，伏暑当秋凉而发。初病如疟，当从苦辛寒法。里邪炽烈，变为下痢，胃津被劫，阴液大耗。昔贤于热病液涸，急以救阴为务。苟胃关得苏，渐以冀安。否则，犯喻氏所指客邪内陷，液枯致危之戒矣。

复脉汤去姜、桂、麻。

又，酸甘化阴法。

人参、生地、乌梅、炙草、麦冬、木瓜。(《临证指南医案·卷七·痢》)

◆胁痛

汪，六八。嗔怒动肝，寒热旬日，左季胁痛，难以舒转，此络脉瘀痹。防有见红之事，静调勿劳可愈。

桃仁、归须、五加皮、泽兰、丹皮、郁金。

又，桃仁、归须、丹皮、桑叶、川楝子皮、黑山栀皮。

又，络虚则热，液亏则风动。痛减半，有动跃之状。当甘缓理虚。

炙甘草汤去姜、桂。

又，痛止，便难，液耗风动为秘。议用东垣通幽法。

当归、桃仁、柏子霜、火麻仁、郁李仁、松子肉、红花。(《临证指南医案·卷八·胁痛》)

◆头痛

程。既知去血过多，为阴虚阳实之头痛，再加发散，与前意相反矣。

复脉去参、姜、桂，加左牡蛎。

又，脉数虚而动，足征阴气大伤，阳气浮越。头痛筋惕，仍与镇摄之法。

牡蛎、阿胶、人参、生地、炙草、白芍、天冬。(《临证指南医案·卷八·头痛》)

费，十一。久疟伤阴，冬季温舒，阳不潜藏，春木升举，阳更泄越。入暮寒热，晨汗始解，而头痛，口渴，咳嗽，阴液损伤，阳愈炽。

冬春温邪，最忌发散，谓非暴感，汗则重劫阴伤，迫成虚劳一途。况有汗不瘁，岂是表病？诊得色消肉烁，脉独气口空搏，与脉左大属外感有别。更有见咳不已，胶为肺热，徒取清寒消痰降气之属，必致胃损变重。尝考圣训，仲景云：凡元气已伤而病不愈者，当与甘药。则知理阳气，当推建中，顾阴液，须投复脉，乃邪少虚多之治法。但幼科未读其书，焉得心究是理。然乎？否乎？

炙甘草、鲜生地、麦冬、火麻仁、阿胶、生白芍、青蔗浆。

又，由阴伤及胃，痿黄，食少餐。法当补养胃阴，虚则补母之治也。见咳治肺，生气日惫矣。

金匮麦门冬汤（麦冬、半夏、人参、甘草、大枣、粳米。——编者注）。（《临证指南医案·卷二·咳嗽》）

汪。劳倦更感温邪，阳升头痛，寒热战栗，冷汗。邪虽外达，阳气亦泄，致神倦欲眠，舌赤黄苔，口不知味。当以育阴除热为主，辛散苦降非宜。

复脉汤去参、姜、桂、麻，加青甘蔗浆。（《临证指南医案·卷五·温热·劳倦感温阴液燥》）

朱，五四。阳明脉弦大而坚，厥阴脉小弦数促，面赤头痛，绕及脑后，惊惕肉瞤瞤，絷絷汗出，早晨小安，入暮偏剧。此操持怫郁，肝阳挟持内风直上巅顶，木火戕胃为呕逆，阳越为面赤汗淋。内因之病，加以司候春深，虑有暴厥瘛疭之患。夫肝为刚脏，胃属阳土。姑议柔缓之法，冀有阳和风熄之理。

复脉去参、姜、桂，加鸡子黄、白芍。（《临证指南医案·卷一·头风》）

◆眩晕

某。阳升风动，眩晕心悸，鼻衄，经停两月。

生地、阿胶、麦冬、白芍、柏子仁、枣仁、茯神、炙草。（《临证指南医案·卷九·调经·阴虚风阳动》）

◆中风

沈，四十九岁。脉细而数，细为脏阴之亏，数为营液之耗。上年夏秋病伤，更因冬暖失藏，入春地气升，肝木风动，遂令右肢偏痿，舌本络强言謇，都因根蒂有亏之症。庸俗泄气降痰，发散攻风，再劫真阴，渐渐神惯如寐。倘加昏厥，将何疗治？议用仲景复脉法。

复脉汤去姜、桂。(《临证指南医案·卷一·中风》)

◆痹症

金，女。温邪深入营络，热止，膝骨痛甚。盖血液伤极，内风欲沸，所谓剧则瘛疭，痉厥至矣。总是消导苦寒，冀其热止，独不虑胃汁竭、肝风动乎？拟柔药缓络热熄风。

复脉汤去参、姜、麻仁，生鳖甲汤煎药。(《临证指南医案·卷一·肝风》)

◆汗证

某。脉虚细，夜热晨寒，烦倦口渴，汗出。脏液已亏，当春气外泄。宗《内经》凡元气有伤，当与甘药之例，阴虚者用复脉汤。

炙甘草七分、人参一钱、阿胶二钱、火麻仁一钱、生地二钱、麦冬一钱、桂枝三分、生白芍一钱半。(《临证指南医案·卷一·虚劳》)

阴液枯槁，阳气独升，心热惊惕，倏热汗泄，议用复脉汤，甘以缓热，充养五液。

人参、阿胶、炙草、麦冬、牡蛎、麻仁、细生地。(《叶氏医案存真·卷三》)

◆虚损

蔡。神气索然，腹中动气，舌红嗌干，寒热日迟。平素积劳致虚，邪伏厥阴，脉促细坚，温清难用。勉议复脉汤，存阴勿涸，希图援救。

复脉汤。

又，两投复脉，色脉略转。所言平素积虚，不但疟邪内陷。阳结于上则胸痞，阴走于下则频利，非徒开泄攻邪也。

救逆汤去姜。

又，奔脉动气，皆是阳虚浊泛，当和营理阳。

人参、茯苓、归身、炙草、桂心、牡蛎、煨姜、大枣。

又，冲气填塞，邪陷下痢，势非轻小。用泻心法。

人参、淡干姜、熟附子、川连、黄芩、枳实。

又，人参、淡干姜、生地、炒桃仁。(《临证指南医案·卷七·痢》)

潮热耳聋汗出，神识昏冒，脉细数下垂入尺。壮年热病，脉形如是之衰，怕其昏厥在迩，以上实下虚故也。拟复脉汤法。

复脉汤去姜、桂，加蔗浆。(《眉寿堂方案选存·卷上·暑》)

伏邪留于少阴、厥阴之间，为三日疟，百日不愈，邪伤真阴，梦遗盗汗，津液日枯，肠燥便难。养阴虽似有理，但深沉疟邪，何以追拔扫除？议以早服仲景鳖甲煎丸三十粒，开水送，午后服养阴通阳药，用复脉汤加减。

生牡蛎、鹿角霜、酸枣仁、阿胶、麦冬、炙草、生地、桂枝、大枣（《眉寿堂方案选存·卷上·疟疾》也录有本案，编者注）。(叶桂《叶氏医案存真·卷一》)

干血瘵疾，不易调治。

炙甘草汤。(《未刻本叶天士医案·保元方案》)

黄，二六。阴伤劳损。

清阿胶、鸡子黄、生地、麦冬、麻子仁、炙甘草、南枣。(《临证指南医案·卷一·虚劳》)

某。脉虚细，夜热晨寒，烦倦口渴，汗出。脏液已亏，当春气外泄。宗《内经》凡元气有伤，当与甘药之例，阴虚者用复脉汤（炙草、桂枝、人参、麻仁、生地、阿胶、麦冬、生姜、大枣。——编者注）。

炙甘草七分、人参一钱、阿胶二钱、火麻仁·钱、生地二钱、麦冬一钱、桂枝三分、生白芍一钱半。(《临证指南医案·卷一·虚劳》)

某。阳津阴液重伤，余热淹留不解。临晚潮热，舌色若赭，频饮救亢阳焚燎，究未能解渴。形脉俱虚，难投白虎。议以仲景复脉一法，为邪少虚多，使少阴、厥阴二脏之阴少苏，冀得胃关复振。因左关尺空数不藏，非久延所宜耳。

人参、生地、阿胶、麦冬、炙草、桂枝、生姜、大枣。(《临证指南医案·卷五·燥》)

肾虚温邪内入，形神消烁，无寐废食，临晚寒热，得汗而解，议用

复脉汤去姜加芍。(《眉寿堂方案选存·卷上·冬温》)

天癸从未至，肉瘦色瘁，咳呛着枕更甚，暮夜内外皆热，天明汗出热减，痰出或稠或稀，咽中总不爽利。此先天最薄，真阴不旺，勿攻针黹，务安闲怡悦，俾经来可以热除，不然，世称干血劳矣。

复脉汤去麻仁。(《眉寿堂方案选存·卷下·女科》)

邪脉悉退，微迟和缓，用平调营卫，胃气自复，复脉汤主之。

人参、麦冬、炙草、阿胶、茯神、白芍、麻仁、五味、炒生地。(《叶氏医案存真·卷二》)

仰，三十岁。产后自乳三年，肉消夜热，咳嗽蓐劳，皆产伤真阴，阴虚生热。络中无血，气入络，变化有形，为气聚之瘕。医攻瘕则谬，理嗽亦非。以下损之伤，在肝肾、奇经之虚，肺药寒凉，望其止嗽，嗽必不效，胃伤经阻则凶。

炙甘草汤。(《叶天士晚年方案真本·杂症》)

又，吸短欲躁，午后至更深为甚，热入阴中，子后清阳用事稍和。自云心中不舒，热熏脚楚。仿邪少虚多例，用仲景复脉汤。

炙草、生芍、人参、生地、麦冬、麻仁、阿胶、鸡子黄。(《叶氏医案存真·卷一》)

张。脉数虚，舌红口渴，上腭干涸，腹热不饥。此津液被劫，阴不上承，心下温温液液。用炙甘草汤（炙甘草汤又名复脉汤：炙草、桂枝、人参、麻仁、生地、阿胶、麦冬、生姜、大枣。——编者注）。

炙甘草、阿胶、生地、麦冬、人参、麻仁。(《临证指南医案·卷五·燥》)

朱先生。劳倦嗔怒，是七情内伤，而温邪感触，气从口鼻直自膜原中道。盖伤寒阳症，邪自太阳，次第传及，至于春温夏热，则鼻受气，肺受病，口入之气，竟由脘中，所以原有手经见症，不比伤寒足六经之病也。其原不同，治法亦异。仲景论温邪不可发汗，汗则劫津伤阳，身必灼热，一逆尚引日，再逆促命期。又云：鼻息鼾，语言难出，剧则惊痫瘛疭，无非重劫津液所致。今病发热，原不是太阳客邪见症，所投羌、防辛温表汗，此误即为逆矣。上窍不纳，下窍不便，亦属常事。必以攻下，希图泄热。殊不知强汗劫津而伤阳，妄下劫液更亡阴。顷诊脉，两手如搐而战，舌干燥而无苔，前板齿干，目欲瞑，口欲开，周身灯照，而淡晦斑纹隐隐约约，几日来时有呃逆。因胃乏谷气而中空，肝阳冲突上冒肆虐耳。为今返正，先与糜粥，使胃中得濡，厥阳不致上冒，而神昏之累可已。进药之理，甘温可以生津除热，即斑疹亦不足虑。观仲景论中，邪少虚多，阴液阳津并涸者，复脉汤主之，谨仿此义。

炙甘草、人参、生地、白芍、阿胶、麦冬。(《叶氏医案存真·卷二》)

◆热入血室

沈氏。温邪初发，经水即至，寒热，耳聋，干呕，烦渴饮，见症已属热入血室。前医见咳嗽脉数舌白，为温邪在肺，用辛凉轻剂，而烦渴愈甚。拙见热深，十三日不解，不独气分受病，况体质素虚，面色黯惨，恐其邪陷痉厥。三日前已经发痉，五液暗耗，内风掀旋，岂得视为渺小之恙？议用玉女煎两清气血邪热，仍有救阴之能。

玉女煎（生石膏、熟地、麦冬、知母、牛膝。——编者注）加竹叶心，武火煎五分。

又，脉数，色黯，舌上转红，寒热消渴俱缓。前主两清气血伏邪，已得效验。大凡体质素虚，驱邪及半，必兼护养元气，仍佐清邪。腹痛便溏，和阴是急。

白芍、炙草、人参、炒麦冬、炒生地。

又，脉右数左虚，临晚微寒热。

复脉汤去姜、桂。(《临证指南医案·卷九·热入血室》)

伍女。室女经来，冲脉自动，动则阳升。内风绕旋不息，为薄厥、煎厥。阳明虚，胃失降，厥阳热，肝愈横。风阳上冒清空，神迷，诸窍似阻，皆入夏大地发泄之征。本虚表实，先理其实。议用局方龙荟丸，纯苦直降，非汤饮留连肠胃之比。每服三钱，不拘二三次分服。接用复脉法，去参、姜、桂。(《临证指南医案·卷七·痉厥》)

◆闭经

顾，三一。潮热经阻，脉来弦数。营血被寒热交蒸，断其流行之机，即为干血劳瘵，非小恙也。

桂枝三分、白芍一钱半、阿胶一钱半、生地三钱、炙草四分、麦冬一钱半、大麻仁一钱。（《临证指南医案·卷九·调经》）

◆产后郁冒

产后十七朝，因恼怒阳升为郁冒，寒热如疟，经半月不止，乃阴伤于下，阳浮于上，肝胆之邪肆行无制，故乍寒乍热，不得息也。拟进甘缓法，使阴气稍复，寒热可缓。

复脉汤去姜，加甘蔗汁。（《眉寿堂方案选存·卷下·女科》）

◆子嗽

王。先寒后热，咳呛，是春月风温肺病。风为阳邪，温渐变热，客气著人，即曰时气。怀妊九月，足少阴肾脉养胎。上受热气，肺痹喘急，消渴胸满，便溺不爽。皆肺与大肠为表里之现症，状若绘矣。芎、归辛温，参、术守补，肉桂、沉香辛热，皆胎前忌用。致大热烦闷，势属危殆。议以清肺之急，润肺之燥。俾胎得凉则安，去病身安，自为不补之补，古人先治其实，实者邪也。

泡淡黄芩、知母、鲜生地、花粉、阿胶、天冬。

又，喘热减半，四肢微冷，腹中不和，胎气有上冲之虑。昨进清润之方，染染有汗。可见辛燥耗血，便是助热。今烦渴既止，问初病由悲哀惊恐之伤。养肝阴，滋肾液为治，稳保胎元，病体可调。

复脉去桂、麻、姜、枣，加天冬、知母、子芩。（《临证指南医案·卷九·胎前》）

◆妊娠耳聋

金。怀妊五月得热病，久伤阴液，身中阳气有升无降，耳窍失聪，便难艰涩。议用仲景复脉法，以生津液。

炙甘草、人参、生地炭、阿胶、天冬、麦冬、生白芍、麻仁。（《临证指南医案·卷九·胎前》）

# 瓜蒌薤白白酒汤

【方剂组成用法】

瓜蒌实一枚搗　薤白半升　白酒七升

上三味，同煮，取二升，分温再服。（《金匮要略·胸痹心痛短气病脉证治第九》）

【仲景所治病证】

仲景阐发瓜蒌薤白白酒汤涉及《金匮要略·胸痹心痛短气病脉证治第九》1条。主治胸阳不振胸痹，喘息咳唾，胸背痛，短气，寸口脉沉迟，关上小紧数。

【叶桂主治病证】

叶桂临证用来治疗胸痹、结痹。

【临证医案举例】

◆胸痹

劳伤阳气，胸背痹痛。

瓜蒌薤白白酒汤加半夏、杏仁、茯苓。（《未刻本叶天士医案·方案》）

孙，廿二岁。胸中乃清阳游行之所，少年气弱，操持经营，皆扰动神机，病名胸痹。仲景轻剂，通上焦之阳。

薤白、桂枝、半夏、生姜、茯苓、白酒。（《叶天士晚年方案真本·杂症》）

王，五七。气逆自左升，胸脘阻痹，仅饮米汤，形质不得下咽。此属胸痹，宗仲景法。

瓜蒌薤白汤。

又，脉沉如伏，痞胀格拒在脘膈上部，病人述气壅，自左觉热。凡木郁达之，火郁发之，患在上宜吐之。

巴豆霜一分制、川贝母三分、桔梗二分。

为细末服，吐后，服凉水即止之。（《临证指南医案·卷四·胸痹》）

王。胸前附骨板痛，甚至呼吸不通，必捶背稍缓。病来迅速，莫晓其因。议从仲景胸痹症，乃清阳失展，主以辛滑。

薤白、川桂枝尖、半夏、生姜。

加白酒一杯同煎。(《临证指南医案·卷四·胸痹》)

谢。冲气至脘则痛，散漫高突，气聚如瘕。由乎过劳伤阳。

薤白、桂枝、茯苓、甘草。

临服冲入白酒一小杯。(《临证指南医案·卷四·胸痹》)

◆结痹

淮安，四十六。食物有形之滞，从胃入肠。若心胸之下，皆阳气游行之所。因初起停食，几年疑惑，其实阳不转旋，而致结痹。

瓜蒌薤白白酒汤。(《叶氏医案存真·卷三》)

刘，淮安，廿六岁。有物有形之滞，从胃入肠，当心胸之下，皆阳气游行之所，因初起停食几年，疑惑其实，阳不旋转，而致结痹。

薤白白酒汤。(《叶天士晚年方案真本·杂症》)


# 瓜蒌薤白半夏汤


【方剂组成用法】

瓜蒌实一枚　薤白三两　半夏半斤　白酒一斗

上四味，同煮，取四升。温服一升，日三服。(《金匮要略·胸痹心痛短气病脉证治第九》)

【仲景所治病证】

仲景阐发瓜蒌薤白半夏汤涉及《金匮要略·胸痹心痛短气病脉证治第九》1条。主治胸痹痰饮壅盛，心痛彻背，不得卧。

【叶桂主治病证】

叶桂临证用来治疗咳嗽、胸痹、胃脘痛、便秘、头痛、痰饮等病证。

**【临证医案举例】**

◆咳嗽

叶，四十。脉右弦，舌黄不渴，当心似阻。昔形壮，今渐瘦。咳久不已，卧着则咳，痰出稍安。此清阳少旋，支脉结饮。议通上焦之阳。

鲜薤白、瓜蒌皮、半夏、茯苓、川桂枝、姜汁。(《临证指南医案·卷五·痰饮》)

◆胸痹

陈，四十八岁。遇烦劳，必脘中气窒噎痛。

望五年岁，不宜有此。

桂枝瓜蒌薤白汤。(《叶天士晚年方案真本·杂症》)

华，四六。因劳，胸痹阳伤，清气不运，仲景每以辛滑微通其阳。

薤白、瓜蒌皮、茯苓、桂枝、生姜。(《临证指南医案·卷四·胸痹·胸脘清阳不运》)

某，廿。脉弦，色鲜明，吞酸胸痹，大便不爽。此痰饮凝泣，清阳失旷，气机不利。法当温通阳气为主。

薤白、杏仁、茯苓、半夏、厚朴、姜汁。(《临证指南医案·卷四·胸痹》)

浦。中阳困顿，浊阴凝泣。胃痛彻背，午后为甚。即不嗜饮食，亦是阳伤。温通阳气，在所必施。

薤白三钱、半夏三钱、茯苓五钱、干姜一钱、桂枝五分。(《临证指南医案·卷四·胸痹·胸脘清阳不运》)

孙，廿二岁。胸中乃清阳游行之所，少年气弱，操持经营，皆扰动神机，病名胸痹。仲景轻剂，通上焦之阳。

薤白、桂枝、半夏、生姜、茯苓、白酒。(《叶天士晚年方案真本·杂症》)

汪，五十七岁。胸痹是上焦清阳不为舒展，仲景以轻剂通阳。

桂枝瓜蒌薤白汤。(《叶天士晚年方案真本·杂症》)

胸痹。

薤白、白茯苓、生姜汁、半夏、杏仁。(《未刻本叶天士医案·方

案》)

徐，六一。胸痹因怒而致，痰气凝结。

土瓜蒌、半夏、薤白、桂枝、茯苓、生姜。(《临证指南医案·卷四·胸痹》)

◆胃脘痛

陈。壮盛年岁，形消色夺，诊脉右小促，左小弦劲。病起上年秋季，脘中卒痛，有形梗突。病后陡遇惊触，渐次食减不适，食入不运，停留上脘，腹形胀满，甚则胁肋皆胀，四肢不暖，暮夜渐温，大便旬日始通，便后必带血出。清早未食，自按脐上气海，有瘕形甚小，按之微痛，身动饮水。寂然无踪。天气稍冷，爪甲色紫。细推病属肝脾，气血不通，则为郁遏，久则阳微痹结，上下不行，有若否卦之义。阅医药或消或补，总不见效者，未知通阳之奥耳。

薤白、桂枝、瓜蒌仁、生姜、半夏、茯苓。

又，薤白汁、桂枝木、瓜蒌实、川楝子皮、半夏、茯苓、归须、桃仁、延胡、姜汁。

二汁法丸。(《临证指南医案·卷三·肿胀》)

顾，五十。清阳失职，脘中痹痛，得嗳旷达。当辛以通之。

薤白、半夏、桂枝、茯苓、干姜。(《临证指南医案·卷八·胃脘痛》)

某，六五。脉弦，胸脘痹痛欲呕，便结。此清阳失旷，气机不降，久延怕成噎膈。

薤白三钱、杏仁三钱、半夏三钱、姜汁七分、厚朴一钱、枳实五分。(《临证指南医案·卷四·胸痹》)

姚。胃痛久而屡发，必有凝痰聚瘀。老年气衰，病发日重，乃邪正势不两立也。今纳物呕吐甚多，味带酸苦，脉得左大右小。盖肝木必侮胃土，胃阳虚，完谷而出。且呃逆沃以热汤不减，其胃气掀腾如沸，不嗜汤饮，饮浊弥留脘底。用药之理，远柔用刚，嘉言谓能变胃而不受胃变。开得上关，再商治法。

紫金丹（牛黄、冰片、狗宝、鸦片各六分，广木香二两，为末，人乳丸，重五厘，金箔为衣。——编者注）含化一丸，日三次。

又，议以辛润苦滑，通胸中之阳，开涤浊涎结聚，古人谓通则不痛。胸中部位最高，治在气分。

鲜薤白去白衣三钱、瓜蒌实三钱炒焦、熟半夏三钱、茯苓三钱、川桂枝一钱、生姜汁四分调入。（《临证指南医案·卷八·胃脘痛》）

◆便秘

席，二三。脉右濡，脐上过寸有聚气横束，几年来食难用饱。每三四日一更衣。夫九窍失和，都属胃病。上脘部位为气分，清阳失司。仿仲景微通阳气为法。

薤白、瓜蒌汁、半夏、姜汁、川桂枝、鲜菖蒲。（《临证指南医案·卷三·脾胃》）

◆头痛

杨。头中冷痛，食入不消，筋脉中常似掣痛。此皆阳微不主流行，痰饮日多，气隧日结，致四末时冷。先以微通胸中之阳。

干薤白、桂枝、半夏、茯苓、瓜蒌皮、姜汁。

又，微通其阳已效，痰饮阻气。用茯苓饮（茯苓、人参、白术、枳实、橘皮、生姜。——编者注），去广皮加姜汁。（《临证指南医案·卷五·痰饮》）

◆痰饮

王，四十二岁。舌白不饥不渴，气急痰多，食入恶心欲胀，腹鸣，大便不爽，此寒热恶心，为阳伤气痹。

茯苓、半夏、桂枝、生姜、鲜薤白、炙草。（《叶天士晚年方案真本·杂症》）

# 四逆汤

【方剂组成用法】

甘草二两炙　干姜一两半　附子一枚生用，去皮，破八片上三味，以水三升，煮取一升二合，去滓，分温再服。强人可大附子一枚、干姜三两。(《伤寒论·卷之二·辨太阳病脉证并治上第五》)

【仲景所治病证】

仲景阐发四逆汤涉及《伤寒论·卷之二·辨太阳病脉证并治上第五》29条，《伤寒论·卷之三·辨太阳病脉证并治中第六》92条，《伤寒论·卷之五·辨阳明病脉证并治第八》225条，《伤寒论·卷之六·辨少阴病脉证并治第十一》324条，《伤寒论·卷之六·辨厥阴病脉证并治第十二》353条、354条、377条，《金匮要略·呕吐哕下利病脉证治第十七》1条。主治心肾阳虚证，病发热头痛，脉沉，身体疼痛；阴阳两虚证，脉浮迟，表热里寒，下利清谷，恶心呕吐，肢冷，脉弦迟；阳虚阴盛证，发热，大汗，呕吐，拘急，四肢疼痛，泄泻，肢厥，脉弱。

【叶桂主治病证】

叶桂临证用来治疗神昏、恶心、反胃、呃逆、痞满、胃脘痛、泄泻、腹胀、便秘、汗证、产后汗证等病证。

【临证医案举例】

◆神昏

杨。中后不复，交至节四日，寒战汗泄，遂神昏不醒。是阴阳失于交恋，真气欲绝，有暴脱之虑。拟进回阳摄阴法。

人参、干姜、淡附子、五味、猪胆汁。

又，人参三钱、附子三钱。

又，人参、附子、五味、龙骨、牡蛎。(《临证指南医案·卷一·中风》)

◆恶心

浊气上逆，恶心不食，冷汗烦躁，最防暴脱。不可但执恶露滞满，而专泄气攻血。

人参、干姜、泽兰、附子、童便。(《眉寿堂方案选存·卷下·女科》)

◆反胃

高，七一。老年逆气右升，脘阻妨食，涎沫上涌，此属反胃。夫阳气结闭，为无形之伤，前药小效，未几反复，以老人生阳不至耳。

人参、生淡干姜、炒黑附子、猪胆汁。(《种福堂公选医案·噎膈/反胃阳结》)

◆呃逆

陈。食伤脾胃复病，呕吐发呃下利。诊两脉微涩，是阳气欲尽，浊阴冲逆。阅方虽有姜、附之理阳，反杂入芪、归呆钝牵掣，后方代赭重坠，又混表药，总属不解。今事危至急，舍理阳驱阴无别法。

人参、茯苓、丁香、柿蒂、炮附子、干姜、吴萸。(《临证指南医案·卷四·呃》)

黄。脉小舌白，气逆呃忒，畏寒微战。胃阳虚，肝木上犯。议用镇肝安胃理阳。

人参、代赭石、丁香皮、茯苓、炒半夏、淡干姜。

又，舌白苔厚，胃阳未醒，厥逆，浊阴上干为呃，仍用通法。

人参、淡附子、丁香皮、淡干姜、茯苓。

又，照方加姜汁、柿蒂。

又，人参、炒川椒、附子、茯苓、淡干姜、炒粳米。(《临证指南医案·卷四·呃》)

王。脉微弱，面亮戴阳，呃逆胁痛，自利。先曾寒热下利，加以劳烦伤阳，高年岂宜反复，乃欲脱之象。三焦俱有见症，议从中治。

人参、附子、丁香皮、柿蒂、茯苓、生干姜。(《临证指南医案·卷四·呃》)

◆痞满

五日前胀满已在脘间，兼中下寒冷不暖。议参、附、川乌，驱阴寒之凝结，非补虚方也。十九日阴雨天冷，正阳气不生之象。况日久胃气已疲，腥浊入胃即吐，确是阳微见症。王先生主通阳极妙。若得阳气通调，何患水湿不去？

人参、熟川附子、大茴香、生淡干姜、茯苓、川楝子、川椒。

和入童便杯许。(《叶天士医案》)

◆胃脘痛

张，四八。阳微浊凝，胃下疼。

炒黑川椒去目一钱、炮黑川乌三钱、炮黑川附子三钱、炮淡干姜一钱半。(《临证指南医案·卷八·胃脘痛》)

◆泄泻

脉沉而微，沉为里寒，微为无阳。舌白似粉，泻起口渴。身体卧著，其痛甚厉。交夏阴气在内，其病日加。寅辰少阳升动，少缓。少腹至阴部位，浊阴凝聚，是为疝瘕。若读书明理之医，凡阴邪盘踞，必以阳药通之，归、地列于四物汤，护持血液。虽佐热剂，反与阴邪树帜。当以纯刚药，直走浊阴凝结之处。调摄非片言可尽也。

川附子、黑川乌、吴茱萸、干姜、猪胆汁。

再诊。阴寒盘踞少腹，非纯阳刚剂直入坚冰之地，阴凝不解。此如亚夫之师从天而降也。医易肾气汤，阴多阳少，立见病加，反至不食，药不对症。仿通脉四逆汤（四逆汤加葱白。更有随症加法。——编者注）法。

附子、干姜、猪胆汁。(《叶天士医案》)

脉沉微，下利，呕逆，身痛，四肢厥冷，少阴中寒。应四逆汤，急救其里。

生炮附子、干姜、炙甘草。(《叶氏医案存真·卷二》)

◆腹胀

汪介臣。鼻冷涕泪，腹胀仍空，形色衰夺，脉微而涩。阳气已惫，浊阴日聚，为胀满不食，危期至速，勉议通阳方法。

人参、茯苓、淡附子、淡干姜。(《叶氏医案存真·卷三》)

◆便秘

黄，江西，六十三岁。病是劳倦内伤，客途舟中，往来复受时令暑湿。病已过月，不饥不大便，脉微小属阴。暑湿皆属阴浊，气分为浊阴蔽塞。仲景谓阴结湿结，肠胃无阳气运行，强通大便，浊反逆致，此入夜阴用事而痛甚矣。

淡干姜、生炒黑附子、炙黑甘草、生大白芍。(《叶天士晚年方案真

本·杂症》)

谢。形神劳烦，阳伤，腑气不通，疝瘕阴浊从厥阴乘犯阳明，胃为阴浊蒙闭，肠中气窒日甚。年前邪势颇缓，宣络可效。今闭锢全是浊阴，若非辛雄刚剂，何以直突重围？胀满日增，人力难施矣。

生炮川乌头、生淡川附子、淡干姜、淡吴萸、川楝子、小茴香、猪胆汁。(《临证指南医案·卷三·肿胀》)

◆汗证

太阳开，小水自利。阳明伤，则失其阖，浊上逆。四肢冷汗，气喘，胸腹胀闷，都是阳微欲脱，脉绝厥逆，勉与通脉四逆汤（即四逆汤加葱白，更有随症加法。——编者注），回阳驱阴以挽之。

淡干姜、泡附子、人参、猪胆汁。

服药后，脉微继者生，暴出者死。(《叶氏医案存真·卷一》)

朱，三六。脉微汗淋，右胁高突而软，色痿足冷，不食易饥，食入即饱。此阳气大伤，卫不拥护，法当封固。

人参、黄芪、制川附子、熟于术。(《临证指南医案·卷三·汗》)

◆产后汗证

某。浊阴上逆，恶心不食，冷汗烦躁，最防暴脱。不可但执恶露滞满，而专泻气攻血也。

人参、干姜、附子、泽泻。

冲入童便。(《临证指南医案·卷九·产后》)


# 白通汤


【方剂组成用法】

葱白四茎　干姜一两　附子一枚生，去皮，破八片

上三味，以水三升，煮取一升，去滓，分温再服。(《伤寒论·卷之六·辨少阴病脉证并治第十一》)

【仲景所治病证】

仲景阐发白通汤涉及《伤寒论·卷之六·辨少阴病脉证并治第

十一》314 条、315 条。主治少阴病，下利。

**【叶桂主治病证】**

叶桂临证用来治疗伤寒戴阳证、水肿、癃闭、血证/吐血等病证。

**【临证医案举例】**

◆伤寒戴阳证

脉微，下利厥逆，烦躁，面赤戴阳，显然少阴症，格阳于上也。用白通去猪胆汁，以胆汁亦损真阳也。

泡生附子、干姜、葱白。

煎好冲入人尿一杯。(《叶氏医案存真·卷二》)

◆水肿

方，七七。高年宿疝不愈，入夏阴囊足跗腹大，乃阴脏之真渐竭，腑中阳气不行，一派浊阴迷漫。述二便皆不通爽，明知老弱久虚，然呆补必助浊壅塞，议通阳一法。

白通汤去葱白。(《种福堂公选医案·疝》)

◆癃闭

背痛，得按摩愈痛，吐涎沫，短气，腹满小腹坚，小便不通，大便自利，下身麻木，不得移动，不食不寐，烦则汗出。病机多端无缕。治成法，思冷浊窍踞，阳微不行，为痞塞之象，二气既乖，岂可忽略。引仲景少阴例，急进通阳为要，议用白通加人尿、猪胆汁汤。

去须葱白、生淡干姜、生炮附子。

上药用水一盏，煎至四分滤清，加人尿一小杯，猪胆汁一枚，频频调和，勿令其沉于药底。

再诊。浊阴蔽塞，舍通阳再无别法，服白通加人尿、猪胆汁汤. 脉不微续，仍三五参差，尚非稳保。议用四逆通脉方。

人参、淡干姜、人尿、炮附子、猪胆汁。

三诊。症象稍减，但少腹浊阴尚踞，胃气不苏，犹虑反复。

人参、生淡干姜、炮附子、茯苓、泽泻。

四诊。误用攻表伤阳，致阴邪浊气结闭于下，少腹坚痛，二便阻涩，浊上干逆则呕。非温热佐以咸苦寒，何以直达下焦？

炮附子、淡干姜、人尿、猪胆汁、葱白头。(《叶天士医案》)

◆血证/吐血

由夏季目黄神倦，渐至中焦胀满，延至霜降，上吐瘀血，下便污浊。按脉弱细不调，视色神采不振，兼以呼吸带喘。素有寒疾气逆，其宿饮之蓄已非一日。当夏三月，脾胃主令，天气热，地气升，人身气泄，加以饥饱劳疫，而遂减食胀满，是皆病于中，绵延上下矣。夫六府以通为用，不但府不用事其间，经脉络中，气血皆令不行，气壅血瘀，胀势愈加。古人以胀病专以宣通为法而有阴阳之殊，后之攻劫宣通，如神祐、舟车、禹功(禹功散：黑牵牛、茴香。姜汁调，或加木香。——编者注)等方。值此久病奄奄，何敢轻试。议以专通三焦之阳气，驱其锢蔽之浊阴，温补兼进。若不阳气渐苏，难以拟投。引用仲景白通汤。

去须葱白四枚，干姜切片，盐水泡三十余次，去辣味，三钱，猪胆汁十匙，淡附子去皮脐，再用包火煨，一钱。

再诊。脉神如昨，胸满胀更急，不思纳食，鼻尖冷甚，热汗出，自吐瘀，便垢至今，神衰吸短。古人谓上下交证，当理其中，但阳微浊僭，格拒不通，理中守剂，不能理烦治剧。此护阳通阳，仍参苦寒，伸浊阴泄得一分，其阳复得一分。安谷之理在焉，不及缕述。

前方去葱白，加人参三钱。(《叶天士医案》)

# 白通加猪胆汁汤

【方剂组成用法】

葱白四茎　干姜一两　附子一枚生，去皮，破八片　人尿五合　猪胆汁一合

上五味，以水三升，煮取一升，去滓，内胆汁、人尿，和令相得，分温再服。若无胆，亦可用。(《伤寒论·卷之六·辨少阴病脉证并治第十一》)

【仲景所治病证】

仲景阐发白通加猪胆汁汤涉及《伤寒论·卷之六·辨少阴病脉证并

治第十一》315条。主治少阴病，下利不止，厥逆无脉，干呕，心烦。

**【叶桂主治病证】**

叶桂临证用来治疗喘证、不寐、呕吐、腹痛、便秘、膹胀、癃闭、奔豚、虚损等病证。

**【临证医案举例】**

◆喘证

陈。脉虚微，春阳地升，浊阴上干，喘不得卧。治在少阴。

人参、淡熟附子、猪胆汁。

又，照前方加淡干姜一钱半。

又，脉弦，暮夜浊阴冲逆，通阳得效。议真武法，以撤其饮。

人参、淡附子、生白芍、茯苓、姜汁。

又，真武泄浊，脘通思食，能寐，昨宵已有渴欲饮水之状。考《金匮》云：渴者，饮邪欲去也。当健补中阳，以资纳谷。

人参、生于术、淡附子、茯苓、泽泻。

又，早服肾气丸（金匮肾气丸，八味丸：干地黄、山茱萸、山药、丹皮、茯苓、泽泻、附子、桂枝。——编者注）四五钱，晚用大半夏汤。

人参、半夏、茯苓、姜汁。（《临证指南医案·卷五·痰饮》）

◆不寐

方，四四。形质颓然，脉迟小涩，不食不寐，腹痛，大便窒痹。平昔嗜酒，少谷中虚，湿结阳伤，寒湿浊阴鸠聚为痛。

炒黑生附子、炒黑川椒、生淡干姜、葱白。

调入猪胆汁一枚。（《临证指南医案·卷五·湿》）

◆呕吐

金。参药不受，皆浊阴在上，阻塞气机，几无法矣。勉与白通汤加人尿、猪胆汁，急进以通阳泄浊。

附子、生淡姜、葱白五寸、人尿、猪胆汁。（《临证指南医案·卷四·呕吐》）

◆腹痛

苏，老年阳气日微，浊阴自下上干，由少腹痛胀及于胃脘，渐妨饮食，痞散成鼓矣。法当适阳以驱浊阴。倘昧此旨，徒以豆蔻、沉香破泄，耗其真气，斯胀满立至。

熟附子、生干姜。

水煎，滤茶盏内七分，调入生猪胆汁一枚，以极苦为度。（《叶天士晚年方案真本·杂症》）

◆便秘

沈，三十四岁。六腑阳气不行，浊凝便艰，浊结则痛。半硫丸，热药中最滑。入肠泄浊，阴沉滞胃，阳当未醒复，薄味相宜。

炒生川附、生淡干姜。

葱白汁泛丸。（《叶天士晚年方案真本·杂症》）

◆臌胀

汪。脉右涩左弱，面黄瘦，露筋。乃积劳忧思伤阳，浊阴起于少腹，渐至盘踞中宫，甚则妨食呕吐。皆单鼓胀之象大著，调治最难。欲驱阴浊，急急通阳。

干姜、附子、猪苓、泽泻、椒目。

又，通太阳之里，驱其浊阴，已得胀减呕缓。知身中真阳，向为群药大伤。议以护阳，兼以泄浊法。

人参、块茯苓、生干姜、淡附子、泽泻。

又，阴浊盘踞中土，清阳蒙闭，腹满膜胀，气逆腹痛。皆阳气不得宣通，浊阴不能下走。拟进白通法。

生干姜、生炮附子。

冲猪胆汁。（《临证指南医案·卷三·肿胀》）

◆癃闭

背痛，得按摩愈痛，吐涎沫，短气，腹满小腹坚，小便不通，大便自利，下身麻木，不得移动，不食不寐，烦则汗出。病机多端无缕。治成法，思冷浊窍踞，阳微不行，为痞塞之象，二气既乖，岂可忽略。引仲景少阴例，急进通阳为要，议用白通加人尿、猪胆汁汤。

去须葱白、生淡干姜、生炮附子。

上药用水一盏，煎至四分滤清，加人尿一小杯，猪胆汁一枚，频频调和，勿令其沉于药底。

再诊。浊阴蔽塞，舍通阳再无别法，服白通加人尿、猪胆汁汤。脉不微续，仍三五参差，尚非稳保。议用四逆通脉方。

人参、淡干姜、人尿、炮附子、猪胆汁。

三诊。症象稍减，但少腹浊阴尚踞，胃气不苏，犹虑反复。

人参、生淡干姜、炮附子、茯苓、泽泻。

四诊。误用攻表伤阳，致阴邪浊气结闭于下，少腹坚痛，二便阻涩，浊上干逆则呕。非温热佐以咸苦寒，何以直达下焦？

炮附子、淡干姜、人尿、猪胆汁、葱白头。（《叶天士医案》）

陈，六七。昨用五苓通膀胱见效，治从气分。继而乱治，溲溺不通，粪溏。急当通阳。

生干姜、爆黑川附子。

调入猪胆汁。（《临证指南医案·卷四·便闭》）

钱，四十岁。情志郁结，是内因生胀，自投攻泻，胀加溺闭，已属痼疾难治。议通下焦之阳。

生附子<sub>去皮脐，切小块炒极黑色</sub>，三钱。

水一盏，煎至四分，入童便一小杯，猪胆汁一个。（《叶天士晚年方案真本·杂症》）

◆虚损

某。脉无神，神倦欲昏。汗出乃阳气走泄，泻利系阴气不守。产后见症，是属重虚。深恐节间暴脱，而寒热，胸痞，腹痛，岂遑论及标末。

人参、制附子、人尿、猪胆汁。（《临证指南医案·卷九·产后》）

◆奔豚

吴，六十。味酸，食不化，涌吐。述少腹厥气上冲，下有宿疝，以肝浊攻胃。经云：食出完谷，是无阳也。

生炮黑附子、生淡干姜、猪胆汁、吴萸、川楝子。（《临证指南医案·卷八·疝》）

# 真武汤

【方剂组成用法】

茯苓　芍药　生姜各三两切　白术二两　附子一枚炮，去皮，破八片

上五味，以水八升，煮取三升，去滓，温服七合。日三服。(《伤寒论·卷之三·辨太阳病脉证并治中第六》)

若咳者，加五味子半升，细辛一两，干姜一两；若小便利者，去茯苓；若下利者，去芍药，加干姜二两；若呕者，去附子，加生姜，足前为半斤。(《伤寒论·卷之六·辨少阴病脉证并治第十一》)

【仲景所治病证】

仲景阐发真武汤涉及《伤寒论·卷之三·辨太阳病脉证并治中第六》82 条、《伤寒论·卷之六·辨少阴病脉证并治第十一》316 条。主治肾阳虚，太阳病发汗，汗出不解，其人仍发热，心下悸，头眩，身动，振振欲擗地；少阴病，腹痛，四肢沉重疼痛，小便不利，或呕，或咳，或下利。

【叶桂主治病证】

叶桂临证用来治疗咳嗽、喘证、哮病、心悸、呃逆、痞满、呕吐、便溏、便秘、涌水、腹满、腹胀、腹痛、泄泻、胁痛、水肿、汗证、痰饮、虚损、闭经、不孕症、癥瘕等病证。

【临证医案举例】

◆咳嗽

此下焦阳微，饮邪上逆，嗽甚呕恶，主以温药。

真武汤。(《未刻本叶天士医案·保元方案》)

戴。十二月间，诊得阳微，浊饮上干为咳，不能卧。曾用小青龙汤，减去麻黄、细辛，服后已得着枕而卧。想更医接用不明治饮方法，交惊蛰阳气发泄，病势再炽。顷诊脉来濡弱无神，痰饮咳逆未已。谅非前法可效，宗仲景真武汤法，以熟附配生姜，通阳逐饮立法。

真武汤去白术加人参。(《临证指南医案·卷五·痰饮》)

董。脉弦右濡，阳微恶寒。饮浊上干，咳吐涎沫。且食减胃衰，寒疝窃踞。阴浊见症，岂止一端？喻嘉言谓：浊阴上加于天，非离照当空，氛雾焉得退避？反以地黄、五味阴药，附和其阴，阴霾冲逆肆虐，饮邪滔天莫制。议以仲景熟附配生姜法，扫群阴以驱饮邪，维阳气以立基本，况尊年尤宜急护真阳为主。

人参、茯苓、熟附子、生姜汁、南枣。(《临证指南医案·卷五·痰饮》)

高年二气交衰，水泛嗽逆，腹膨腿浮。

真武汤。(《未刻本叶天士医案·方案》)

脉歇，饮邪内阻，咳嗽气逆。

真武汤。(《未刻本叶天士医案·保元方案》)

阳伤饮逆，咳嗽腹膨。

真武汤。(《未刻本叶天士医案·方案》)

阳微饮逆，咳嗽呕恶。

真武汤。(《未刻本叶天士医案·方案》)

◆喘证

陈。脉虚微，春阳地升，浊阴上干，喘不得卧。治在少阴。

人参、淡熟附子、猪胆汁。

又，照前方加淡干姜一钱半。

又，脉弦，暮夜浊阴冲逆，通阳得效。议真武法，以撤其饮。

人参、淡附子、生白芍、茯苓、姜汁。

又，真武泄浊，脘通思食，能寐，昨宵已有渴欲饮水之状。考《金匮》云：渴者，饮邪欲去也。当健补中阳，以资纳谷。

人参、生于术、淡附子、茯苓、泽泻。

又，早服肾气丸四五钱，晚用大半夏汤。

人参、半夏、茯苓、姜汁。(《临证指南医案·卷五·痰饮》)

戴，徽州，三十九岁。仲景论痰饮分二要，外饮治脾，内饮治肾。又云凡饮邪必以温药和之。阅方是温养肾脏，不为背谬。考痰饮有形，原其始也。阳气微弱，浊阴固聚自下逆行。喘不着枕。附子走而通阳，极为合理。然其余一派滋柔护阴，束缚附子之剽疾矣。

真武汤。(《叶天士晚年方案真本·杂症》)

王。当年阳虚，浊饮上泛喘急，用真武汤丸(真武汤：茯苓、白芍、白术、附子、生姜。——编者注)而效。因平素嗜酒少谷，中虚湿聚，热蕴蒸痰，目黄龈血，未可为实热论治。议方用外台茯苓饮(茯苓、人参、白术、枳实、橘皮、生姜。——编者注)，减甘草，佐以微苦清渗，理其湿热，以酒客忌甜故也。

茯苓四两、人参二两、苡仁四两、枳实一两、半夏二两、广皮二两。

金石斛八两煮汁为丸。(《临证指南医案·卷五·痰饮·中虚湿热》)

王。秋深天气收肃，背寒喘咳，饮浊上泛。缘体中阳气少振，不耐风露所致。最宜暖护背部，进通阳以治饮。

茯苓、桂枝、半夏、姜汁、苡仁、炙草。

又，早肾气丸、夜真武丸。(《临证指南医案·卷五·痰饮》)

吴。气不归元，喘急跗肿，冷汗，足寒面赤。中焦痞结，先议通阳。

熟附子、茯苓、生姜汁、生白芍。(《临证指南医案·卷四·喘》)

吴。浊饮自夜上干填塞，故阳不旋降，冲逆不得安卧。用仲景真武(真武汤：茯苓、白芍、白术、附子、生姜。——编者注)法。

人参、淡熟附子、生淡干姜、茯苓块、猪苓、泽泻。(《临证指南医案·卷四·喘》)

阳伤饮逆，喘急形浮。

真武汤。(《未刻本叶天士医案·方案》)

阳微，阴浊泛逆，先为咳喘，继而腹满便溏，所谓喘必生胀是也。

真武汤。(《未刻本叶天士医案·方案》)

◆哮病

马，三二。宿哮痰喘频发。

真武丸。(《临证指南医案·卷四·哮·哮兼痰饮》)

哮喘遇劳即发，发则大便溏泄，责在少阴阳虚。

真武丸。(《未刻本叶天士医案·保元方案》)

◆心悸

孙，五八。肉瞤筋惕，心悸汗出，头痛愈畏风怕冷，阳虚失护。用真武汤。(《临证指南医案·卷三·汗》)

◆呃逆

某。脉沉，舌白，呃忒，时时烦躁。向系阳虚痰饮，疟发三次即止。此邪窒不能宣越，并非邪去病解。今已变病，阴泣痰浊阻塞于中，致上下气机不相维续，症势险笃。舍通阳一法，无方可拟。必得中阳流运，疟症复作，庶有愈机。

淡附子一钱半、生草果仁钱半、生白芍三钱、茯苓三钱、生厚朴一钱、姜汁五分。

一剂。此冷香、真武合剂。(《临证指南医案·卷六·疟》)

◆痞满

本为少阴夹邪下利，但舌苔浊腻，脘闷不爽。太阴亦伤矣，症势最险。

真武汤。(《未刻本叶天士医案·保元方案》)

陈，五十。积劳，脾阳伤，食下胀，足肿。

生白术、茯苓、熟附子、草果仁、厚朴、广皮。(《临证指南医案·卷三·肿胀》)

冯。阳虚则形寒汗出，痰饮痞聚，都是阴浊成形，乘阳气衰微，致上干窍踞。古人法则，必通其阳以扫阴氛，但宿病无急攻方。况平素忧郁，气滞血涩，久耗之体，不敢纯刚，防劫液耳。

人参、熟附子、淡干姜、炒川椒、川桂枝、乌梅肉、生白芍。

另，真武丸三两。(《临证指南医案·卷五·痰饮》)

寒湿损伤脾阳，遂成中满之症，乃淡泊不堪所致。

附子、干姜、茯苓、白芍、胡芦巴。《叶氏医案存真·卷三》)

脉渐阴浊上僭，与真武法，减术换参。

真武法两日，脘中有知饥意，与阳渐结痞无疑。阴浊得泄，即当温养太阴，使脾阳鼓动健运，冀其纳谷安然，用治中法。

人参、益智仁、淡干姜、茯苓、广皮白、木瓜。(《眉寿堂方案选存·卷上·暑》)

疟发六七十候,寒热邪聚,必交会于中宫。脾胃阳气消乏,致痞胀不能纳食运化,三年不愈,正气未复。诊脉沉微,阳伤必浊阴盘踞,但以泄气宽胀,中州愈困愈剧。必温通,浊走阳回,是久病治法。

生淡干姜、生益智、厚朴、茯苓、人参、泡淡附子。(《叶氏医案存真·卷一》

阳微,阴浊上干,脘闷,气冲至咽,大便溏泄,议用真武法。

真武汤。(《未刻本叶天士医案·方案》)

◆呕吐

潘,十八。食后吐出水液及不化米粒,二便自通,并不渴饮,五年不愈。宜理胃阳,用仲景法。

熟附子、半夏、姜汁、白粳米。

又,泄浊阴,劫水饮,以安胃阳。服四日,腹胀、吐水已减,知阳腑之阳,非通不阖。再宗仲景法。

真武汤(茯苓、白芍、白术、附子、生姜。——编者注)加人参。(《临证指南医案·卷四·呕吐》)

◆便溏

某。疟后,脾肾阳虚。便溏畏寒,肢体疲倦。当防肿胀。

附子、白术、茯苓、泽泻、苡仁、生姜、大枣。(《临证指南医案·卷六·疟》)

◆便秘

永隆号。屡通大便,胀势不减,是阳气愈伤,阴浊益壅矣,进通阳法,真武汤去白芍,加泽泻、椒目。(《叶氏医案存真·卷三》)

◆涌水

腹中如有水状,行则腹鸣濯濯。经言:肺移寒于肾,水气客于大肠,如囊裹浆,按之不坚,属火衰阳虚,不得转输于膀胱,谓之涌水。

人参、附子、茯苓、白术、干姜、炙草。(《叶氏医案存真·卷一》)

◆腹满

阳微，阴浊泛逆，先为咳喘，继而腹满便溏，所谓喘必生胀是也。

真武汤。（《未刻本叶天士医案·方案》）

◆腹胀

倪，二十。腹软膨，便不爽，腑阳不行。

生益智、茯苓、生谷芽、广皮、砂仁壳、厚朴。

又，六腑不通爽，凡浊味食物宜忌。

鸡肫皮、麦芽、山楂、砂仁、陈香橼。

又，脉沉小缓，早食难化，晚食夜胀，大便不爽。此腑阳久伤，不司流行，必以温药疏通，忌食闭气黏荤。

生白术、附子、厚朴、草果、茯苓、广皮白、槟榔汁。（《临证指南医案·卷三·肿胀》）

肾阳虚则乏纳气之权，浊阴凝痞，少腹渐觉有形为胀。脾阳虚则健运失司，食少易滞。受病既属内伤，固以理脏真为最要。益火暖土，使中下之阳得安，迄今图治。至冬至一阳来复，必获全效。

川椒、附子、白芍、茯苓、甘草。（《叶氏医案存真·卷三》）

徐，三九。攻痞变成瘅胀，脾阳伤极，难治之症。

生白术、熟附子、茯苓、厚朴、生干姜。（《临证指南医案·卷三·肿胀》）

邹，三九。深秋霍乱转筋，必有暴冷伤及脾胃。病机一十九条，河间皆谓热，亦属偏见。愈泻愈胀，岂是实症？夫酒客之湿，皆脾胃阳微不运，致湿邪凝聚，气壅成胀。见胀满彻投攻下，不究致病之因，故曰难调之症。

生白术、草果、熟附子、厚朴、广皮、茯苓。（《临证指南医案·卷三·肿胀》）

杨，五十。饮酒聚湿，太阴脾阳受伤，单单腹胀。是浊阴之气锢结不宣通，二便不爽。治以健阳运湿。

生茅术、草果、附子、广皮、厚朴、茯苓、萆薢、猪苓。（《临证指南医案·卷三·肿胀·脾阳虚》）

◆腹痛

朱。入暮腹痛鸣响，睾丸久已偏坠，春正下血经月，颜色鲜明。此痛决非伤瘀积聚，乃营损寒乘，木来侮土，致十四载之缠绵。调营培土，以甘泄木，散郁宜辛。节口戒欲，百天可效。

人参、炒当归、炒白芍、肉桂、炮姜、茯苓、炙草、南枣。

又，细推病情，不但营气不振，而清阳亦伤。洞泄不已，而辛润宜减，甘温宜加。从桂枝加桂汤立法。

人参、桂枝、茯苓、生白芍、炙草、肉桂、煨姜、南枣。

又，仍议理营。

人参、于术、茯苓、炮姜、桂心、白芍，真武丸二钱。(《临证指南医案·卷七·便血》)

◆泄泻

顾。脾肾瘕泄，腹膨肢肿。久病大虚，议通补中下之阳。

人参、川熟附、茯苓、泽泻、炒黄干姜。(《临证指南医案·卷六·泄泻》)

脉歇，阳伤阴干，便泄腹膨，宜节食物。

真武汤。(《未刻本叶天士医案·方案》)

某。脾肾虚寒多泻，由秋冬不愈，春木已动，势必克土。腹满，小便不利，乃肿病之根。若不益火生土，日吃疲药，焉能却病？

人参、白术、附子、生益智、菟丝子、茯苓。(《临证指南医案·卷三·肿胀》)

某。泻五十日，腹鸣渴饮，溲溺不利，畏寒形倦，寐醒汗出。用温中平木法。

人参、胡芦巴、炮姜、茯苓、诃子皮、附子、粟壳。(《临证指南医案·卷六·泄泻》)

邹妪。湿伤泄泻，小便全少，腹满欲胀，舌白不饥。病在足太阴脾。宜温中佐以分利。

生茅术、厚朴、草果、广皮、茯苓、猪苓、泽泻、炒砂仁。

又，早服真武丸，姜汤送二钱五分，一两。

夜服针砂丸，开水送一钱五分，六钱。

又，人参、附子、枳实、茯苓、干姜、生白芍。（《临证指南医案·卷六·泄泻》）

◆胁痛

陈，四四。苦寒多用，胃阳久伤。右胁痛，呕酸浊，皆浊阴上干。用辛甘温中补虚，痛减。病人述早上腹宽，暮夜气紧微硬，大便不爽，有瘅腹胀之忧。

人参、生白术、茯苓、肉桂、归身、益智、广皮、煨姜。（《临证指南医案·卷三·肿胀》）

秦，五十一岁。脉沉微，少腹冲气，两胁胀痛呕逆。

真武汤。（《叶天士晚年方案真本·杂症》）

◆水肿

高年二气交衰，水泛嗽逆，腹膨腿浮。

真武汤。（《未刻本叶天士医案·方案》）

顾，四三。脉微而迟，色衰萎黄。蟹为介属，咸寒沉降，凡阳气不足者，食之损阳，其致病之由，自试二次矣。久利久泄，古云无不伤。今浮肿渐起自下，是水失火而败。若非暖下，徒见泄泻有红，为脾胃湿热，必致中满败坏。

生茅术、熟地炭、熟附子、淡干姜、茯苓、车前。（《临证指南医案·卷三·肿胀》）

某，三七。肿胀由足入腹，诊脉细软，不能运谷，当治少阴太阴。

生白术、厚朴、茯苓、淡附子、淡干姜、荜茇。（《临证指南医案·卷三·肿胀》）

秦。老年肿胀，四肢俱冷，皆阳气衰惫，浊阴僭踞。盖脾阳主运，肾阳司纳，今食入愈胀，二便不爽，中下之阳消乏，岂可小视此病？

炮黑附子、淡干姜、生白术、生厚朴、茯苓、泽泻。（《种福堂公选医案·肿胀》）

湿积，温中不应，据述腿浮行动气逆，少阴之阳式微，阴湿亦为僭逆矣，即脾阳亦赖命门真火燠之。

真武汤（茯苓、白芍、白术、附子、生姜。——编者注）。（《未刻本叶天士医案·方案》）

杨。脉沉小弦，中年已后，阳气不足，痰饮水寒，皆令逆趋，致运纳失和，渐有胀满浮肿。法以辛温宣通，以本病属脾胃耳。

人参一钱、茯苓三钱、白芍一钱半、淡附子一钱、姜汁三分，调。（《临证指南医案·卷三·肿胀》）

◆汗证

脉微弱而细，鼻准独明，昼日形冷汗泄，不饥少纳，脘腹常痞，泄气自舒。此阳气失护卫，而寒栗汗出，阳失鼓运，而脾胃气钝。前进养营，亦主中宫，想因血药柔软，阳不骤苏，初进甚投，接用则力疲矣。询其不喜饮汤，舌颇明润，非邪结客热之比。议用理中汤法，专以脾胃阳气是理。不独治病，兼可转运日前之药。昔贤以疟称谓脾寒，重培生阳，使中州默运，实治法之要旨。

人参、生芍、熟术、附子、茯苓、干姜。（《叶氏医案存真·卷一》）

◆痰饮

陈。痛久气乱阳微，水谷不运，蕴酿聚湿。胃中之阳日薄，痰饮水湿，必倾囊上涌，而新进水谷之气，与宿邪再聚复出，致永无痊期。仲景云：饮邪当以温药和之。又云：不渴者，此为饮邪未去故也。则知理阳通阳，诚有合于圣训，断断然矣。

真武汤。（《临证指南医案·卷五·痰饮》）

戴，徽州，三十九岁。仲景论痰饮分二要，外饮治脾，内饮治肾。又云凡饮邪必以温药和之。阅方是温养肾藏，不为背谬。考痰饮有形，原其始也。阳气微弱，浊阴固聚自下逆行。喘不着枕。附子走而通阳，极为合理。然其馀一派滋柔护阴，束缚附子之剽疾矣。

真武汤。（《叶天士晚年方案真本·杂症》）

冯。阳虚则形寒汗出，痰饮痞聚，都是阴浊成形，乘阳气衰微，致上干窍踞。古人法则，必通其阳以扫阴氛，但宿病无急攻方。况平素忧郁，气滞血涩，久耗之体，不敢纯刚，防劫液耳。

人参、熟附子、淡干姜、炒川椒、川桂枝、乌梅肉、生白芍。

另，真武丸三两。(《临证指南医案·卷五·痰饮》)

徽州，三十九。仲景论痰饮分二要：外饮治脾，内饮治肾。又云：凡饮邪必以温药和之。阅方从肾脏主治，不为背谬。阳气微弱，浊阴固聚，自下上逆，喘不着枕。附子走而通阳，深为合理。第其余一派滋阴，束缚附子之剽疾。

真武汤。(《叶氏医案存真·卷三》)

王，三四。脉沉，背寒，心悸如坠，形盛气衰，渐有痰饮内聚。当温通补阳方复辟，斯饮浊自解。

人参、淡附子、干姜、茯苓、生于术、生白芍。(《临证指南医案·卷五·痰饮》)

王。秋深天气收肃，背寒喘咳，饮浊上泛。缘体中阳气少振，不耐风露所致。最宜暖护背部，进通阳以治饮。

茯苓、桂枝、半夏、姜汁、苡仁、炙草。

又，早肾气丸、夜真武丸。(《临证指南医案·卷五·痰饮》)

徐。清阳未展，浊阴欲踞，久延必结痰饮。议用真武丸二钱五分，人参一钱煎汤送。胃阳得震，浊当退避矣。十服。(《临证指南医案·卷五·痰饮》)

阳微阴泛，卧则痰逆。

真武丸。(《未刻本叶天士医案·保元方案》)

◆虚损

此少阴阳伤，渐致妨食形羸，中阳亦渐次告困矣。

真武丸。(《未刻本叶天士医案·方案》)

吕，二四。阴疟一年方止。羸瘦妨食，食入不运，不饮汤水，四肢无力，诊脉微弱不鼓。屡进六君益气无效，当温里通阳，从火生土意。

人参、熟附子、生益智、茯神、白芍、生姜。(《临证指南医案·卷六·疟》)

脉微，阳伤，三疟形浮。

真武汤。(《未刻本叶天士医案·方案》)

脉微弱而细，鼻准独明，昼日形冷汗泄，不饥少纳，脘腹常痞，泄气自舒。此阳气失护卫，而寒栗汗出，阳失鼓运，而脾胃气钝。前进养营，亦主中宫，想因血药柔软，阳不骤苏，初进甚投，接用则力疲矣。询其不喜饮汤，舌颇明润，非邪结客热之比。议用理中汤法，专以脾胃阳气是理。不独治病，兼可转运日前之药。昔贤以疟称谓脾寒，重培生阳，使中州默运，实治法之要旨。

人参、生芍、熟术、附子、茯苓、干姜。（《叶氏医案存真·卷一》）

吴，六一。背寒，舌白粉苔，知饥食无味。此为无阳，温中下以托邪。

生白术、厚朴、桂枝、附子、草果仁、茯苓。

又，照方去茯苓，加参、炙草、生姜。（《临证指南医案·卷六·疟》）

◆闭经

某氏。休息痢，经二年，明是下焦阴阳皆虚，不能收摄。经期不来，小腹抚摩有形上行，似乎癥瘕，其实气结。若不急进温补，恐滋扰肿胀之累也。

人参、附子、茯苓、炙草、五味、白芍。（《临证指南医案·卷七·痢》）

◆不孕症

庞，四四。湿久脾阳消乏，中年未育子，肾真亦惫。仿安肾丸（附子、肉桂、川乌、川椒、巴戟、菟丝子、破故、赤石脂、远志、茯神、茯苓、苍术、山茱萸、杜仲、胡芦巴、石斛、韭子、小茴、苁蓉、柏子仁、川楝子、鹿茸、青盐、山药。——编者注）法。

鹿茸、胡芦巴、附子、韭子、赤石脂、补骨脂、真茅术、茯苓、菟丝子、大茴香。（《临证指南医案·卷五·湿》）

◆癥瘕

食下不运，中脘有形如梗。

白术、半夏、附子、枳实、干姜、茯苓。（《未刻本叶天士医案·保元方案》）

# 赤石脂禹余粮汤

【方剂组成用法】

赤石脂一斤碎　太一禹余粮一斤碎

上二味，以水六升，煮取二升，去滓，分温三服。(《伤寒论·卷之四·辨太阳病脉证并治下第七》)

【仲景所治病证】

仲景阐发赤石脂禹余粮汤涉及《伤寒论·卷之四·辨太阳病脉证并治下第七》159条。主治下元不固的下利不止，心下痞鞕。

【叶桂主治病证】

叶桂临证用来治疗泄泻、汗证等病证。

【临证医案举例】

◆泄泻

产育致虚，病情多歧，不能缕分。思产后八脉皆空，损伤非在一脏一腑，所以诸恙并起。稍涉情志不适，药饵便少功效，沉疴宿恙骤难奏功。阅病原，再诊脉，知内因虚损，小效病复，实由于此。姑拟迩日再急，在腹胀洞泄，胁腹疼痛，冀得少缓一二，为进商之步。

人参、鹿茸、茯苓、舶茴香、紫石英、补骨脂。

另用禹余粮、赤石脂等分，糯米煮糊为丸，煎前方送二十丸。(《叶天士医案》)

王，四五。阳结于上，阴泄于下，晨泄多因肾虚，阴伤及阳，胃口自愈。舌畏辛辣，不受桂附之猛烈。虚肿虚胀，先宜固剂。

人参、禹余粮、赤石脂、五味子、砂仁末。(《种福堂公选医案·泄泻》)

颜。病已半年，夜寐易醒，汗泄，自觉元海震动，腹鸣晨泻。年岁望六，不仅经营烦劳伤阳，肾真亦渐散越，仍议固下一法。

人参、赤石脂、禹余粮、五味子、泡淡干姜。(《种福堂公选医案·泄泻》)

# 桃花汤

**【方剂组成用法】**

赤石脂一斤一半全用，一半筛末　干姜一两　粳米一升

上三味，以水七升，煮米令熟，去滓。温服七合，内赤石脂末，方寸匕，日三服。

若一服愈，余勿服。(《伤寒论·卷之六·辨少阴病脉证并治第十一》)

**【仲景所治病证】**

仲景阐发桃花汤涉及《伤寒论·卷之六·辨少阴病脉证并治第十一》306条、307条,《金匮要略·呕吐哕下利病脉证治第十七》1条。主治痢疾脾肾阳虚，腹痛，下利脓血。

**【叶桂主治病证】**

叶桂临证用来治疗喘证、呕吐、泄泻、痢疾等病证。

**【临证医案举例】**

◆喘证

席。脉左数，右缓弱。阳根未固，阴液渐涸。舌赤微渴，喘促，自利溲数，晡刻自热，神烦呓语。夫温邪久伏少阴，古人立法，全以育阴祛热。但今见症，阴分固有伏邪，真阳亦不肯收纳。议仿刘河间浊药轻投，不为上焦热阻，下焦根蒂自立，冀其烦躁热蒸渐缓。

熟地炭、茯苓、淡苁蓉、远志炭、川石斛、五味子。

饮子煎法。

又，晚诊。阴中伏邪，晡时而升，目赤羞明，舌绛而渴。与育阴清邪法。

生地炭、元参心、川石斛、炒麦冬、犀角、石菖蒲。

又，脉左数，右软，舌干苔白。小溲淋沥，吸气喘促，烦汗。肾阴不承，心神热灼蒙闭。议以三才汤滋水制热。

三才（天冬、熟地、人参。——编者注）加茯神、黄柏、金箔。

晚进周少川牛黄清心丸一服。

又，昨黄昏后诊脉，较诸早上，左手数疾顿减，惟尺中垂而仍动。呓语不已，若有妄见。因思肾热乘心，膻中微闭，神明为蒙，自属昏乱。随进周少川牛黄丸一服，俾迷漫无质之热暂可泄降，服后颇安。辰刻诊脉濡小，形质大衰，舌边色淡，下利稀水，夫救阴是要旨。读仲景少阴下利篇，上下交征，关闸欲撒，必以堵塞阳明为治。以阳明司阖，有开无阖，下焦之阴仍从走泄矣。议用桃花汤。

人参、赤石脂、炮姜、白粳米。

又，晚服照方加茯苓。

又，脉左沉数，右小数。暮热微汗，时烦，辰时神清，虚邪仍留阴分。议用清补。

人参、茯苓、川石斛、炙甘草、黑稽豆皮、糯稻根须。

又，金匮麦门冬汤。(《临证指南医案·卷五·温热》)

◆呕吐

袁。中下阳微，呕呃下利。温中不应，恐延衰脱。夫阳宜通，阴宜守，此关闸不致溃散。春回寒谷，生气有以把握。候王先生主议。

人参、附子、炮姜、炒粳米、赤石脂、生白芍。(《临证指南医案·卷七·痢·阳虚》)

◆泄泻

产后几五十日，下利滑腻，痞闷呕逆。此阳结于上，阴撒于下，仿仲景独治阳明法。

人参、赤石脂、五味子、茯神、炮姜炭、炒黄米。(《眉寿堂方案选存·卷下·女科》)

袁。脉濡，面赤，呃，呕吐自利。此太阴脾阳受伤，浊阴逆侮。高年不可纯消，拟用理中法。

人参、炒黄干姜、厚朴姜汁炒、炒半夏。

又，中下阳微，呕呃下利，温中不应，恐延衰脱。夫阳宜通，阴宜守，此关闸不致溃散。春回寒谷，生气有以把握，候王先生主议。

人参、附子、炮姜、炒粳米、赤石脂、生白芍。(《种福堂公选医

案·痢》）

◆痢疾

久痢肛坠，诊脉左坚沉，温剂不受，阴伤不司收纳，前用桃花汤（赤石脂、干姜、粳米。——编者注）少减，当与甘酸柔缓。

人参、炙甘草、熟地炭、柿饼炭、五味子。（《叶氏医案存真·卷一》

廖。脉细，自痢泻血，汗出淋漓，昏倦如寐，舌紫绛，不嗜汤饮。两月来，悠悠头痛。乃久积劳伤，入夏季发泄，阳气冒巅之征。内伤误认外感，频投苦辛消导，大劫津液，少阴根底欲撤，阳从汗泄，阴从下泄，都属阴阳枢纽失交之象。此皆见病治病，贻害不浅。读长沙圣训脉细欲寐，列于"少阴篇"中，是摄固补法，庶可冀其散而复聚，若东垣芪术诸方，乃中焦脾胃之治，与下焦少阴无预也。

人参、禹粮石、赤石脂、五味子、木瓜、炙草。

此仲景桃花汤（桃花汤：赤石脂、干姜、粳米。——编者注）法，原治少阴下痢，但考诸刻本草，石脂、余粮，乃手足阳明固涩之品，非少阴本脏之药，然经言：肾为胃关。又谓：腑绝则下痢不禁。今肾中阴阳将离，关闸无有，所以固胃关，即是摄少阴耳。（《种福堂公选医案·劳》）

某。脉微细，肢厥，下痢无度。吴茱萸汤但能止痛，仍不进食。此阳败阴浊，腑气欲绝。用桃花汤。

赤石脂、干姜、白粳米。（《临证指南医案·卷七·痢》）

沈。议堵截阳明一法。

人参、炒白粳米、炮姜、赤石脂。（《临证指南医案·卷七·痢》）


# 芍药甘草汤

【方剂组成用法】

白芍药　甘草各四两炙

上二味，以水三升，煮取一升五合，去滓，分温再服。（《伤寒

论·卷之二·辨太阳病脉证并治上第五》）

**【仲景所治病证】**

仲景阐发芍药甘草汤涉及《伤寒论·卷之二·辨太阳病脉证并治上第五》29条。主治阴阳两虚，脚挛急。

**【叶桂主治病证】**

叶桂临证用来治疗喘证、嗳气、腹痛、便溏、便秘、崩漏等病证。

**【临证医案举例】**

◆喘证

脉左搏右细，颧赤气喘，昨夜大便后，汗泄，竟夕不安。冬温伏热，阴衰阳冒之象，最属重症。

生地炭、炒麦冬、蔗汁、炙甘草、生白芍。（《眉寿堂方案选存·卷上·冬温》）

◆嗳气

某。嗳气，腹微痛，脾胃未和。

人参、焦白芍、茯苓、炙甘草。（《临证指南医案·卷四·噫嗳》）

◆腹痛

劳怯形肌日瘁，食减自利，腹痛寒热，由阴虚已及脾胃。无治嗽清滋之理，姑以戊己汤加五味，摄阴为议，是难愈之证。

炒白芍、炙甘草、北五味。（《叶氏医案存真·卷一》）

评点：损病过脾不治，自利腹痛，非大气入中，即木郁土下，治宜温疏。

◆便溏

王。乱药杂投，胃口先伤。已经减食便溏，何暇纷纷治嗽。急急照顾身体，久病宜调寝食。

异功（异功散：即人参、茯苓、白术、甘草、陈皮。——编者注）去白术，加炒白芍、炒山药。（《临证指南医案·卷二·咳嗽》）

◆便秘

黄，江西，六十三岁。病是劳倦内伤，客途舟中，往来复受时令暑湿。病已过月，不饥不大便，脉微小属阴。暑湿皆属阴浊，气分为浊阴蔽塞。仲景谓阴结湿结，肠胃无阳气运行，强通大便，浊反逆致，此入夜阴用事而痛甚矣。

淡干姜、生炒黑附子、炙黑甘草、生大白芍。(《叶天士晚年方案真本·杂症》)

◆崩漏

蔡，四十四岁。上年产后致损，所见皆由肝肾阴虚，忌予燥热。见崩漏虚热，䯒肿寒热，不必缕缕。

清阿胶、云茯神、细生地、生白芍、粗桂枝木、炙甘草。(《叶天士晚年方案真本·杂症》)

# 猪肤汤

【方剂组成用法】

猪肤一斤

上一味，以水一斗，煮取五升，去滓，加白蜜一升，白粉五合，熬香，和相得，温分六服。(《伤寒论·卷之四·辨少阴病脉证并治第十一》)

【仲景所治病证】

仲景阐发猪肤汤方涉及《伤寒论·卷之四·辨少阴病脉证并治第十一》310条。主治少阴病，下痢，咽痛，胸满心烦。

【叶桂主治病证】

叶桂临证用来治疗虚损、喉痹等病证。

【临证医案举例】

◆虚损

申，余杭，廿六岁。劳病，水枯肾竭不治。

猪肤汤。(《叶天士晚年方案真本·杂症》)

◆喉痹

陈，三七。阴阳交虚，营卫歆斜，为忽冷忽热，周身骸骨皆痛，百脉皆损。秋半天气已降，身中气反泄越，汗出喉痹，阳不入于阴，致自为动搏耳。夫咽喉之患，久则喉痹、喉宣，妨阻受纳，最不易治。从少阴咽痛例，用猪肤汤旬日，喉痛得缓，对症转方。（《临证指南医案·卷八·咽喉》）

顾，铁瓶巷，十六岁。稚年筋脉未坚，努力搂抱，致气血流行有触，胸背骨偏突成损。此属不足，非因外邪。在身半以上，为阳主气，致右肛疡成漏年余，真阴五液皆伤，纳食在胃，传入小肠而始变化，因咳痰不出，致呕尽所见乃已。喉痛失音，涎沫吐出，喉中仍然留存，明明少阴肾脉中龙火内闪，上燔阴液，蒸变涎沫，内损精血所致。医见嗽哑，清金润肺，未明呛嗽之源，是就其凶。

猪肤汤。（《叶天士晚年方案真本·杂症》）

兴化，廿四。肛疡成漏年余，真阴五液皆伤，纳食在胃，传入小肠而始变化。因咳痰不出，必呕尽所食乃已。喉痛失音，涎沫吐出，喉中仍似存留。明明少阴脉中阴火内烁，上燔阴液，蒸变涎沫，内损精血，医见咳嗽音低，咸进清金润肺，不明此咳呛之原，是速其笃已。

猪肤汤。（《叶氏医案存真·卷三》）

杨，海宁，廿六岁。此劳怯是肾精损而枯槁，龙雷如电光闪烁无制，肾脉循喉，屡受阴火熏灼，必糜腐而痛。冬无藏精，春生寂然，胃气已索，草木何能资生？（《叶氏医案存真·卷三》：海宁，廿六。劳怯是肾精内损，真阴枯槁，龙雷之火，闪烁无制。肾脉循喉，屡受阴火燔灼，必糜腐而痛。冬无藏精，春生亦无生发，胃气已索，草木何能挽回？猪肤汤。——编者注）？

猪肤汤。（《叶天士晚年方案真本·杂症》）

张，二三。阴损三年不复，入夏咽痛拒纳。寒凉清咽，反加泄泻。则知龙相上腾，若电光火灼，虽倾盆豪雨，不能扑灭，必身中阴阳协和方息，此草木无情难效耳。从仲景少阴咽痛，用猪肤汤主之。

又，阴涸于下，阳炽于上，为少阴喉痛，乃损怯之末传矣。用猪肤甘凉益坎，有情之属而效。今肉腠消烁殆尽，下焦易冷，髓空极矣，何暇以痰嗽为理。议滑涩之补，味咸入肾可也。

牛骨髓四两、羊骨髓四两、猪骨髓四两、麋角胶四两。

用建莲肉五两，山药五两，芡实二两，同捣丸。（《临证指南医案·卷八·咽喉》）

# 黄连阿胶汤

【方剂组成用法】

黄连四两　黄芩二两　芍药二两　鸡子黄二枚　阿胶三两

上五味，以水六升，先煮三物，取二升，去滓；内胶烊尽，小冷；内鸡子黄，搅令相得。温服七合，日三服。（《伤寒论·卷之六·辨少阴病脉证并治第十一》）

【仲景所治病证】

仲景阐发黄连阿胶汤涉及《伤寒论·卷之六·辨少阴病脉证并治第十一》303条。主治少阴热化证，少阴病，得之二三日以上，心中烦，不得卧。

【叶桂主治病证】

叶桂临证用来治疗咳嗽、呆病、痛证、痢疾、痿证、妊娠疟病、产后汗证、口疮等病证。

【临证医案举例】

◆咳嗽

脉弦数右大，舌绛色面微浮，咳呕上逆，心中热，腹中气撑，卧侧著右，暮夜内外皆热。自五月起，病百日不晓饥饱。病因忧愁嗔怒而起，诸气交逆，少火化为壮火，烦热不熄。五液皆涸，内风煽动，亦属阳化，见症肝病，十之八九。秋金主候，木尚不和。日潮加剧，病属郁劳，难以久延。议咸苦清养厥阴之阴以和阳。

阿胶、川连、生地、糯米、白芍、鸡子黄。

再诊。脉百至、右弦数、左细微，寒热无汗，喝饮呕逆；病中咯血，经水反多，邪热入阴，迫血妄行。平日奇经多病，已属内虚。故邪乘虚陷，竟属厥阴之热炽，以犯阳明；故为呕为闷，目胞紫暗羞明，咽中窒塞，头痛。由厥阴热邪通胃贯膈，上及面目诸窍。先寒后热，饥不能食，消渴，气上冲心呕哕，仲景皆例厥阴篇中。此伏邪在至阴之中，必熬至枯涸而后已。表之则伤阳，攻之则劫阴。惟咸味直走阴分，参入苦寒以清伏热。清邪之中，仍护阴气，俾邪退一分，便存得一分之阴，望其少苏。

阿胶、鸡子黄、生地、白芍、黄连、黄柏。（《叶天士医案》）

◆呆病

王氏。神呆不语，心热烦躁，因惊而后经水即下，肉腠刺痛，时微痞，头即摇。肝风内动，变痉厥之象。

小川连、黄芩、阿胶、牡蛎、秦皮。（《临证指南医案·卷一·肝风》）

◆痫证

曹，十四。春病及长夏，痫厥屡发。前用龙荟丸意，苦泄肝胆，初服即泻，此久病阴分已虚。议理阴和阳，入酸以约束之。

生鸡子黄、阿胶、川连、黄柏、生白芍、米醋。（《临证指南医案·卷七·癫痫》）

◆痢疾

某。春温内陷下痢，最易厥脱。

川连、阿胶、淡黄芩、炒生地、生白芍、炙草。（《临证指南医案·卷七·痢》）

◆痿证

某，妪。今年风木司天，春夏阳升之候，兼因平昔怒劳忧思，以致五志气火交并于上，肝胆内风鼓动盘旋，上盛则下虚，故足膝无力。肝木内风壮火，乘袭胃土，胃主肌肉，脉络应肢，绕出环口，故唇舌麻木，肢节如痿，固为中厥之萌。观河间内火召风之论，都以苦降辛泄，少佐微酸，最合经旨。折其上腾之威，使清空诸窍毋使浊痰壮火蒙蔽，乃暂药权衡也。至于颐养工夫，寒暄保摄，尤当加意于药饵之先。

上午服：

金石斛三钱、化橘红五分、白蒺藜二钱、真北秦皮一钱、草决明二钱、冬桑叶一钱、嫩钩藤一钱、生白芍一钱。

又，前议苦辛酸降一法，肝风胃阳已折其上引之威，是诸症亦觉小愈。虽曰治标，正合岁气节候而设。思夏至一阴来复，高年本病，预宜持护。自来中厥，最防于暴寒骤加，致身中阴阳两不接续耳。议得摄纳肝肾真气，补益下虚本病。

九制熟地先用水煮半日，徐加醇酒、砂仁再煮一日，晒干，再蒸，如法九次。干者炒存性八两　肉苁蓉用大而黑色者，去甲切片，盛竹篮内，放长流水中浸七日，晒干，以极淡为度四两　生虎胫骨另搗碎研二两　淮牛膝盐水蒸三两　制首乌四两烘　川萆薢盐水炒二两　川石斛八两熬膏　赤白茯苓四两　柏子霜二两。

上药照方制末，另用小黑稽豆皮八两，煎浓汁法丸，每早百滚水服三钱。

议晚上用健中运痰，兼制亢阳。火动风生，从《外台》茯苓饮（茯苓、人参、白术、枳实、橘皮、生姜。——编者注）意。

人参二两，熟半夏二两，茯苓四两生，广皮肉二两，川连姜汁炒一两，枳实麸炒二两，明天麻二两煨，钩藤三两，白蒺藜，鸡子黄拌煮，洗净，炒去刺，三两，地栗粉二两。

上末用竹沥一杯，姜汁十匙法丸，食远开水服三钱。（《临证指南医案·卷一·中风》）

◆妊娠疟病

胎孕而患疟，古人先保胎，佐以治病。兹胗、齿燥、舌白，呕闷自利。乃夏令伏邪，至深秋而发，非柴、枳之属可止。呕吐黑水，腹痛，胎气不动，邪陷入里，蒸迫脏腑，是大危之象。

黄芩、黄连、黄柏、秦皮、川贝母。

再诊。寒少热多，即先后厥之谓热甚。胎攻冲心痛，盖胎在冲，疟邪从四末渐归胃，冲脉属阳明胃脉管辖。上呕青黑涎沫，胎受邪迫，上攻冲心，总是邪热无由发泄，内陷不已，势必堕胎。且协热自利，外邪从里而出，有不死不休之戒。方书保胎，必固阴益气。今热炽壅塞，人参、胶、地反为热邪树帜。前以纯苦气寒，急取固上焦，阳明胃、厥阴肝两治。今则用酸苦辛，泄两经之热邪，外以井泥护胎。

川连、草决明、乌梅肉、石莲肉、黄芩、白芍、炒川椒。

三诊。苦辛酸清泄阳明厥阴邪热，兼外护胎法，病减十之二。视苔色芒刺，舌心干板，而心中痛不已。此皆热邪内迫，阳津阴液告穷。两日前虑其陷伏闭寒，今又怕其昏痉，最难调治。夫护胎存阴，清邪去邪，俱不可少。

阿胶、鲜生地、川连、鸡子黄、知母。(《叶天士医案》)

◆产后汗证

新产不满百日，天暑，汗出，气泄；加以澡浴汤蒸，更助开发。阳浮上升，阴弱莫制，遂喉痒咳逆，牵连左胁，及气街背部皆痛。盖产后肝血未充，肾液未足，奇经诸脉悉皆怯弱，阴亏阳炽，血不能荣养筋脉。法当味厚质静，流护至阴之脏，兼温奇经。仿仲景阿胶鸡子黄汤。

阿胶、生地、鸡子黄、白芍、稽豆皮、石决明。

再诊。考足厥阴肝经，过胃贯膈，上循喉咙。因肝阴少藏，阳气有升无降。每交暮夜，咳甚如哕。戌亥乃肝阴旺时，肝阳扰胃则阳明脉衰，四肢倦怠，面色青晦。阳化内风，掀越鼓动，为肌浮偏肿。心无液养，似嘈非嘈，似痛非痛。热酿涎沫，吐出复聚。余不以咳嗽为治，急于流护至阴，静制风阳内鼓，夜分更以胃药助之。

午服：鸡子黄、白芍、枸杞子、阿胶、甘菊、炙草。

暮服：人参、南枣、秋石。(《叶天士医案》)

◆口疮

张六六。情志连遭郁勃，脏阴中热内蒸。舌绛赤糜干燥，心动悸，若饥，食不加餐。内伤情怀起病，务以宽怀解释。热在至阴，咸补苦泄，是为医药。

鸡子黄、清阿胶、生地、知母、川连、黄柏。(《临证指南医案·卷六·郁》)

# 猪苓汤

## 【方剂组成用法】

猪苓去皮　茯苓　泽泻　阿胶　滑石碎各一两

上五味，以水四升，先煮四味，取二升，去滓；内阿胶烊消。温服七合，日三服。（《伤寒论·卷之五·辨阳明病脉证并治第八》）

## 【仲景所治病证】

仲景阐发猪苓汤涉及《伤寒论·卷之五·辨阳明病脉证并治第八》223条、《伤寒论·卷之六·辨少阴病脉证并治第十一》319条、《金匮要略·消渴小便不利淋病脉证并治第十三》1条。主治水热互结伤阴证，少阴病，下利六七日，咳而呕渴，心烦不得眠；发热，渴欲饮水，小便不利，脉浮。

## 【叶桂主治病证】

叶桂临证用来治疗遗精。

## 【临证医案举例】

◆遗精

某。梦遗病，乃是阴气走泄，而湿热二气乘虚下陷，坠自腰中至囊，环跳膝盖诸处可见。久遗八脉皆伤，议用通药，兼理阴气。

猪苓汤。

又，熟地、五味、芡实、茯苓、湖莲、山药。（《临证指南医案·卷三·遗精》）

# 四逆散

## 【方剂组成用法】

甘草炙　枳实破，水渍，炙干　柴胡　芍药

上四味，各十分，捣筛，白饮和服方寸匕，日三服。

咳者，加五味子、干姜各五分，并主下利；悸者，加桂枝五分；小便不利者，加茯苓五分；腹中痛者，加附子一枚，炮令坼；泄利下重者，先以水五升，煮薤白三升，煮取三升，去滓，以散三方寸匕，内汤中，煮取一升半，分温再服。（《伤寒论·卷之六·辨少阴病脉证并治第十一》）

**【仲景所治病证】**

仲景阐发四逆散涉及《伤寒论·卷之六·辨少阴病脉证并治第十一》318条。主治少阴阳郁证，四肢不温，或咳、或悸、或小便不利、或腹中痛、或泄利下重。

**【叶桂主治病证】**

叶桂临证用来治疗便秘、腹胀。

**【临证医案举例】**

◆便秘

唐氏。

紫菀、杏仁、通草、郁金、黑山栀。

又，三焦不通，脘痹腹胀，二便皆秘。前方开手太阴肺，苦辛润降，小溲得利。兼进小温中丸（白术二两、茯苓一两、陈皮一两、熟半夏一两、甘草三钱、神曲一两、香附一两半、苦参五钱、黄连五钱、针砂一两半。——编者注），泄肝平胃，胀势十减有五。但间日寒热复来，必是内郁之气，阳不条达，多寒战栗。议用四逆散和解，其小温中丸仍用。

生白芍、枳实、柴胡、黄芩、半夏、杏仁、竹茹、生姜。（《临证指南医案·卷三·肿胀》）

# 附子粳米汤

**【方剂组成用法】**

附子一枚炮　半夏半升　甘草一两　大枣十枚　粳米半升

上五味，以水八升，煮米熟汤成，去滓。温服一升，三日服。（张仲景《金匮要略·腹满寒疝宿食病脉证治第十》）

【仲景所治病证】

仲景阐发附子粳米汤涉及《金匮要略·腹满寒疝宿食病脉证治第十》1条。主治腹痛虚寒饮逆证，腹中寒气，雷鸣切痛，胸胁逆满，呕吐。

【叶桂主治病证】

叶桂临证用来治疗恶心、呃逆、呕吐、痞满、痰饮等病证。

【临证医案举例】

◆恶心

范。脉虚无神，闻谷干呕，汗出振寒。此胃阳大虚，不必因寒热而攻邪。

人参、茯苓、炒半夏、姜汁、乌梅、陈皮。

又，脉微细小，胃阳大衰，以理中兼摄其下。

人参、淡熟附子、茯苓、炒白粳米、炒黄淡干姜。

又，人参、茯苓、干姜、煨益智仁、广皮、生白芍。(《临证指南医案·卷四·呕吐》)

◆呃逆

某。自利不渴者属太阴。呃忒之来，由乎胃少纳谷。冲气上逆，有土败之象，势已险笃。议金匮附子粳米汤。

人参、附子、干姜、炙草、粳米。(《临证指南医案·卷七·痢》)

◆呕吐

潘，十八。食后吐出水液及不化米粒，二便自通，并不渴饮，五年不愈。宜理胃阳，用仲景法。

熟附子、半夏、姜汁、白粳米。

又，泄浊阴，劫水饮，以安胃阳。服四日，腹胀、吐水已减，知阳腑之阳，非通不阖。再宗仲景法。

真武汤（茯苓、白芍、白术、附子、生姜。——编者注）加人参。(《临证指南医案·卷四·呕吐》)

汪，三十。壮年饮酒聚湿，脾阳受伤已久。积劳饥饱，亦令伤阳，遂食入反出，噫气不爽。格拒在乎中焦，总以温通镇逆为例。

白旋覆花、钉头代赭、茯苓、半夏、淡附子、淡干姜。(《临证指南医案·卷四·噫嗳》)

袁。脉濡，面赤，呃，呕吐自利。此太阴脾阳受伤，浊阴逆侮。高年不可纯消，拟用理中法。

人参、炒黄干姜、厚朴姜汁炒、炒半夏。

又，中下阳微，呕呃下利，温中不应，恐延衰脱。夫阳宜通，阴宜守，此关闸不致溃散。春回寒谷，生气有以把握，候王先生主议。

人参、附子、炮姜、炒粳米、赤石脂、生白芍。(《种福堂公选医案·痢》)

◆痞满

徐氏。经候适来，肢骸若撒，环口肉瞤蠕动，两踝臂肘常冷。夫冲脉血下，跷维脉怯不用，冲隶阳明，厥阴对峙。因惊肝病，木乘土位，以致胃衰。初则气升至咽，久则懒食脘痞。昔人有治肝不应，当取阳明。阳明不阖，空洞若谷，厥气上加，势必呕胀吞酸。然阳明胃腑，通补为宜。刚药畏其劫阴，少济以柔药，法当如是。

人参二钱、半夏<sub>姜汁炒</sub>三钱、茯苓三钱、淡附子七分、白粳米五钱、木瓜二钱。胃虚益气而用人参，非半夏之辛、茯苓之淡，非通剂矣。少少用附子以理胃阳，粳米以理胃阴，得通补两和阴阳之义，木瓜之酸，救胃汁以制肝，兼和半夏、附子之刚愎，此大半夏与附子粳米汤合方。(《临证指南医案·卷三·木乘土》)

◆痰饮

阳微阴聚，致浊气蒙蔽清神。苓、桂不应，议用大半夏汤合附子粳米汤法。

半夏、人参、白蜜、附子、白粳米。(《叶氏医案存真·卷一》)

# 甘草小麦大枣汤

【方剂组成用法】

甘草三两　小麦一斤　大枣十枚

上三味，以水六升，煮取三升，温分三服。亦补脾气。(《金匮要略·妇人杂病脉证并治第二十二》)

【仲景所治病证】

仲景阐发甘草小麦大枣汤涉及《金匮要略·妇人杂病脉证并治第二十二》1条。主治妇人脏躁，喜悲伤欲哭，象如神灵所作，数欠伸。

【叶桂主治病证】

叶桂临证用来治疗咳嗽、心悸、胸满、不寐、惊恐、神昏、呕吐、腹痛、郁证、腰痛、阳痿、汗证、虚损、闭经、产后郁冒、耳聋等病证。

【临证医案举例】

◆咳嗽

龚。咳嗽继以失血，经言三焦皆伤。喉痛失音，乃阴液无以上承，厥阳燔燎不已，病深难于奏功。凭理而论，镇胃制肝，乃和阳熄风之义。

淮小麦、南枣、阿胶、茯苓、北沙参、天冬。(《临证指南医案·卷二·吐血》)

因时病而不慎口腹，以致咳痰呛逆，肌肉消烁，食下膜胀，甚则吐食，而成虚损矣。病在土不生金，金衰则不制木，互相戕克，有不能起之象，议以养金制木，使中焦无贼邪之患，壮火培土，使上焦得清化之权亦是一法，未知何如。

甜沙参、淮小麦、鲜莲肉、南枣、怀山药、云茯苓、燕窝。

继进方：

人参、山药、白芍、茯苓、炙草、南枣、鲜莲肉。(《叶氏医案存真·卷三》)

◆心悸

某，二一。诵读身静心动，最易耗气损营，心脾偏多，不时神烦心悸，头眩脘闷，故有自来也。调养溉灌营阴，俾阳不升越，恐扰动络血耳。淮小麦三钱、南枣肉一枚、炒白芍一钱、柏子仁一钱半、茯神三钱、炙草四分。(《临证指南医案·卷一·虚劳》)

诊脉软，心悸不耐烦，营虚气怯甚矣。

淮小麦、茯神、炙草、炒白芍、枣仁、建莲。(《未刻本叶天士医案·保元方案》)

◆胸满

温热后肝阳乘胃，涎沫自出，胸满如闷咽中间，或气促，潮热时作，四肢微冷。虑其厥逆，进熄风和阳法。

淮小麦、炒半夏、甜杏仁、炒麦冬、南枣。

又方：人参、麦冬、淮小麦、茯苓、南枣、炙甘草。(《叶氏医案存真·卷二》)

评点：脾为湿困，中气不灵则木亦郁。木郁则横而反侮。

此方何能熄风和阳，且有病重药轻之嫌，然方却有法可思。从脏躁甘枣小麦汤加减来。(《评点叶案存真类编·卷下·温热》)

◆不寐

汤，四十五岁。阳升巅顶，上虚下细。心有狐疑动多。阳不下潜，入夜心事交集，寤不成寐。潜阳益阴主治。

淮小麦、炙草、知母、生地、茯苓、丹参。(《叶天士晚年方案真本·杂症》)

徐，二八。产后未经旬，长途驱驰以劳形神。归值母丧，悲哀哭泣，伤及情志。述肉瞤，易惊恐，少寐。产伤阴分起见，肌肉悉热如焚，乃阴不摄阳。

熟地炭、萸肉、龙骨、茯神、淮小麦、南枣肉。(《种福堂公选医案·产后阴伤神怯》)

◆惊恐

陈，二九。心中若烟雾，暖则气散，少顷即聚。易惊恐畏惧，呕逆不渴，自述难鸣苦况。泻后亡阴，热药劫阴，前议和胃不应，主以镇之摄之。

炙甘草、淮小麦、大枣、枣仁、青龙骨。(《临证指南医案·卷七·惊》)

◆神昏

某。因惊外触,见症神怯欲迷,已经肢厥,冷汗,怕动。仿镇怯理虚。

人参、茯神、枣仁、生龙骨、石菖蒲、炙草、南枣、陈淮小麦。早上服。(《临证指南医案·卷七·惊》)

吴。新产阴气下泄,阳气上冒,日晡至戌亥,阳明胃衰,厥阴肝横。肝血无藏,气冲扰膈,致心下格拒,气干膻中,神乱昏谵。若恶露冲心则死矣,焉有天明再醒之理?回生丹酸苦,直达下焦血分,用过不应,谅非瘀痹。想初由汗淋发热,凡外感风邪,邪滞汗解,此热昏乱,即仲景之新产郁冒也。倘失治,必四肢牵掣,如惊似风痉则危。议从亡阳汗出谵语例,用救逆法。

生龙骨三钱、生牡蛎三钱、桂枝五分、淮小麦百粒、炙甘草三分、南枣二钱。

又,气从涌泉小腹中直冲胸臆,而心下痛,癫晕神迷。此肝肾内怯,无以收纳自固。每假寐必魂魄飞越,惊恐畏惧,非止一端。救逆法镇阳颇应,但少补虚宁神,益之固之耳。

人参二钱、龙齿三钱捣、枣仁三钱、茯神三钱、炒黑杞子二钱、黑壳建莲肉五钱、紫石英一两,捣碎,用水三盏,煎减半,用以煎药。

又,两法皆效,下元虚损无疑。八脉无气把握,带下淋漓不止,梦魂跌仆,正经旨下虚则梦坠也。议镇固奇脉方。

人参二钱,龙齿三钱,枣仁三钱,茯神三钱,桑螵蛸<sub>炙</sub>,二钱,炒黑远志五分。

用紫石英煎汤煎药。

又,昨午忧悲嗔怒,大便后陡然头晕,继以呕逆。胸痞止,心洞嘈杂,仍不能食,子夜寒战鼓栗,寅刻津津微热,神昏妄见,巅痛乳胀,腹鸣,短气呵欠,似乎叹息之声。此乃下元根蒂未坚,偶触心机,诸阳神飞旋动舞。仲景论先厥后热,知饥不能食,干呕,列于"厥阴篇"中。

盖危病初效，未沾水谷精华，则胃土大虚，中无砥柱，俾厥阴风木之威横冲震荡，一如释典混沌劫于地水，大风卒来莫御矣。当此医药，全以护阳固阴。但血舍耗涸，刚猛及滋腻总在难施之例。无暇理病，存体为要。

人参五钱、熟附子一钱、川桂枝木一钱、炮姜炭一钱、炙黑甘草五分、茯苓三钱。(《临证指南医案·卷九·产后》)

◆呕吐

卜。有年冬藏不固，春木萌动，人身内应乎肝。水弱木失滋荣，阳气变化内风，乘胃为呕，攻胁为痛。仲景以消渴心热属厥阴，《内经》以吐涎沫为肝病。肝居左而病炽偏右，木犯土位之征。经旨谓肝为刚脏，非柔不和。阅医药沉、桂、萸、连，杂以破泄气分，皆辛辣苦燥，有刚以治刚之弊，倘忽厥逆瘛疭奈何？议镇阳熄风法。

生牡蛎、阿胶、细生地、丹参、淮小麦、南枣。

又，内风阳气鼓动变幻，皆有形无质，为用太过。前议咸苦入阴和阳，佐麦、枣以和胃制肝获效。盖肝木肆横，胃土必伤，医治既僻，津血必枯。唇赤，舌绛，咽干，谷味即变酸腻，显是胃汁受劫，胃阴不复。夫胃为阳明之土，非阴柔不肯协和，与脾土有别故也。

生牡蛎、阿胶、细生地、小麦、炒麻仁、炒麦冬、炙草。(《临证指南医案·卷三·木乘土》)

张氏。勉强攻胎，气血受伤而为寒热，经脉乏气而为身痛，乃奇经冲任受病，而阳维脉不用事也。《内经》以阳维为病苦寒热。维者，一身之刚维也。既非外感，羌、苏、柴、葛，三阳互发，世无是病。又芩、栀、枳、朴之属，辛散继以苦寒，未能中病。胃口屡伤，致汤饮皆哕出无余，大便不通，已经半月。其吐出形色青绿涎沫，显然肝风大动，将胃口翻空，而肠中污水，得风翔如浪决，东西荡漾矣。熄风镇胃，固是定理，但危笃若此，明理以邀天眷耳。

淮小麦百粒、火麻仁一钱、阿胶二钱、生地二钱、秋石拌人参一钱、南枣肉一钱。(《临证指南医案·卷四·呕吐》)

### ◆腹痛

龚。脉数，寒热汗出，腹胁痛。病起经漏崩淋之后，是阴伤阳乘。消渴喜凉饮，不可纯以外邪论。和营卫调中，甘缓主治。

当归、白芍、淮小麦、炙草、南枣、茯神。（《临证指南医案·卷九·崩漏》）

### ◆郁证

郁则络瘀气痹，失血气逆。法宜宣通，但脉弦劲，正气已虚，当以甘缓。

淮小麦、茯神、炙草、柏子仁、白芍、枣仁。（《未刻本叶天士医案·方案》）

### ◆腰痛

倪。小产半月颇安，忽然腰腹大痛，或攒膝跗足底，或引胁肋肩胛，甚至汤饮药饵，呕吐无存。娠去液伤，络空风动。昔贤谓按之痛缓属虚，勿道诸痛为实。

炙草、淮小麦、南枣、阿胶、细生地、生白芍。

又，往常经候不调，乃癥瘕为痛。

葱白丸（熟地四两、白芍、当归、川楝子、茯苓各二两，川芎、枳壳、厚朴、青皮、神曲、麦芽各一两半，三棱、蓬术各一两，干姜、大茴、木香各七钱，肉桂五钱，用葱白汁丸。又方：人参、阿胶、川芎、当归、厚朴，用葱白汁丸。——编者注）。（《临证指南医案·卷九·产后》）

### ◆阳痿

朱，五十二岁。此操持太过，肝血胆汁内耗，致阳气上冒入巅，外泄汗淋，阳不入阴，阳跷穴空不寐，茎痿不举，非寒，皆肝液无有，有暴仆暴厥之危。

小麦、萸肉、南枣、白芍、炙草、白石英。（《叶天士晚年方案真本·杂症》）

### ◆汗证

某。心中烦热，头上汗泄，汗止自安。易嘈。

淮小麦、柏子仁、茯神、炙草、南枣、辰砂。(《临证指南医案·卷六·嘈》)

◆虚损

沈。年岁壮盛，脘有气瘕，嗳噫震动，气降乃平。流痰未愈，睾丸肿硬。今入夜将寐，少腹气冲至心，竟夕但寤不寐，头眩目花，耳内风雷，四肢麻痹，肌腠如刺，如虫行。此属操持怒劳，内损乎肝，致少阳上聚为瘕，厥阴下结为疝。冲脉不静，脉中气逆混扰，气燥热化，风阳交动，营液日耗，变乱种种。总是肝风之害。非攻消温补能治，惟以静养，勿加怒劳，半年可望有成。

阿胶、细生地、天冬、茯神、陈小麦、南枣肉。(《临证指南医案·卷一·肝风》)

◆闭经

病起左肢痛痿，即《灵枢》云：意伤忧愁则肢废也。盖肝脏多气少血，气胜则热，血不营养经脉，阳明日空，血海无贮，经事遂闭。内风夹阳上升，眩晕，咳出痰沫。冬令天地闭藏，病不致凶。万花畅茂，有增剧之虑。议镇肝安胃法，用麦甘大枣汤。麦以镇逆，枣、甘益虚，遵《内经》肝苦急，急食甘以缓之也。

麦甘大枣汤。(《眉寿堂方案选存·卷下·女科》)

潘，二七。经水不来，少腹刺痛鸣胀，大便不爽，心中热痛。食辛辣及酒，其病更甚。不敢通经，姑与甘缓。

甘麦大枣汤。(《临证指南医案·卷九·调经》)

◆产后郁冒

新产阴气下泄，阳气上冒。日晡至戌、亥，阳明胃衰，厥阴肝横，肝血无藏，气冲扰膈，致心下格拒，气干膻中，神识昏谵。若恶露冲心则死，焉有天明再醒之理？回生丹酸苦直达下焦血分，用之不应，谅非瘀痹。想初由汗淋发热，凡外感风寒，理从外解。此热炽神乱，即仲景之新产郁冒也。倘失治必四肢牵掣，如惊如风痫，立见危殆。议从亡阳汗出谵语例，用救逆法。

龙骨、桂枝、南枣、牡蛎、炙草、小麦。(《眉寿堂方案选存·卷

下·女科》)

◆耳聋

马。面青㿠白，入夜颧颊渐赤，耳聋，舌心干板而缩，并不渴饮，间有寒战后热。此厥阴肝脏液涸风旋，势成痉厥危症。勉从经旨之训，肝苦急，当食甘以缓之。

甘麦大枣汤加阿胶。(《临证指南医案·卷七·痉厥》)

# 肾气丸

【方剂组成用法】

干地黄八两、薯蓣四两、山茱萸四两、泽泻三两、茯苓三两、牡丹皮三两、桂枝一两、附子炮一两

上八味末之，炼蜜和丸，梧子大，酒下十五丸，加至二十五丸，日再服。(《金匮要略·妇人杂病脉证并治第二十二》)

【仲景所治病证】

仲景阐发肾气丸涉及《金匮要略·痰饮咳嗽病脉证并治第十二》《金匮要略·消渴小便不利淋病脉证并治第十三》《金匮要略·妇人杂病脉证并治第二十二》3条。主治肾阳不足证，消渴，小便反多，以饮一斗，小便一斗；转胞不得溺，烦热不得卧，而反倚息，饮食如故；短气有微饮。

【叶柱主治病证】

叶桂临证用来治疗咳嗽、喘证、哮证、心悸、不寐、痞满、腹痛、泄泻、痢疾、噎膈、眩晕、膀胀、水肿、淋证、痰饮、汗证、消渴、虚损、痿证、带下病、子肿、产后喘证、产后肿胀、疝气等病证。

【临证医案举例】

◆咳嗽

李，无锡，三十三岁。呛呕下焦寒冷。

薛氏八味丸。(《叶天士晚年方案真本·杂症》)

某。脉沉弦，饮泛呛咳，乃下虚无以制上。议早服肾气丸，摄纳下

焦散失，以治水泛之饮。午服外台茯苓饮，转旋中焦，使食不致酿痰。

茯苓饮（茯苓、人参、白术、枳实、橘皮、生姜。——编者注）去术。（《临证指南医案·卷五·痰饮》）

唐，四十七岁。肾虚不纳，久嗽。

附子七味丸三钱。（《叶天士晚年方案真本·杂症》）

张，三十。冬季喘嗽，似属外因，表散沓进，反致失音，不得着枕卧眠。今戌亥时浊阴上干，而喘急气逆为甚。仍议引导，纳气归肾。

六味加附子、车前、补骨脂、胡桃、沉香。（《临证指南医案·卷二·咳嗽》）

◆喘证

顾。饮邪泛溢，喘嗽，督损头垂，身动喘甚，食则脘中痞闷，卧则喘咳不得息。肺主出气，肾主纳气，二脏失司，出纳失职。议用早进肾气丸三钱，以纳少阴。晚用小青龙法，涤饮以通太阳经腑。此皆圣人内饮治法，与乱投腻补有间矣。

小青龙去麻、辛、甘、芍，加茯苓、杏仁、大枣。（《临证指南医案·卷五·痰饮》）

刘，五十岁。春夏地气上升，人身中阳气发泄，不论男女，中年后下元先馁。人应天地气交，此喘嗽气冲，入夜欲坐难眠，皆肾衰不足摄纳真气。脉小弱，非外客邪，治其本病。

肾气去桂、牛膝，加沉香、五味。（《叶天士晚年方案真本·杂症》）

某，六二。冬季咳嗽吐痰，渐至卧则气冲，喘急起坐，今三载矣。经以肺肾为俯仰之脏，是肺主出气，肾主纳气。老年患此，按脉右弦左沉，为肾气不收主治，不必因痔患而畏辛热。

肾气丸去牛膝、肉桂，加沉香，蜜丸。（《临证指南医案·卷二·咳嗽》）

潘，二九。劳力喘甚，肩背恶寒，饮泛上逆，皆系下元虚损。莫以喘用泻肺等药。

薛氏八味丸。（《临证指南医案·卷五·痰饮》）

王。秋深天气收肃，背寒喘咳，饮浊上泛。缘体中阳气少振，不耐

上卷 经方医案

239

风露所致。最宜暖护背部，进通阳以治饮。

茯苓、桂枝、半夏、姜汁、苡仁、炙草。

又，早肾气丸（干地黄、山茱萸、山药、丹皮、茯苓、泽泻、附子、桂枝。——编者注）、夜真武（真武汤：茯苓、白芍、白术、附子、生姜。——编者注）丸。（《临证指南医案·卷五·痰饮·肾阳虚饮逆喘咳呕》）

张，三十。幼年哮喘已愈，上年夏令，劳倦内伤致病，误认外感乱治，其气泄越，哮喘音哑，劳倦不复，遂致损怯。夫外感之喘治肺，内伤之喘治肾，以肾主纳气耳。

加减八味丸，每服二钱五分，盐汤下，六服。（《临证指南医案·卷四·喘·肾气不纳》）

张，三十岁。此肾虚不纳，冲气上干，喘嗽失音，夜坐不卧。医每治肺，日疲致凶。

早服薛氏八味丸三钱。（《叶天士晚年方案真本·杂症》）

张，四一。痰饮喘咳，肌肉麻痹，痞胀不堪纳谷，冬寒日甚，春暖日减，全是阳气已衰，阴浊逆干犯上。肺药治嗽，无非辛泄滋润。盖辛散则耗阳，滋清助阴浊，浊阻在阳分，气不肃，为夜不得卧。小青龙意。主乎由上以泄水寒，直从太阳之里以通膀胱，表中里药也。仲景谓饮邪当以温药和之，驱阴邪以复阳，一定成法。

早，肾气去萸换白芍，炒楂炭水法丸。

晚，外台茯苓饮（茯苓、人参、白术、枳实、橘皮、生姜。——编者注），姜、枣汤法丸。（《临证指南医案·卷五·痰饮·脾肾阳虚饮逆咳呕》）

章，水关桥，四十九岁。病人说咳嗽四年，每着枕必咳，寐熟乃已，此肾虚气冲上犯。医见嗽治肺，延及跗肿，阴囊皆浮，阴水散漫，阳乏开阖，都属肺药之害。

薛氏肾气汤。（《叶天士晚年方案真本·杂症》）

周，廿三岁。形羸瘦，色枯瘁，身略动必喘息气急。此皆下焦精血已枯，肾气不收，散漫沸腾。凡肝由左升，肺由右降，肾精交夺，升多降少。右背胸胁高突，不得着卧，当此地位，乏前哲成法，可以却病。

早上饮人乳，接服附子七味丸。（《叶天士晚年方案真本·杂症》）

朱，五三。吸气息音，行动气喘，此咳嗽是肾虚气不收摄，形寒怯冷，护卫阳微。肾气丸颇通，形气不足，加人参、河车。（《临证指南医案·卷二·咳嗽·劳嗽》）

◆哮证

徐，四一。宿哮廿年，沉痼之病，无奏效之药。起病由于惊忧受寒，大凡忧必伤肺，寒入背俞，内合肺系，宿邪阻气阻痰，病发喘不得卧。譬之宵小，潜伏里闬，若不行动犯窃，难以强执。虽治当于病发，投以搜逐，而病去必当养正。今中年，谅无大害，精神日衰，病加剧矣。

肾气去桂、膝。病发时葶苈大枣汤或皂荚丸（皂荚，蜜丸，枣膏汤送。——编者注）。（《临证指南医案·卷四·哮·寒》）

◆心悸

金，七十。寤则心悸，步履如临险阻，子后冲气上逆。此皆高年下焦空虚，肾气不纳所致。

八味丸三钱，先服四日。

淡苁蓉一两、河车胶一具、紫石英二两、小茴五钱、杞子三两、胡桃肉二两、牛膝一两半、五味一两、茯苓二两、沙苑一两半、补骨脂一两、桑椹子二两。

红枣肉丸。（《临证指南医案·卷一·虚劳·肾气不纳》）

◆不寐

顾，四四。须鬓已苍，面色光亮，操心烦劳，阳上升动，痰饮亦得上溢。《灵枢》云：阳气下交入阴，阳跷脉满，令人得寐。今气越外泄，阳不入阴，勉饮酒醴，欲其神昏假寐，非调病之法程。凡中年已后，男子下元先损。早上宜用八味丸，暇时用半夏秫米汤。（《临证指南医案·卷六·不寐·阳跷脉虚》）

◆痞满

张，五十三岁。三疟久延两三年，面肌黄萎，唇口枯白，食入脘腹膜胀。足痿如堕，至晚浮肿。其所伤者脾阳肾阳，然脾以运行则健，肾宜收纳为命根，非一方兼用，按古法。

早服肾气丸，晚服理中汤。(《叶天士晚年方案真本·杂症》)

◆腹痛

沈，三十二岁。壮年。望色夺肉瘦，脉左细右空，此男子精损，真气不主收纳。自述少腹筑筑动气而痛，病形脉症，已在下焦，治肺嗽大谬，杂治日延劳怯。

薛氏八味丸，三钱。(《叶天士晚年方案真本·杂症》)

寒热咳嗽，初起必有外邪，邪陷入里，则阳气伤，阴浊扰乱，延为肿胀。述腹胀大，上实下坚，浊自下起，逆气挟痰上冲，暮则阴邪用事，着枕咳呛更甚。本草云：诸药皮皆凉，子皆降。降肺气，疏胃滞，暂时通泄，昧于阴邪盛，为肿为胀，大旨形寒吐沫，阳气已寂，汤药以通太阳，续进摄纳少阴，考诸前哲，不越此范。

早服济生肾气丸（肾气丸加车前、牛膝。茯苓八两为君，熟地只用四两。又薛氏济生丸分量不同。——编者注），晚进桂苓甘味姜附汤。(《叶氏医案存真·卷二》)

李，五十六岁。少腹满胀，必在夜卧而甚。晨起肠泄浊气，白昼仍可办事。延及几年，气冲胃脘，高突而冷，舌根亦胀痛，自胸及于舌。医用吴萸、川楝，苦辛温佐苦寒降泄不安，则知有年下元已虚，气散漫不为下归摄矣。

八味丸三钱。(《叶天士晚年方案真本·杂症》)

◆泄泻

马，三六。暮食不化，黎明瘕泄。乃内伤瘅胀之症，脾肾之阳积弱。据理当用肾气丸。(《临证指南医案·卷三·肿胀·脾肾阳虚》)

时，二十。脉细，属脏阴之损。平素畏寒怯冷，少年阳气未得充长。夏令暴泻，是时令湿热，未必遽然虚损若此。今谷减形瘦，步履顿加喘息，劳怯显然，当理脾肾。

早服加减八味丸，晚服异功散（人参、茯苓、白术、甘草、陈皮。——编者注）。(《临证指南医案·卷一·虚劳·下损及中》)

◆痢疾

李。痢将两月，目微黄，舌白口干，唇燥赤，腹满，按之软，竟日小便不通。病者自述肛门窒塞，努挣不已，仅得进出黏积点滴。若有稀粪，自必倾肠而多。思夏秋间暑湿内着为痢，轩岐称曰滞下，谓滞着气血，不独食滞一因。凡六腑属阳，以通为用；五脏皆阴，藏蓄为体。先泻后痢，脾传肾则逆，即土克水意，然必究其何以传克之由。盖伏邪垢滞从中不清，因而下注矣。迁延日久，正气因虚。仲景论列三阴，至太阴篇中，始挈出腹满字样。脾为柔脏，惟刚药可以宣阳驱浊。但今二肠窒痹，气不流行，理中等法，决难通腑。考《内经》二虚一实者治其实，开其一面也。然必温其阳，佐以导气逐滞。欲图扭转机关，舍此更无他法。

制附子、生厚朴、木香、制大黄、炒黑大茴。

又，懈弛半月，脾肾复惫。脾败不主健运，纳食皆变痰沫；肾真失司纳气，水液上泛阻咽。皆痢伤浊壅，变胀未传。脉见弦劲，是无胃气。小愈变病，最属不宜。入冬为藏阳之令，今阳渐溃散，而阴液枯槁，渴不多饮，饮不解渴。治阳必用刚药。其阴更涸矣。转展无可借箸，勉与脾肾分调。脾阳动则冀运，肾阳静可望藏。王道固难速功，揆之体用，不可险药。早服炒焦肾气丸，午服参苓白术散（人参、茯苓、白术、甘草、山药、扁豆、苡仁、建莲、砂仁、桔梗、陈皮。——编者注）加益智仁。（《临证指南医案·卷七·痢·阳虚气滞》）

◆噎膈

格不能食，幸大便溏泄，且治少阴。

金匮肾气丸。（《未刻本叶天士医案·方案》）

◆眩晕

此火虚阴邪上干，神志冒昧，头旋形寒。

八味丸。（《未刻本叶天士医案·方案》）

李，七三。高年颇得纳谷安寝，春夏以来，头晕跗肿，不能健步。此上实下虚，肾气衰，不主摄纳，肝风动，清窍渐蒙。大凡肾宜温，肝宜凉，温纳佐凉，乃复方之剂。

附都气（即六味地黄丸加五味子。——编者注）加车前、淡天冬、建莲丸。（《临证指南医案·卷一·眩晕·下虚》）

◆臌胀

沈，湖州。农人瘅腹胀，乃劳力肌饱失时所致，最难见效。

肾气丸。（《叶天士晚年方案真本·杂症》）

气郁单胀，中空无物，卧则气塞，浊饮上冲，渐有不得安卧之象。问其起病之由，多是恼怒动肝，为肝木郁伤脾土。脾失健运，气阻成胀。延及百日，正气愈虚，浊更坚凝，逆走攻肺，上咳气逆欲喘。脘中蕴热，咳出脓血。病根固在脾，今已传及肺部。丹溪曰：养金制木，脾无贼邪之害；滋阴制火，肺得清化之权。目下至要，务在顺气，胸中开爽，寝食不废，便可从容论治。不然，春分节近，更属难调矣。宜先用通上焦法。

紫菀、杏仁、蒌皮、郁金、厚朴、大腹皮、桑皮、茯苓皮、黑山栀。

两剂后，早服肾气丸，晚服四君子汤。（《叶天士医案》）

◆水肿

徐，廿四岁。据述暴惊动怒，内伤由肝及胃，胃脉衰，肝风动，浮肿下起。若漫延中宫，渐次凶矣。两年余久恙，先议薛新甫法。

八味丸二两五钱，匀十服。（《叶天士晚年方案真本·杂症》）

姚，四八。据说情怀不适，因嗔怒，痰嗽有血。视中年形瘁肉消，渐渐腹胀跗肿，下午渐甚，阳气日夺。

早服肾气丸三钱，昼服五苓散。（《临证指南医案·卷三·肿胀·肾阳虚》）

◆淋证

某，六五。六旬有五，下焦空虚，二便不爽，溺管痹痛。姑与肾气汤主治。

肾气汤，细绢滤清服。（《临证指南医案·卷三·淋浊·肾气不摄》）

◆痰饮

程，六十。肾虚不纳气，五液变痰上泛，冬藏失职，此病为甚，不

可以肺咳消痰。常用八味丸，收纳阴中之阳。暂时撤饮，用仲景桂苓味甘汤。(《临证指南医案·卷五·痰饮·脾肾阳虚饮逆咳呕》)

顾，来安县，四十六岁。此病起痰饮咳嗽，或外寒劳倦即发。发必胸脘气胀，吐出稀涎浊沫，病退痰浓气降乃已，此饮邪皆浊饮久聚，两年渐渐腹中痞闷妨食，肛门尻骨，坐则无恙，行动站立，刻刻气坠，若大便欲下之象，肾虚不收摄显然。或于在前见痰嗽以肺治，苟非辛解，即以寒降，以致酿成痼疾。

肾气丸加胡桃肉、角沉香。(《叶氏医案存真·卷三》也录有本案，文字略有不同。——编者注)。(《叶天士晚年方案真本·杂症》)

顾，四四。须鬓已苍，面色光亮，操心烦劳，阳上升动，痰饮亦得上溢。《灵枢》云：阳气下交入阴，阳跷脉满，令人得寐。今气越外泄，阳不入阴，勉饮酒醴，欲其神昏假寐，非调病之法程。凡中年已后，男子下元先损。早上宜用八味丸(干地黄、山茱萸、山药、丹皮、茯苓、泽泻、附子、桂枝。——编者注)，晚时用半夏秫米汤。(《临证指南医案·卷六·不寐·阳跷脉虚》)

脉右弦左濡，秋凉宿饮，上泛咳呛，入夜著枕欲寐，气冲胃脘，心悸震动，必欲起坐。仲景"论脉篇"，弦为饮，背寒为饮，当治饮，不当治咳。饮属阴邪，乘暮夜窃发。《金匮》法中，每以通阳涤饮，与世俗仅以肺药疏降迥异，用小青龙减麻、辛法。

桂枝、五味子、干姜、茯苓、白芍、炙草、半夏。

丸方：八味去附，加沉香。(《叶天士医案》)

面赤足冷，脉沉弦细，吸短有声，昏昏欲寐，下焦淋带不断。此下虚不摄，饮浊上泛，咳无止期。从来饮家咳逆，当治其饮。仲景谓饮家短气倚息。以外饮属脾，用苓桂术甘，理脾阳以运行；内饮属肾，进肾气以收摄固纳。仿此为法。

肾气丸，淡盐汤送下。

又，熟地炭、茯苓、淡苁蓉、五味子、白芍、胡桃肉。(《眉寿堂方案选存·卷上·春温》)

潘，二九。劳力喘甚，肩背恶寒，饮泛上逆，皆系下元虚损。莫以喘用泻肺等药。

薛氏八味丸。(《临证指南医案·卷五·痰饮·肾阳虚饮逆喘咳呕》)

四旬有二，须鬓颁白，未老先衰之象。良由阳气式微，是以痰饮泛溢，仲景谓治痰饮以温药撤之，盖以阳微阴干耳。早服金匮肾气丸，去桂、膝，加沉香、萆薢，晚用外台茯苓饮（茯苓、人参、白术、枳实、橘皮、生姜。——编者注）去人参。(《未刻本叶天士医案·保元方案》)

姚，四八。据说情怀不适，因嗔怒，痰嗽有血。视中年形瘁肉消，渐渐腹胀跗肿，下午渐甚，阳气日夺。

早服肾气丸三钱，昼服五苓散。(《临证指南医案·卷三·肿胀·肾阳虚》)

张，葑门，六十九岁。老年下虚痰多，入夜冲气起坐。新凉内侵，肾水泛，气不收纳，常服肾气丸。

桂苓甘味汤。(《叶天士晚年方案真本·杂症》)

◆汗证

阴疟四月，汗泄，下肢肿。

早服八味丸。

淡附子、细辛、生白术、泽泻。(《眉寿堂方案选存·卷上·疟疾》)

两尺空大，寐则汗泄，食下少运。

八味丸（干地黄、山茱萸、山药、丹皮、茯苓、泽泻、附子、桂枝。——编者注）。(《未刻本叶天士医案·方案》)

◆消渴

任督失司，脂液暗消，八味丸可以常服，再议固奇脉方法以佐之。

人参、菟丝子、覆盆、鹿茸、锁阳、骨脂。(《眉寿堂方案选存·卷下·女科》)

俞，申卫前，五十岁。任、督失担任督摄之司，脂液暗消不禁，八味丸可以常服，再议固奇脉方法以佐之。

鹿茸、补骨脂、人参、生菟丝、覆盆子、锁阳。(《叶天士晚年方案真本·杂症》)

俞，申衙前，五十岁。男子中年，下元先亏。肾脏阴中之阳，不司涵煦，阴不承载于上，遂渴饮溲频，溺有硝卤之形。《内经》有遗热、遗寒之分，上、中之消主气热，下消以摄肾蒸阳，以运津液。

八味汤。（《叶天士晚年方案真本·杂症》）

◆ 虚损

顾，混堂巷，廿八岁。壮盛，色白肉瘦，脉细小如数，下垂。察色凭脉，是属肾虚，五液不运，精微内蒸黏涎浊沫。凡有思虑烦劳，肝阳挟热气上升，痰沫随气乘胃而出上窍，其聚处在乎肾络。八味丸即古肾气丸，理阴阳以收肾气，使水沫不致上泛，不为差谬。少壮必先伤于阴，拙见议减桂辛甘伐肝，加五味三倍，少用沉香入少阴之络。考经旨，肾阴中有真阳温煦，生生自旺。若肝脏日刚，木火内寄，情志拂逆，必相火勃起，谓凉则肝宁，昔贤谓肝宜凉，肾宜温也。（《叶天士晚年方案真本·杂症》）

沈，三十二岁。壮年。望色夺肉瘦，脉左细右空，此男子精损，真气不主收纳。自述少腹筑筑动气而痛，病形脉症，已在下焦，治肺嗽大谬，杂治日延劳怯。

薛氏八味丸，三钱。（《叶天士晚年方案真本·杂症》）

王，三十。阳虚背寒肢冷，阴虚火升烦惊，宿病偏伤不复，总在虚损一门。镇摄之补宜商。

早用薛氏八味丸，晚归脾（人参、白术、茯神、枣仁、龙眼肉、黄芪、当归、远志、木香、炙草、生姜、大枣。——编者注）去芪、木香。（《临证指南医案·卷一·虚劳·阴阳并虚》）

◆ 痿证

李氏。右肢跗足无力如痿，交子夜痰多呛嗽，带下且频。是冲脉虚寒，浮火上升，非治嗽清热。夫冲为血海，隶于阳明，女科八脉，奇经最要。《内经》论之，女子五七年岁，阳明日衰。今天癸将绝年岁，脉络少气。非见病治病肤浅之见，愚意通阳摄阴，以实奇脉，不必缕治。

薛氏加减八味丸二两，匀七服，盐汤送下。（《临证指南医案·卷七·痿·冲脉虚寒》）

◆闭经

陆，十六。经阻半年，腹形渐大，痛不拒按，溲短便通。据形色脉象，不是用通经丸者。下气还攻于络，有形若癥瘕。

炒枯肾气汤。(《临证指南医案·卷九·癥瘕·肾气不摄经阻腹痛胀》)

某氏。治痢古法，不越通涩。经停有瘕，腹浮肿，八脉之病。医惑于见痢，认为脾胃症。议用济生肾气丸（肾气丸加车前、牛膝。——编者注）。(《临证指南医案·卷七·痢·久痢伤肾下焦不摄》)

◆带下病

面赤足冷，脉沉弦细，吸短有声，昏昏欲寐，下焦淋带不断。此下虚不摄，饮浊上泛，咳无止期。从来饮家咳逆，当治其饮。仲景谓饮家短气倚息。以外饮属脾，用苓桂术甘，理脾阳以运行；内饮属肾，进肾气以收摄固纳。仿此为法。

肾气丸，淡盐汤送下。

又，熟地炭、茯苓、淡苁蓉、五味子、白芍、胡桃肉。(《眉寿堂方案选存·卷上·春温》)

频产脉络已空，胎前已见带下，痛甚不随利减，奇经气撒不摄。仲景建中之议，取意在脾营，为上中法，而药力原不及下焦也。肾气汤乃收摄阴中之阳，产后营虚，不耐桂、附之猛烈。当年先哲，每炒炭煎服，亦如河间浊药轻投，盖汤、散、饮子，不同法程耳。

熟地四钱、山药二钱、丹皮钱半、附子一钱、车前一钱、萸肉二钱、茯苓三钱、泽泻钱半、肉桂一钱、牛膝一钱。

各炒炭，急火煎服。(《眉寿堂方案选存·卷下·女科》)

◆子肿

潘。胎前水溢浮肿，喘满不得卧，余用开太阳膀胱获效。既产，浮肿自然渐退。女科不明产后下虚，专以破气宽胀，百日来腹大且满，按之则痛。此皆气散弥漫，丸药又补涩守中，益助其钝。气血凝涩，经候不来，为难治之病。议肾气汤，煅药成炭，取其气之通，勿令味浊，兼调琥珀末以调其血涩。仿古法中之所有，非杜撰也。

桂七味加车前、牛膝，炒炭，水洗煎，临服调入琥珀末。(《临证指南医案·卷九·产后·阳虚肿胀》)

胎前水溢浮肿，喘满不得卧，开太阳获效，既产浮肿自然渐退。女科不明产后下虚，多以破气宽胀，百日来腹大且满，按之则痛，此皆气散弥漫，为难治之症。议用炒枯肾气丸，兼调琥珀末以调其血。(《眉寿堂方案选存·卷下·女科》)

◆产后喘证

半产后，咳逆不得卧，腹膨。

肾气丸一两用沙囊悬起煎汤，早上服。(《眉寿堂方案选存·卷下·女科》)

◆产后肿胀

某。产后肿胀不愈，显系下虚，肝肾气不收摄。形寒痞闷，食少痰多，脉细肉消。治从阴分，非分和攻消者。

济生肾气丸(肾气丸加车前、牛膝。叶氏用茯苓八两为君，熟地只用四两。——编者注)，沉香汁冲开水送。接服《金匮》肾气丸。(《临证指南医案·卷九·产后·阳虚肿胀》)

◆疝气

宁波，四十八。七疝肝病为多，病发有声响为气疝。寒入募络，积疝坚硬下坠。

宜八味加大茴香、胡芦巴(《叶天士晚年方案真本·杂症》也录有本案。——编者注)。(《叶氏医案存真·卷三》)


# 白头翁汤


【方剂组成用法】

白头翁二两　黄柏三两　黄连三两　秦皮三两

上四味，以水七升，煮取二升，去滓，温服一升；不愈；更服一升。(《伤寒论·卷之六·辨厥阴病脉证并治第十二》)

**【仲景所治病证】**

仲景阐发白头翁汤涉及《伤寒论·卷之六·辨厥阴病脉证并治第十二》371 条、《伤寒论·卷之六·辨厥阴病脉证并治第十二》373 条，《金匮要略·呕吐哕下利病脉证治第十七》1 条。主治热利下重，欲饮水之痢疾。

**【叶桂主治病证】**

叶桂临证用来治疗痢疾。

**【临证医案举例】**

◆痢疾

包。川连、人参、黄芩、白芍、草决明、炒山楂、炒银花。

又，噤口痢，乃热气自下上冲，而犯胃口，肠中传导皆逆阻似闭，腹痛在下尤甚。香、连、梅、芍，仅宣中焦，未能泄下热燔燎。若不急清，阴液同归于尽。姑明其理，以俟高明备采。

白头翁汤。

又，脉左细数，右弦，干呕不能纳谷，腹痛里急后重，痢积不爽。此暑湿深入著腑，势属噤口痢疾，症非轻渺。议用苦寒清解热毒。必痛缓胃开，方免昏厥之变。

川连、干姜、黄芩、银花、炒山楂、白芍、木香汁。

又，下午病剧，乃阴气消亡之征。若但阴柔，恐生生不至。疏补胃药，正宜进商。

生地、阿胶、人参、生白芍、炒山楂、炒银花。(《临证指南医案·卷七·痢·噤口痢》)

蔡。内虚邪陷，协热自利，脉左小右大，病九日不减，是为重症。议用白头翁汤（白头翁、秦皮、黄连、黄柏。——编者注）方，加黄芩、白芍。(《临证指南医案·卷七·痢·协热痢》)

陈氏。温邪经旬不解，发热自利，神识有时不清。此邪伏厥阴，恐致变痉。

白头翁、川连、黄芩、北秦皮、黄柏、生白芍。

又，温邪误表劫津，神昏，恐致痉厥。

炒生地、阿胶、炒麦冬、生白芍、炒丹皮、女贞子。(《临证指南医案·卷七·痢·厥阴伏热》)

◆妊娠痢疾

王。临月下痢脓血，色紫形浓，热伏阴分。议用白头翁汤。

又，苦味见效，知温热动血。以小其制为剂，可全功矣。

黄芩、黄柏、炒银花、炒山楂、茯苓、泽泻。(《临证指南医案·卷九·胎前·热邪下痢脓血》)

# 乌梅丸

## 【方剂组成用法】

乌梅三百枚　细辛六两　干姜十两　黄连十六两　当归四两　附子六两炮，去皮　蜀椒四两出汗　桂枝六两去皮　人参六两　黄柏六两

上十味，异捣筛，合治之。以苦酒渍乌梅一宿，去核，蒸之五斗米下，饭熟捣成泥，和药令相得。内臼中，与蜜杵二千下，丸如梧桐子大。先食饮服十丸，日三服，稍加至二十丸。

禁生冷、滑物、臭食等。(《伤寒论·卷之六·辨厥阴病脉证并治第十二》)

乌梅三百枚　细辛六两　干姜十两　黄连一斤　当归四两　附子炮六两　川椒去汗四两　桂枝六两　人参六两　黄柏六两

上十味，异捣筛，合治之，以苦酒渍乌梅一宿，去核，蒸之五升米下，饭熟捣成泥，和药令相得，内臼中，与蜜杵二千下，丸如梧子大，先食饮服十丸，三服，稍加至二十丸。

禁生冷滑臭等食。(《金匮要略·趺蹶手指臂肿转筋阴狐疝蛔虫病脉证治第十九》)

## 【仲景所治病证】

仲景阐发乌梅丸涉及《伤寒论·卷之六·辨厥阴病脉证并治第十二》338 条、《金匮要略·趺蹶手指臂肿转筋阴狐疝蛔虫病脉证治第

十九》1条。主治蛔虫证，吐蛔虫，烦躁，肢冷或肢厥，脉微。

【叶桂主治病证】

叶桂临证用来治疗恶心、呕吐、痞满、胃脘痛、眩晕、闭经、蛔虫证等病证。

【临证医案举例】

◆恶心

朱氏。嗔怒动肝，气逆恶心，胸胁闪动，气下坠欲便。是中下二焦损伤不复，约束之司失职。拟进培土泄木法，亦临时之计。

乌梅、干姜、川连、川椒、人参、茯苓、川楝、生白芍。(《临证指南医案·卷三·木乘土·肝胃》)

◆呕吐

程，四十二岁。夏四月阳升病发，深秋暨冬自愈。夫厥阴肝为阴之尽，阳之始。吐蛔而起，必从肝入胃。仲景辛酸两和，寒苦直降，辛热宣通，所赅甚广。白术甘草守中为忌。

川椒、川连、桂枝、附子、乌梅、干姜、白芍、细辛、人参、川楝子、黄柏。(《叶天士晚年方案真本·杂症》)

毛妪。因惊，肝气上犯，冲逆，呕吐涎。阳升至巅为头痛，脉右弱左弦，当从厥阴阳明治。

人参、川连、茯苓、川楝、川椒、乌梅、干姜、生白芍。(《临证指南医案·卷四·呕吐·肝犯胃》)

◆痞满

蔡氏。三日疟，一年有余，劳则欲发内热。素有结痞，今长大攻走不定，气逆欲呕酸，经闭四载。当厥阴阳明同治。

半夏、川连、干姜、吴萸、茯苓、桂枝、白芍、川椒、乌梅。(《临证指南医案·卷六·疟·肝胃》)

◆胃脘痛

芮。前议肝病入胃，上下格拒。考《内经》诸痛，皆主寒客。但经年累月久痛，寒必化热，故六气都从火化，河间特补病机一十九条亦然。思初病在气，久必入血，以经脉主气，络脉主血也。此脏腑经络气血，须分晰辨明，投剂自可入彀。更询初病因惊，夫惊则气逆。初病肝气之逆，久则诸气均逆，而三焦皆受，不特胃当其冲矣。谨陈缓急先后进药方法。"厥阴篇"云：气上撞心，饥不能食，欲呕，口吐涎沫。夫木既犯胃，胃受克为虚，仲景谓制木必先安土，恐防久克难复。议用安胃一法。

川连、川楝子、川椒、生白芍、乌梅、淡姜渣、归须、橘红。

又，春分前七日，诊右脉虚弦带涩，左脉小弦劲而数。胃痛已缓，但常有畏寒鼓栗，俄顷发热而解，此肝病先厥后热也。今岁厥阴司天，春季风木主气，肝病既久，脾胃必虚。风木郁于土宫，营卫二气。未能流畅于经脉为营养护卫，此偏热偏寒所由来矣。夫木郁于土宫，古人制肝补脾，升阳散郁，皆理偏就和为治，勿徒攻补寒热为调。今春半天令渐温，拟两和气血，佐以宣畅少阳太阴，至小满气暖泄越，必大培脾胃后天，方合岁气体质调理。定春季煎、丸二方。

人参、茯苓、广皮、炙草、当归、白芍、丹皮、桑叶。

姜、枣汤法丸。

间用煎方：

人参、广皮、谷芽、炙草、白芍、黄芩、丹皮、柴胡。(《临证指南医案·卷三·木乘土·肝胃》)

◆眩晕

蒋。眩晕，心痛胀，呕吐涎沫，周身麻木。此厥阴肝脏中阳过胃贯膈，逆冲不已，有痉厥之意。

川连（吴萸煮）、干姜、川楝子、乌梅、牡蛎、白芍。

又，开泄和阳入阴已效，当停煎药。

龙荟丸。(《临证指南医案·卷七·痉厥·厥阴热邪》)

王，四五。肝病犯胃呕逆，口吐清涎，头晕，乳房痛，肢麻痹。

人参二两、茯苓二两、桂枝木七钱生、川楝子一两蒸、川连盐水炒七钱、乌梅一两半、当归一两半、生白芍一两半。(《临证指南医案·卷四·呕吐·肝犯胃》)

◆闭经

程，二八。摽梅（比喻女子已到结婚年龄。——编者注）逾期，病由情志郁伤，庸医不究病因，朝暮更方，病延日久。《内经》谓二阳之病发心脾。盖思伤心，郁伤脾，二脏有病，不司统血。笄年莫重于经水通调，今经闭半载，呕吐清涎，腹痛泄泻，心热皮寒，显是木郁乘土胃口渐败，生气曷振？病成于血劳祛。考古通经等丸，难施于胃惫乏谷之体。姑议安胃和肝，俟秋深时再议。

人参、白芍、川楝子、生淡干姜、川连、乌梅、粗桂枝、炒焦归身。(《种福堂公选医案·郁》)

◆蛔虫证

李。身不壮热，二便颇通，已非风寒停滞之病。因惊动肝，厥气下泛，蛔虫上攻触痛，呕吐清涎。仲景云：蛔虫厥都从惊恐得之。

人参安蛔法。

又，古人云：上升吐蛔，下降狐惑，皆胃虚少谷，肝脏厥气上干耳。既知胃中虚，客气上冲逆犯，斯镇逆安胃方，是遵古治法。

人参、代赭石、乌梅肉、川椒、川楝子、茯苓。

又，人参、茯苓、炒当归、炒白芍、桂心、炙草、煨姜、南枣。又忽然痛再发，诊脉微细。恰值立夏之交，正气不相接续，有复厥之虑。

人参、桂枝木、川楝子、炒川椒、生白芍、乌梅肉、川连、细辛。(《临证指南医案·卷四·吐蛔·胃虚肝乘》)

万。暑邪不解，陷入厥阴。舌灰消渴，心下板实，呕恶吐蛔，寒热，下利血水，最危之症。

川连、黄芩、干姜、生白芍、川椒、乌梅、人参、枳实。(《临证指南医案·卷五·暑·暑邪入厥阴》)

王。厥阴吐蛔，寒热干呕，心胸格拒，舌黑，渴不欲饮，极重之症。

乌梅肉一钱半、桂枝木一钱、炒黑川椒四分、白芍一钱、小川连三分、黄芩一钱、生淡干姜一钱。(《临证指南医案·卷四·吐蛔·胃虚肝乘》)

王。脉沉弦，腹痛呕吐，鼻煤舌绛，面带青晦色。夏秋伏暑发热，非冬月，乃误表禁食，胃气受伤，致肝木上干胃土，蛔虫上出，遂成重病，常有厥逆之虑。拟进泄肝和胃，得痛止呕缓，冀有转机。

川椒、川连、乌梅、干姜、人参、茯苓、生白芍、川楝子。（《临证指南医案·卷四·吐蛔·胃虚肝乘》）

# 酸枣仁汤

**【方剂组成用法】**

酸枣仁二升　甘草一两　知母二两　茯苓二两　芎劳二两

上五味，以水八升，煮酸枣仁，得六升，内诸药，煮取三升，分温三服。（《金匮要略·血痹虚劳病脉证并治第六》）

**【仲景所治病证】**

仲景阐发酸枣仁汤涉及《金匮要略·血痹虚劳病脉证并治第六》1条。主治心肝血虚不寐、心烦。

**【叶桂主治病证】**

叶桂临证用来治疗心悸、不寐、颤证等病证。

**【临证医案举例】**

◆心悸

某姬……苦味和阳，脉左颇和。但心悸少寐，已见营气衰微。仿金匮酸枣仁汤方，仍兼和阳，益心气以通肝络。

酸枣仁炒黑勿研五钱、茯神三钱、知母一钱、川芎一分、人参六分同煎，天冬去心一钱。（《临证指南医案·卷一·中风·肾阴虚肝风动》）

◆不寐

蔡，南濠，四十三岁。操持太过，肝肾浮阳上冒，寤不成寐。

《金匮》酸枣仁汤。（《叶天士晚年方案真本·杂症》）

陈。阴精走泄，复因洞泻，重亡津液。致阳暴升，胃逆，食入欲呕，神识不静无寐。议酸枣仁汤。

枣仁五钱、炙草五分、知母二钱、茯苓二钱。（《临证指南医案·卷六·不寐·胆液亏阳升虚烦》）

徽州，四十三。操持太过，肝肾浮阳上升乘胃，寤不成寐。

《金匮》酸枣仁汤。(《叶氏医案存真·卷三》)

某，三三。寤不成寐，食不甘味，尪羸，脉细数涩。阴液内耗，厥阳外越，化火化风，燔燥煽动。此属阴损，最不易治。姑与仲景酸枣仁汤。

枣仁炒黑勿研三钱、知母一钱半、云茯神三钱、生甘草五分、川芎五分。(《临证指南医案·卷六·不寐·胆液亏阳升虚烦》)

某。不寐六十日，温胆诸药不效。呕痰不适，明系阳升不降。用《金匮》酸枣仁汤。

枣仁、知母、茯苓、川芎、炙草。(《临证指南医案·卷六·不寐·胆液亏阳升虚烦》)

某。肝阳不降，夜无寐。进酸枣仁法。

枣仁、知母、炙草、茯神、小麦、川芎。(《临证指南医案·卷六·不寐·胆液亏阳升虚烦》)

◆颤证

江。左胁中动跃未平，犹是肝风未熄，胃津内乏，无以拥护，此清养阳明最要。盖胃属腑，腑强不受木火来侵，病当自减。与客邪速攻，纯虚重补迥异。

酸枣仁汤去川芎加人参。

又，诸恙向安，惟左胁中动跃多年，时有气升欲噫之状。肝阴不足，阳震不息，一时不能遽已。今谷食初加，乙癸同治姑缓。

人参、茯神、知母、炙草、朱砂染麦冬、调入金箔。

又，鲜生地、麦冬朱砂拌、竹叶心、知母。

冲冷参汤。(《临证指南医案·卷一·肝风·肝胃阴虚》)

# 当归生姜羊肉汤

【方剂组成用法】

当归三两　生姜五两　羊肉一斤

上三味，以水八升，煮取三升，温服七合，日三服。

若寒多者，加生姜成一斤；痛多而呕者，加橘皮二两、白术一两。加生姜者，亦加水五升，煮取三升二合，服之。（《金匮要略·腹满寒疝宿食病脉证治第十》）

其当归羊肉一方，专以补虚散寒为主，故以当归、羊肉辛甘重浊，温暖下元，而不伤阴，佐以生姜，随血肉有情之品引入下焦，温散泣寒，是固本，不治标也。子和所云疝不离乎肝者，以疝病有阴囊肿胀，或痛而里急筋缩，或茎中作痛，或牵引睾丸，或少腹攻冲作痛，或号笑忿怒而致，此皆肝经脉络之现症。其金铃散一法，以泄肝散逆为主，故以川楝导膀胱、小肠之热，元胡和一身上下诸痛，以肝主疏泄故也。其所取虎潜一法，以柔缓导引为主，故方中用虎骨熄肝风，壮筋骨，羊肉、龟板补髓填精，佐以地黄补肾，当归补肝，使以陈皮利气疏肝，芍药通肝调营，是治肝而顾及于肾也。及观先生治疝之法，又更有进焉者。其旨以暴疝多寒，久疝多热，为疝病之大纲，其余随症施治。如气坠下结者，以鹿茸、鹿角升阳为主。其胀结有形，痛甚于下者，宗丹溪通阳泄浊为治。其火腑湿热郁结不通者，用柔苦制热，反佐辛热，以开血中郁痹为主。其寒湿下坠太阳之里，膀胱之气不和，二便不为通利者，五苓散加减，通太阳膀胱为主。其湿热久聚，气坠少腹阴囊者，用控涎丹（甘遂、大戟、白芥子。——编者注）、浚川丸（黑牵牛、大黄、甘遂、芒硝、郁李仁、轻粉。——编者注）等，逐痹，通腑，分消，兼辛甘化风法为主。如下焦阴阳两虚者，用有情温通以培生气，兼通补熄风为主。而先生于治疝之法，可谓曲尽病情，诸法备矣。仲景又有狐疝一方，究非王道之品，兹不具赘。（《临证指南医案·卷八·疝·疝兼疟母》）

**【仲景所治病证】**

仲景阐发当归生姜羊肉汤涉及《金匮要略·腹满寒疝宿食病脉证治第十》《金匮要略·妇人产后病脉证并治第二十一》2条。主治血虚寒滞证、寒疝、腹痛、胁痛里急，虚劳不足，产后腹中疞痛。

**【叶桂主治病证】**

叶桂临证用来治疗惊恐、癃闭、麻木、痿证、虚损、血证、腰痛、癥瘕、疝气、闭经、产后恶露不绝、产后神昏、产后心悸、产后腹痛、产后腰痛等病证。

**【临证医案举例】**

◆惊恐

鬼神亡灵，皆属阴魅，寡居独阴无阳。病起惊恐，必肾肝致脏损所致。经水仍至。以宁摄神魂，定议韩祇和法。

当归身、羊肉、龙骨、肉桂心、生姜、牡蛎。(《眉寿堂方案选存·卷下·女科》)

◆癃闭

周，钮家巷，六十七岁。老年精血内枯，开阖失司。癃闭分利，仍是泻法。成形者，散漫之气也。

鹿茸二两、麝香二钱、归身一两。

用生姜一两，羊肉四两，煎汤泛丸。(《叶天士晚年方案真本·杂症》)

◆麻木

高，五十一岁。足心涌泉穴内，合少阴肾脏。中年已后，下元精血先虚，虚风内起，先麻木而骨软筋纵，乃痿之象，必以血肉温养。

生精羊肉、肉苁蓉、青盐、牛膝、归身、大茴、制首乌、茯苓。(《叶天士晚年方案真本·杂症》)

◆痿证

陈，廿七岁。精血夺，足痿。

人参、茯苓、大茴、当归、锁阳、精羊肉，胶丸。(《叶天士晚年方案真本·杂症》)

足跟筋骨痛，不能履地，渐至延及腰脊，向患遗精此肝肾精血内耗，将成痿躄也。

生精羊肉、炒当归身、舶茴香、老生姜。(《叶氏医案存真·卷一》)

◆虚损

范，二一。父母弱症早丧，禀质不克充旺，年二十岁未娶，见病已是损怯。此寒热遇劳而发，即《内经》阳维脉衰，不司维续护卫包举。

下部无力，有形精血不得充涵筋骨矣。且下元之损，必累八脉，此医药徒补无用。

鹿茸、杞子、归身、巴戟、沙苑、茯苓、舶茴香。

羊肉胶丸。（《临证指南医案·卷一·虚劳·阳虚》）

孙，二八。绕腰近脐，久痛若空，秋深届冬，四肢不暖。此由幼年精未充旺早泄，既损难复，八脉失司，是阴伤及阳，药须达及奇经，可冀渐效。

鹿茸、淡苁蓉、巴戟、当归、茯苓、虎膝骨、牛膝、大茴。

羊肉胶丸。（《种福堂公选医案·虚劳》）

孙，三十四岁。内损精血，有形难复，淹淹年岁，非医药功能。病中安谷知饥，后天生气未惫。若究医药，必温煦血肉有情，有裨身中血气。

冬春用天真丸（精羊肉、肉苁蓉、山药、当归、天冬、黄芪、人参、白术。——编者注）。（《叶天士晚年方案真本·杂症》）

王，二九。摇精惊恐，肝肾脏阴大泄，阳不附和。阴中百脉之气，自足至巅，起自涌泉，以少阴之脉始此。欲使阴阳歙阖，譬诸招集溃散卒伍，所谓用药如用兵。

熟地、枸杞、当归、五味、远志、龟板、鹿鞭、羊肉。（《临证指南医案·卷一·虚劳·阴阳并虚》）

◆血证

杨，四八。中年形劳气馁，阴中之阳不足，且便血已多，以温养固下。男子有年，下先虚也。

人参、茯苓、归身、淡苁蓉、补骨脂、巴戟、炒远志。

生精羊肉熬膏丸。服五钱。（《临证指南医案·卷七·便血·肾阳虚》）

袁，三六。下虚，当春升之令，形软无力。嗽血复来。以甘温厚味，养其阴中之阳。

枸杞、沙苑、归身炭、牛膝、巴戟、精羊肉。（《临证指南医案·卷二·吐血·阴中阳虚》）

◆腰痛

周，五十。阳维脉循行外踝，遇劳形办事，环跳骱骨酸麻而痛。丹溪云：麻为气虚。盖年力已衰，不得安养怡悦。"痿论"云：意伤肢欲废矣。且痛处肉消形瘪，无肿赤之象，此气血不布涵濡筋骨，不足之症，比比然。

生精羊肉、虎胫骨、肉苁蓉、枸杞子、沙苑、巴戟肉、牛膝、当归、川石斛。(《种福堂公选医案·痿》)

◆癥瘕

产后腹坚有形，气聚不通，渐成胀满，乃冲脉为病。其大便秘阻，血药润滑不应，柔腻气愈凝滞。考徐之才云：肾恶燥，以辛润之。

当归身、精羊肉、舶茴香、老生姜。(《叶氏医案存真·卷一》)

常熟，廿七眷。疟母瘕聚有形，治有宣通气血。第所述病状，已是产虚。八脉交损，不敢攻瘕。

当归生姜羊肉汤。(《叶氏医案存真·卷三》)

钦。疝瘕，少腹痛。

当归、生姜、羊肉、桂枝、小茴、茯苓。

又，瘕痛已止，当和营理虚。

归身、紫石英、白芍酒炒、小茴、淡苁蓉、肉桂。

丸方用养营去芪、术、桂，合杞圆膏。(《临证指南医案·卷九·癥瘕·营络气聚结底》)

唐，常熟，廿七岁。疟母瘕聚有形，治必宣通气血。所述病状，已是产虚，八脉受损，不敢攻瘕。

当归生姜羊肉汤。(《叶天士晚年方案真本·杂症》)

薛奶奶。疝瘕痛在少腹左旁，病伤厥阴络脉，宗仲景法。

当归三钱、生精雄羊肉切片漂去血水、生姜一钱、炒黑小茴香一钱。(《种福堂公选医案·瘕》)

朱，四十。疝瘕，腹痛有形，用柔温辛补。

当归、生姜、羊肉。(《临证指南医案·卷九·癥瘕·营络气聚结底》)

◆疝气

徐。狐疝气坠。

鹿茸、大茴、当归、沙苑、干苁蓉、生姜、肉桂。

羊肉丸。(《种福堂公选医案·疝》)

朱,四十。疝瘕,腹痛有形,用柔温辛补。

当归、生姜、羊肉。(《临证指南医案·卷九·癥瘕·营络气聚结底》)

◆闭经

两三月经水不来,少腹痛胀下坠。寒疝属虚,可与当归生姜羊肉汤。(《眉寿堂方案选存·卷下·女科》)

周,四十一岁。两三月经水不来,少腹痛胀下坠。寒疝属虚,当与金匮当归羊肉生姜汤。(《叶天士晚年方案真本·杂症》)

◆产后恶露不绝

程。脉濡,恶露紫黑,痛处紧按稍缓。此属络虚,治在冲任。以辛甘理阳。

炒归身、炒白芍、肉桂、茯苓、小茴、杜仲。

又,脉濡空大,营络虚冷。

人参、炒归身、炒白芍、茯神、炙草、桂心。

又,当归羊肉汤加茯苓、茴香。(《临证指南医案·卷九·产后·营络虚寒恶露未清》)

◆产后神昏

产后汗大出,目瞑神昏,此为郁冒欲脱,大危之象。勉拟镇固补虚一法。

生龙骨、桂枝、人参、生牡蛎、炙草、归身。

生羊肉煎汤。(《眉寿堂方案选存·卷下·女科》)

产后蓐劳,厥阳逆行,头痛昏晕身热。

生龙骨、生白芍、炙甘草、当归、生牡蛎、桂枝木、大枣肉、羊肉。(《眉寿堂方案选存·卷下·女科》)

◆产后心悸

产后阴损下虚，孤阳泄越，汗出惊悸，百脉少气，肢体痿废，易饥消谷。阳常动烁，阴不内守，五液日枯，喉舌干涸。理进血肉有情，交阴阳，和气血，乃损症至治。

羊肉、五味、紫衣胡桃、当归、牡蛎。(《眉寿堂方案选存·卷下·女科》)

◆产后腹痛

产后下虚，腹中刺痛。虽因恶露未尽而起，然病经五十日，未可专以逐瘀为主。

当归生姜羊肉汤。(《眉寿堂方案选存·卷下·女科》)

◆产后腰痛

陈，四一。产后四月，腰痛牵引少腹，冷汗不食。

当归、羊肉、小茴、桂枝木、茯苓、紫石英。(《临证指南医案·卷九·产后·营络虚寒腰腹痛》)

# 百合地黄汤

## 【方剂组成用法】

百合七枚擘　生地黄汁一升

上以水洗百合，渍一宿，当白沫出，出其水，更以泉水二升，煎取一升，去滓，内地黄汁，煎取　升五合，分温再服。

中病，勿更服，大便当如漆。(《金匮要略·百合狐惑阴阳毒病脉证治第三》)

若溺时头痛者，六十日乃愈；溺时头不痛，淅然者，四十日愈；溺快然，但头眩者，二十日愈。

## 【仲景所治病证】

仲景阐发百合地黄汤涉及《金匮要略·百合狐惑阴阳毒病脉证治第三》1条。主治百合病，病机为心肺阴虚内热。症见意欲食复不能食，常默然，欲卧不能卧，欲行不能行，饮食或有美时，或有不用闻食臭时，如寒无寒，如热无热，口苦，小便赤。

**【叶桂主治病证】**

叶桂临证用来治疗咳嗽。

**【临证医案举例】**

◆咳嗽

章，二五。自服八味鹿龟胶以温补，反咳嗽吐痰，形瘦减食，皆一偏之害。宜清营热，勿事苦寒。

鲜生地、麦冬、元参心、甘草、苦百合、竹叶心。(《临证指南医案·卷二·咳嗽·营热》)

下卷

小方医案

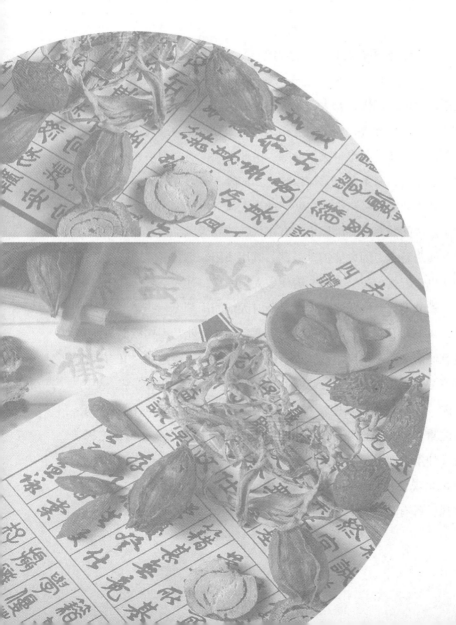

# 内科医案

## 一、外感病

### ◆感冒

叶桂门人华岫云根据叶氏诊治感冒经验总结说,《经》云：风为百病之长。盖六气之中，惟风能全兼五气，如兼寒则曰风寒，兼暑则曰暑风，兼湿曰风湿，兼燥曰风燥，兼火曰风火。盖因风能鼓荡此五气而伤人，故曰百病之长也。其余五气，则不能互相全兼，如寒不能兼暑与火，暑亦不兼寒，湿不兼燥，燥不兼湿，火不兼寒。由此观之，病之因乎风而起者自多也。然风能兼寒，寒不兼风，何以辨之？如隆冬严寒之时，即密室重帖之中，人若裸体而卧，必犯伤寒之病，此本无风气侵入，乃但伤于寒，而不兼风者也。风能兼寒者，因风中本有寒气，盖巽为风，风之性本寒，即巽卦之初爻属阴是也。因风能流动鼓荡，其用属阳，是合乎巽之二爻、三爻，皆阳爻也。若炎敲褥暑之时，若使数人扇一人，其人必致汗孔闭，头痛、恶寒、骨节疼等，伤寒之病作矣。斯时天地间固毫无一些寒气，实因所扇之风，风中却有寒气，故令人受之，寒疾顿作，此乃因伤风而兼伤寒者也。故有但伤寒而不伤风之症，亦有因伤风而致兼伤寒之症，又有但伤风而不伤寒之症，有因伤风而或兼风温、风湿、风燥、风火等症。更有暑、湿、燥、火四气各自致伤，而绝不兼风之症。故柯韵伯所注《伤寒》云：伤风之重者，即属伤寒，亦有无汗脉紧，骨节疼诸症。此柯氏之书，所以能独开仲景生面也。至仲景所著《伤寒》书，本以寒为主，因风能兼寒，故以风陪说，互相发明耳。学者看书，不可不知此理。若夫脏腑一切内外诸风，各有现症，具载《内经》，尤当详考。(《临证指南医案·卷

五·风》)

　　伤寒症，仲景立法于前，诸贤注释于后。先生虽天资颖敏，若拟其治法，恐亦不能出仲景范围。其所以异于庸医者，在乎能辨症耳。不以冬温、春温、风温、温热、湿温、伏暑、内伤劳倦、瘟疫等症误认为伤寒。其治温热、暑湿诸症，专辨邪之在卫在营，或伤气分，或伤血分，更专究三焦，故能述前人温邪忌汗，湿家忌汗，当用手经之方，不必用足经之药等明训，垂示后人，此乃先生独擅见长之处也。若夫《伤寒》之书，自成无己注解以后，凡注疏者不啻数百家。其尤著者，如《嘉言三书》《景岳书》《伤寒三注》《四注》等篇，近有柯韵伯《来苏集》《伤寒论翼》《方翼》，王晋三《古方选注》中所解一百十三方。诸家析疑辨义处，虽稍有异同，然皆或登仲景之堂，或造仲景之室者。业医者当日置案头，潜心参究，庶乎临症可无误矣。

　　华玉堂也总结说，伤寒一症,《内经》云：热病者，皆伤寒之类也。又曰：凡病伤寒而成温者，先夏至日者为病温，后夏至日者为病暑。又曰：冬伤于寒，春必病温。其症有六经相传、并病、合病、两感、直中。《难经》又言：伤寒有五，有中风，有伤寒，有湿温，有热病，有温病，其所苦各不同。再加以六淫之邪，有随时互相兼感而发之病，且其一切现症，则又皆有头痛发热，或有汗无汗，或恶风恶寒，不食倦卧，烦渴等，则又大略相同。故其症愈多，其理愈晦，毋怪乎医者临症时，不能灼然分辨。即其所读之书，前人亦并无至当不易之论，将《灵》《素》《难经》之言，及一切外感之症逐一分晰辨明，使人有所遵循。故千百年来，欲求一鉴垣之士（指医技高超的人。——编者注），察六淫之邪毫不紊乱者，竟未见其人。幸赖有仲景之书，以六经分症，治以汗、吐、下、和、寒、温诸法。故古人云：仲景之法，不但治伤寒，苟能悉明其理，即治一切六气之病与诸杂症，皆可融会贯通，无所不宜。此诚属高论，固深知仲景者也。然余谓六淫之邪，头绪甚繁，其理甚奥，即汇集河间、东垣、丹溪及前贤辈诸法而治之，犹虑未能兼括尽善。若沾沾焉，必欲但拘仲景之法而施治，此乃见闻不广，胶柱鼓瑟，不知变通者矣。今观叶氏之书，伤寒之法固属无多，然其辨明冬温、春温、风温、温热、湿温之治，实超越前

人，以此羽翼仲景，差可（即尚可之意。——编者注）嘉惠后学，观者幸毋忽诸。（《临证指南医案·卷五·寒·劳倦阳虚感寒》）

阳微少护，形寒恶风，肩膊酸，宜辛温和之。

川桂枝木、生于术、泡淡生干姜、茯苓。（《未刻本叶天士医案·方案》）

### ◆暑病

叶桂门人邵新甫根据叶氏诊治暑证经验总结说，天之暑热一动，地之湿浊自腾。人在蒸淫热迫之中，若正气设或有隙，则邪从口鼻吸入。气分先阻，上焦清肃不行，输化之机失于常度，水谷之精微，亦蕴结而为湿也。人身一小天地，内外相应，故暑病必夹湿者，即此义耳。前人有因动因静之分，或伤或中之候，以及入心入肝，为疟为痢，中痧霍乱，暴厥卒死，种种传变之原，各有精义可参，兹不重悉。想大江以南，地卑气薄，湿胜热蒸，当此时候，更须防患于先。昔李笠翁记中所谓：使天只有三时而无夏，则人之病也必稀。此语最确。盖暑湿之伤，骤者在当时为患，缓者于秋后为伏气之疾。其候也，脉色必滞，口舌必腻，或有微寒，或单发热，热时脘痞气窒，渴闷烦冤，每至午后则甚，入暮更剧，热至天明，得汗则诸恙稍缓，日日如是。必要两三候外，日减一日，方得全解。倘如元气不支，或调理非法，不治者甚多。然是病比之伤寒，其势觉缓。比之疟疾，寒热又不分明。其变幻与伤寒无二，其愈期反觉缠绵。若表之汗不易彻，攻之便易溏泻，过清则肢冷呕恶，过燥则唇齿燥裂。每遇秋来，最多是症。求之古训，不载者多，独《己任编》（指清代医家高鼓峰编纂的《医宗己任编》。——编者注）名之曰秋时晚发。感症似疟，总当以感症之法治之。要知伏气为病，四时皆有，但不比风寒之邪，一汗而解，温热之气，投凉即安。夫暑与湿，为熏蒸黏腻之邪也，最难骤愈。若治不中窾（指切中要害。——编者注），暑热从阳上熏，而伤阴化燥，湿邪从阴下沉，而伤阳变浊。以致神昏耳聋，舌干龈血，脘痞呕恶，洞泄肢冷。棘手之候丛生，竟至溃败莫救矣。参先生用意，宗刘河间三焦论立法，认明暑湿二气，何者为重，再究其病，实在营气何分。大凡六气伤人，因人而化。阴虚者火旺，邪归营分为多。阳虚者湿胜，邪伤气分为多。一则耐清，一则耐温。脏性之阴阳，从此可知也。于是在上者，以辛凉微苦，如竹叶、连翘、杏仁、薄荷之类。在中者，以苦辛宣通，如半夏泻心之类。在下者，以温行寒性，质重开下，如桂苓甘露饮之类。此皆治三焦之大意也。或有所夹，又须通变。至于治气分有寒温之别，寒者宗诸白虎法，及天水散意，温者从乎二陈汤，及正气散法。理营分知清补之宜，清者如犀角地黄，加入心之品，补者有三才、复脉等方。又如湿热沉混之苍术石膏汤，气血两燔之玉女法。开闭逐秽，与牛黄及至宝、紫雪等剂。扶虚进参附及两仪诸法。随其变幻，审其阴阳，运用之妙，存乎心也。（《临证指南医案·卷五·暑》）

金，十六岁。着枕气冲，显是阴中之热，验寸搏，舌白，浊饮。拟议暑热上吸心营，肺卫客气未平，先用玉女煎（生石膏、熟地、麦冬、知母、牛膝。——编者注）。（《叶天士晚年方案真本·杂症》）

脉濡数，中暑。暑为阳邪，昼属阳分，故张其势而烦渴。夜静属阴，邪逼于内，则多言呓语，皆由体虚邪甚致此。《经》谓暑伤气。原属虚症，未敢以凝寒苦清，侵伐元气。

丝瓜叶三片、金石斛三钱、白知母四钱、飞滑石一钱，水煎滤清，候冷，冲入西瓜汁一大茶杯。（《叶氏医案存真·卷二》）

汪。暑风久，入营络，微热忽凉。议用玉女煎。

玉女煎（生石膏、熟地、麦冬、知母、牛膝。——编者注）去麦冬、牛膝，加丹皮、竹叶。（《临证指南医案·卷五·暑·暑风入营》）

吴子纯。连朝骤热，必有暑气内侵，头热目瞑，吸短神迷。此正虚邪痹，清补两难，先与益元散三四钱，用嫩竹叶心二钱煎汤，凉用二三小杯，常用绿豆清汤服。

第二案。温邪中伤之后，脾胃不醒，不饥，口渴，议清养胃津为稳。

鲜佩兰叶、川斛、知母、大麦仁、炒麦冬。（《叶氏医案存真·卷二》）

◆温病

叶桂门人邵新甫根据叶氏诊治温病经验总结说，风为天之阳气，温乃化热之邪，两阳熏灼，先伤上焦，种种变幻情状，不外手三阴为病薮。头胀汗出，身热咳嗽，必然并见，当与辛凉轻剂，清解为先，大忌辛温消散，劫烁清津。太阴无肃化之权，救逆则有蔗汁、芦根、玉竹、门冬之类也。苦寒沉降，损伤胃口，阳明顿失循序之司，救逆则有复脉、建中之类。大凡此症，骤变则为痉厥，缓变则为虚劳，则主治之方，总以甘药为要，或兼寒或兼温，在人通变可也。（《指南医案·卷五·风温》）

冬伤于寒，春必病温者，重在冬不藏精也。盖烦劳多欲之人，阴精久耗，入春则里气大泄、木火内燃，强阳无制，燔燎之势直从里发。始见必壮热烦冤，口干舌燥之候矣。故主治以存津液为第一，黄芩汤（黄芩、白芍、甘草、大枣。——编者注）坚阴却邪，即此义也。再者，在内之温邪欲发，在外之新邪又加，葱豉汤最为捷径，表分可以肃清。至于因循贻误，岂止一端。或因气燥津枯，或致阴伤液涸。先生用挽救诸法，如人参白虎汤、黄连阿胶汤（黄芩、黄连、白芍、阿胶、鸡子黄。——编者注）、玉女煎（生石膏、熟地、麦冬、知母、牛膝。——编者注）、复脉法，申明条例甚详。余则治痉厥以甘药缓肝，昏闭用幽芳开窍。热痰之温胆，蓄血而论通瘀。井井有条，法真周到。（《临证指南医案·卷五·温热》）

程，二八。温热病，已伤少阴之阴。少壮阴未易复者，恰当夏令发泄，百益酒酿造有灰，辛热劫阴泄气，致形体颓然，药难见效。每日饲鸡距子，生用，其汤饮用马料豆汤。

高年气血皆虚，新凉上受，经络不和，脑后筋掣牵痛，阴气安静，乃阳风之邪，议用清散轻剂。

新荷叶、青菊叶、连翘壳、藁本、苦丁茶。（《叶氏医案存真·卷一》）

李，四三。长夏时令温热，内阻气分，宗《内经》湿淫于内，治以淡渗，佐以苦温。

飞滑石、川通草、淡竹叶、杏仁、厚朴。（《种福堂公选医案·湿：暑湿》）

沭阳，五十四。住居临海，风瘴疠气，不似平原人众稠密处。瘴疠侵入脑髓骨骺，气血不和，渐次壅遏，上蒸头面，清阳痹阻。经年累月，邪正混处其间，草木不能驱逐。凭理而论，当以虫蚁向阳分疏通逐邪。

蜣螂一两、仙灵脾五钱、蜂房五钱、川芎一钱。

火酒飞面泛丸。（《叶氏医案存真·卷三》）

杨。吸入疫疠，三焦皆受。久则血分渐瘀，愈结愈热。当以咸苦之制，仍是轻扬理上。仿古大制小用之意。

玄参、西瓜翠衣、金银花露、莹白金汁。(《临证指南医案·卷五·疫》)

◆湿病

叶桂门人华岫云根据叶氏诊治湿病经验总结说，湿为重浊有质之邪，若从外而受者皆由地中之气升腾，从内而生者，皆由脾阳之不运。虽云雾露雨湿，上先受之，地中潮湿，下先受之，然雾露雨湿，亦必由地气上升而致。若地气不升，则天气不降，皆成燥症矣，何湿之有？其伤人也，或从上，或从下，或遍体皆受，此论外感之湿邪著于肌躯者也。此虽未必即入于脏腑，治法原宜于表散，但不可大汗耳。更当察其兼症，若兼风者，微微散之，兼寒者，佐以温药，兼热者，佐以清药，此言外受之湿也。然水流湿，火就燥，有同气相感之理。如其人饮食不节，脾家有湿，脾主肌肉四肢，则外感肌躯之湿亦渐次入于脏腑矣。亦有外不受湿，而俱湿从内生者，必其人膏粱酒醴过度，或嗜饮茶汤太多，或食生冷瓜果及甜腻之物。治法总宜辨其体质阴阳，斯可以知寒热虚实之治。若其人色苍赤而瘦，肌肉坚结者，其体属阳，此外感湿邪必易于化热。若内生湿邪，多因膏粱酒醴，必患湿热、湿火之症。若其人色白而肥，肌肉柔软者，其体属阴，若外感湿邪不易化热，若内生之湿，多因茶汤生冷太过，必患寒湿之症。人身若一小天地，今观先生治法，若湿阻上焦者，用开肺气，佐淡渗，通膀胱，是即启上闸，开支河，导水势下行之理也。若脾阳不运，湿滞中焦者，用术、朴、姜、半之属以温运之，以苓、泽、腹皮、滑石等渗泄之，亦犹低洼湿处，必得烈日晒之，或以刚燥之土培之，或开沟渠以泄之耳。其用药总以苦辛寒治湿热，以苦辛温治寒湿，概以淡渗佐之，或再加风药。甘酸腻浊，在所不用。总之，肾阳充旺，脾土健运，自无寒湿诸症。肺金清肃之气下降，膀胱之气化通调，自无湿火、湿热、暑湿诸症。若夫失治变幻，则有肿胀、黄疸、泄泻、淋闭、痰饮等类，俱于各门兼参之可也。(《临证指南医案·卷五·湿》)

莫，五十。今年夏四月，寒热不饥，是时令潮冷气蒸，内应脾胃。夫湿属阴晦，必伤阳气，吞酸形寒，乏阳运行。议鼓运转旋脾胃一法。

苓姜术桂汤。(《临证指南医案·卷五·湿》)

王，陆家浜，三十六岁。纯阳气分药见效，则知病人酒肉冷物乱食，湿内聚伤阳，若不慎口必危。

生白术、炒黑生附子、茯苓、泽泻。(《叶天士晚年方案真本·杂症》)

阳微阴聚，致浊气蒙蔽清神。苓、桂不应，议用大半夏汤合附子粳米汤法。

半夏、人参、白蜜、附子、白粳米。(《叶氏医案存真·卷一》)

## 二、肺病

### ◆咳嗽

叶桂门人邵新甫根据叶氏诊治咳嗽经验总结说，咳为气逆，嗽为有痰。内伤外感之因甚多，确不离乎肺脏为患。若因于风者，辛平解之；因于寒者，辛温散之；因于暑者，为熏蒸之气，清肃必伤，当与微辛微凉，苦降淡渗，俾上焦蒙昧之那，下移出腑而后已；若因于湿者，有兼风、兼寒、兼热之不同，以理肺治胃为主；若因秋燥，则嘉言喻氏之义最精；因于火者，即温热之邪，亦以甘寒为主；但温热犹有用苦辛之法，非比秋燥而绝不用之也。至于内因为病，不可不逐一分之。有刚亢之威，木扣而金鸣者，当清金制木，佐以柔肝入络；若土虚而不生金，真气无所禀摄者，有甘凉、甘温二法，合乎阴土、阳土以配刚柔为用也；又因水虚而痰泛，元海竭而诸气上冲者，则有金水双收、阴阳并补之治；或大剂滋填镇摄，葆固先天一杰炁精。至于饮邪窃发，亦能致嗽，另有专门，兼参可也。以上诸法，皆先生临证权衡之治，非具慧心手眼，能如是乎?(《临证指南医案·卷二·咳嗽》)

病久反复，精气损伤，遂成虚怯。据说脐下闪闪升触，逆干咳嗽，兼痰多咽痹。明明元海无根，冲脉气震，无以把握，阴精内枯，阳乏眷恋。非静处山林，屏绝世扰，望其生生复聚。问医便投草木汤液，恐难久持。

鲜紫河车胶、秋石拌人参、云茯神、盐水炒紫衣胡桃肉。(《叶天士医

案》）

陈，十六岁。秋燥咳嗽。

桑叶、川贝母、南沙参、南花粉、玉竹。（《叶天士晚年方案真本·杂症》）

冲气嗽逆，宜治少阴。

茯苓桂枝五味甘草汤。（《未刻本叶天士医案·保元方案》）

肺家留热，频年呛发，据说痘后有此。长夏诸阳升腾，而霉天反燥。当清肺之急迫，润肺之燥烈。

清阿胶、枯黄芩、南花粉、地骨皮、绿豆皮。（《叶氏医案存真·卷二》）

肺疟咳逆欲吐。

芦根汁、花粉、杏仁、半夏曲、橘红。（《眉寿堂方案选存·卷上·疟疾》）

肺热嗽血。

芦根、鲜冬瓜子、米仁、熟桃仁。（《未刻本叶天士医案·保元方案》）

肺热作咳，鼻衄。

黄芩泻白散。（《未刻本叶天士医案·方案》）

肺饮嗽逆，胸闷不爽。

枇杷叶、苏子、薏苡仁、旋覆花、橘红。（《未刻本叶天士医案·方案》）

风热作咳。

杏仁、桑皮、芦根、橘红、桔梗、通草。（《未刻本叶天士医案·保元方案》）

伏暑得新凉，身热咳嗽，治在肺，舌白不渴，囊肿。暑必兼湿，湿滞为肿。

芦根、茯苓、淡竹叶、杏仁、通草。（《眉寿堂方案选存·卷上·暑》）

复受风邪，嗽反甚，头反胀，暂以轻药肃其上焦。

经霜桑叶、南沙参、生甘草、葳蕤、大川贝母。

白元米四合泡汤代水。（《未刻本叶天士医案·保元方案》）

高。脉细下垂，高年久咳，腹痛泄泻，形神憔悴。乃病伤难复，非攻病药石可愈。拟进甘缓法。

炙甘草、炒白芍、炒饴糖、茯神、南枣。(《临证指南医案·卷六·泄泻·中虚腹痛》)

洪，三二。劳烦经营，阳气弛张，即冬温外因咳嗽，亦是气泄邪侵。辛以散邪，苦以降逆，希冀嗽止。而肺欲辛，过辛则正气散失，音不能扬，色消吐涎，喉痹，是肺痿难治矣。仿《内经》气味过辛，主以甘缓。

北沙参、炒麦冬、饴糖、南枣。(《临证指南医案·卷二·肺痿·苦辛散邪伤肺胃津液》)

久嗽，肺气燥劫，食下不降，得饮则适，有年致此，恐噎格之患。

枇杷叶膏。(《未刻本叶天士医案·方案》)

久嗽，形寒身痛，脉浮弦。

茯苓桂枝五味甘草汤。(《未刻本叶天士医案·方案》)

久嗽鼻塞，究属邪郁于肺。

泻白散（桑皮、地骨皮、甘草、粳米。——编者注）。(《未刻本叶天士医案·保元方案》)

久嗽气逆。

茯苓桂枝五味甘草汤。(《未刻本叶天士医案·方案》)

久嗽食减。

北沙参、麦冬、扁豆、茯神、霍斛。(《未刻本叶天士医案·方案》)

久嗽用肺药不应，脉数，金水同治。

熟地、生地、北沙参、天冬、麦冬。(《未刻本叶天士医案·方案》)

咳嗽，音嘶，脉细，宜摄少阴。贞元饮（熟地、炙草、当归。——编者注）。(《未刻本叶天士医案·方案》)

咳嗽肉消，老弱肾病，食入腹胀，大便稍利，势减兼之，昼甚夜轻。据是气分阳府失宣，徒执虚治不效。经云：二虚一实者，偏治其实。开一面文也，据经以疏方。

米仁、茯苓、泽泻、杏仁、寒水石。(《叶氏医案存真·卷二》)

利止嗽发，气逆火升，中脘尚痛。阴亏于下，气阻于中。先和其中，续摄其阴，是其治也。

桂枝、淡干姜、茯苓、炙草。(《未刻本叶天士医案·保元方案》)

流贞巷，三十七眷。上年五个月，小产二次，再加冬季服事病人。产虚在阴，劳伤在阳。此咳嗽吐黏浊，气逆呕食之由来也。凡食入胃传阳，此咳是下虚不纳，气冲涌水上泛，胃乏运行，食亦继出。奈庸工不明伤损阴中之阳，仅仅消痰清肺，一派寒凉，必致胃倒败坏。

桂苓甘味汤。(《叶氏医案存真·卷三》)

陆，水关桥，廿三岁。久嗽，入夜气冲，失血。肾逆必开太阳。

桂苓甘味汤。(《叶天士晚年方案真本·杂症》)

陆，西津桥，廿二岁。节令嗽血复发，明是虚损。数发必重，全在知命调养。近日胸脘不爽，身痛气弱，腻滞阴药姑缓。议养胃阴。

生扁豆、北沙参、生甘草、米拌炒麦冬、白糯米。(《叶天士晚年方案真本·杂症》)

脉促神倦，目上视，咳痰欲喘，唇燥舌红，温邪发热，半月外不解，所拟发散消导之药，病不少减，正气反伤。内风乘虚上扰，虑有痉厥变幻，非轻小之恙，姑与甘缓法。

炒麦冬、北沙参、淮小麦、生甘草、南枣肉。(《叶氏医案存真·卷二》)

脉细虽属少阴空虚，而中焦有伏饮，是以嗽逆呕恶，先宜理之。

半夏、茯苓、干姜。

秫米煎汤法丸。(《未刻本叶天士医案·方案》)

脉弦涩，嗽逆。此阴亏气浮使然，非客邪可散，先以胃药。

北沙参、霍斛、扁豆、麦冬、茯神。(《未刻本叶天士医案·保元方案》)

毛。上年夏秋病伤，冬季不得复元，是春令地气阳升，寒热咳嗽。乃阴弱体质，不耐升泄所致。徒谓风伤，是不知阴阳之义。

北参、炒麦冬、炙甘草、白粳米、南枣。(《临证指南医案·卷二·咳嗽·胃阴虚》)

某。老弱虚咳，失血。

生黄芪皮、归身、煨姜、大枣。（《临证指南医案·卷二·吐血·营虚》）

某，五九。失血后，咳嗽不饥。此属胃虚，宜治阳明。

甜北参、生扁豆、麦冬、茯神、川斛。（《临证指南医案·卷二·吐血·胃阴虚》）

某。脉虚，久嗽减食。

四君子加南枣。（《临证指南医案·卷二·咳嗽·中气虚》）

某。气弱，久嗽痰多，午前为甚。

早服都气丸（六味地黄丸加五味子。——编者注）三钱，午服异功散（人参、茯苓、白术、甘草、陈皮。——编者注）。（《临证指南医案·卷二·咳嗽·劳嗽》）

某。舌黄不渴饮，久嗽欲呕吐。前用金匮麦门冬汤养胃小效。自述背寒，口吐清痰。暑湿客邪未尽，虚体，当辅正醒脾却暑。

人参、茯苓、广皮、半夏、姜汁。（《临证指南医案·卷四·呕吐·暑秽内结》）

某氏。厥属肝病，几番病发，都因经水适来。夫血海贮聚既下，斯冲脉空乏，而风阳交动，厥之暴至之因由也。咸寒濡润，亦和阳泄内风之义，治之未应。下焦独冷，喉呛胸痹。思冲脉乃阳明所属，阳明虚则失阖，厥气上犯莫遏。《内经》治肝不应，当取阳明，制其侮也。暂用通补入腑，取乎腑以通为补。

小半夏汤（半夏、生姜。——编者注）加白糯米。（《临证指南医案·卷七·痉厥·肝逆胃虚》）

南浔，廿三。凡外热入肺而咳嗽者，可用表散药。若内伤累及于肺而致咳者，必从内伤治。汗之则泄阳气，肺痿音低，显然药误。

黄芪、黄精、枣仁、白及。（《叶氏医案存真·卷三》）

怒伤肝，恐伤肾，二志交并，真脏内损。烦劳则阳气扰动，值春木之令，络血随气上溢，失血过多，阴气下空，阳无所附，上触清府，致木反乘金，咳呛气促，肺俞恶寒，脉弦数，乃下损之疾。

山萸肉、五味子、咸秋石、青盐、熟地。（《叶氏医案存真·卷一》）

气热劫津烦渴，安寐则减，此虚象也。况咳嗽百日，肺气大伤，此益气生津，谅不可少，勿以拘宿垢未下，致因循也。

人参、卷心竹叶、木瓜、麦冬、大麦仁。(《眉寿堂方案选存·卷上·暑》)

气热咳嗽，痰血。

苇茎汤(苇茎、苡仁、桃仁、瓜瓣。——编者注)。(《未刻本叶天士医案·保元方案》)

热久伤阴，津液不承。呛咳，舌红罩黑，不饥不食，肌肤甲错，渴饮不休。法当滋救胃液以供肺，惟甘寒为宜。

麦冬、南花粉、白沙参、冬桑叶、蔗浆。(《叶氏医案存真·卷一》)

邵，三十三岁。五液变痰涎，皆肾液之化。阴不承载，咳痹痛甚，乃劳怯之未传。能勉强纳谷，可望久延。

阿胶、鸡子黄、黑豆皮、川石斛、戎盐。(《叶天士晚年方案真本·杂症》)

身热二载，咳嗽咽干。

玉女煎(生石膏、熟地、麦冬、知母、牛膝。——编者注)去牛膝。(《未刻本叶天士医案·保元方案》)

沈，南浔，三十三岁。凡外邪入肺而咳嗽者，可用表散肺气。若内伤累及于肺致咳者，必从内伤治。汗之则泄阳气，肺痿食减音低，显然药误。

黄芪、米仁、黄精、白及。(《叶天士晚年方案真本·杂症》)

沈，四十岁。几年失血，继而久嗽，乃内损之咳，痰多治嗽无用，已失音嘶响，损象何疑?

黄精、白及、米仁、茯苓。

四味熬膏，早服牛乳一杯。(《叶天士晚年方案真本·杂症》)

石，四三。咳嗽十月，医从肺治无效。而巅胀，喉痹，脘痞，显是厥阳肝风。议镇补和阳熄风。

生牡蛎、阿胶、青黛、淡菜。(《临证指南医案·卷二·咳嗽·肝风》)

水液上泛，形浮嗽逆，无如不独阳微，阴亦为之亏矣。用药之难以图功在斯。

茯苓桂枝五味甘草汤。(《未刻本叶天士医案·方案》)

嗽减,自汗口干。

玉竹、茯苓、南参、骨皮。

白糯米泡汤代水。(《未刻本叶天士医案·方案》)

嗽逆,冲气不纳,形浮。

茯苓、桂枝、北五味、炙甘草。(《未刻本叶天士医案·方案》)

嗽痰胸痹。

苇茎汤(苇茎、苡仁、桃仁、瓜瓣。——编者注)。(《未刻本叶天士医案·保元方案》)

汤。肺气不降,咳痰呕逆。

鲜芦根、桃仁、丝瓜子、苡仁。(《临证指南医案·卷二·肺痿·肺气不降》)

汪,七十。天明至午,嗽甚痰血。春暖阳浮,是肾虚不藏。闻咳音重浊不爽。先议轻清,治气分之热。

桑叶、南花粉、黑栀皮、桔梗、甘草、橘红。(《临证指南医案·卷二·吐血·上焦气分蓄热》)

汪裕当。喉痒呛甚,形寒忽热,今早便溏,卧醒咽干,不为口渴。议养胃阴以供肺。

扁豆、北沙参、南枣,元米汤煎。(《叶氏医案存真·卷二》)

温邪郁于肺卫,咳嗽音嘶,脉微。

泻白散(桑皮、地骨皮、甘草、粳米。——编者注)。(《未刻本叶天士医案·方案》)

温邪作咳。

桑叶、川贝母、南沙参、杏仁、南花粉、大甘草。(《未刻本叶天士医案·方案》)

吴。风温上受,饮邪上泛,卧枕则咳甚。饮,阴类也。先以轻扬肃上,再议理饮。

桔梗、兜铃、米仁、茯苓、通草、象贝,急火煎服一次。

又案，轻可去实，恰当上受风温，但左胁引动而咳甚。经言：左升太过，右降不及。然非肝木之有余，雨水春木萌动，气升上冲，皆血液之少，不主配偶之义。

甜杏仁、玉竹、甘草、桃仁、炒麻仁。(《叶氏医案存真·卷二》)

下焦不纳，冲逆咳嗽，烦劳则精浊。

茯苓、炙草、胡桃肉、桂枝、北五味。(《未刻本叶天士医案·方案》)

下焦不纳，冲气咳逆。

茯苓桂枝五味甘草汤加胡桃肉。(《未刻本叶天士医案·方案》)

邪壅于肺，日久络痹嗽痰，胸中痹痛，恐延肺痈。

鲜枇杷叶、苏子、杏仁、鲜冬瓜子、旋覆、米仁。(《未刻本叶天士医案·保元方案》)

虚损心热，腭干，咳嗽，失血。此天气令降，身中龙相反升，下焦真气不得收纳故也。惟宁神静坐，斯天君不动，自得阴上承，阳下降，地天交而成泰矣。

紫胡桃肉、坎气、糯稻根须、北五味子、白蜜。(《叶氏医案存真·卷一》)

徐，四一。清金润燥热缓，神象乃病衰成劳矣。男子中年，行走无力，寐中咳逆，温补刚燥难投。

天冬、生地、人参、茯苓、白蜜。(《临证指南医案·卷一·虚劳·阴虚》)

血后咳嗽，宜益肺胃。

北沙参、麦冬、霍斛、白扁豆、茯神。(《未刻本叶天士医案·方案》)

杨，二四。形瘦色苍，体质偏热，而五液不充。冬月温暖，真气少藏，其少阴肾脏先已习习风生。乃阳动之化，不以育阴驱热以却温气，泛泛乎辛散，为暴感风寒之治。过辛泄肺，肺气散，斯咳不已。苦味沉降，胃口戕而肾关伤，致食减气怯，行动数武，气欲喘急。封藏纳固之司渐失，内损显然。非见病攻病矣，静养百日，犹冀其安。

麦冬米拌炒、甜沙参、生甘草、南枣肉。冲入青蔗浆一杯。(《临证指南医案·卷二·咳嗽·阴虚感温邪》)

俞，五一。久嗽失音，饮食仍进，自觉奄奄无力，此是内伤劳倦。夏月泄利，是暑湿气感，不在本病之例。食减肉消，治嗽无益，以肺痿论。

白及、生黄芪、炙甘草、苡仁、黄精。(《种福堂公选医案·肺痿》)

袁。温邪痰嗽，气喘肚膨，四日不解，防发痧。

连翘、山栀、牛蒡、杏仁、石膏。(《临证指南医案·卷十·痧疹·温邪》)

张，蠡墅，四十七岁。两月昼热夜凉，咳嗽喘急，是中年劳碌伤气，忌酒发汗，甘温益气。

人参、炙甘草、薏苡仁、白及、蜜水炙黄芪。(《叶天士晚年方案真本·杂症》)

张，刘真巷，三十七岁。上年五个月已小产二次，再加冬季伏侍病人劳乏，产虚在阴，劳伤在阳。咳嗽吐黏浊沫，咳逆上气，必呕食。凡食入胃传肠，此咳是下虚不纳，气冲涌水上泛，奈何庸医都以消痰清肺寒凉，不明伤损阴中之阳，必致胃倒败坏。

桂苓甘味汤。(《叶天士晚年方案真本·杂症》)

张，五十五岁。窍乏之人，身心劳动，赖以养家。此久嗽失血声嘶，是心营肺卫之损伤，不与富户酒色精夺同推。

黄精、白及、米仁、茯苓。(《叶天士晚年方案真本·杂症》)

周，三二。秋燥从天而降，肾液无以上承。咳嗽吸不肯通，大便三四日一更衣，脉见细小。议治在脏阴。

牛乳、紫衣胡桃、生白蜜、姜汁。(《临证指南医案·卷二·咳嗽·燥》)

朱客。肋稍隐隐痛，卧起咳甚，冷汗，背有微寒，两足带冷，身体仰卧稍安。左右不堪转侧，此皆脉络中病。良由客寒闭其流行，两脉逆乱，上犯过也。治在血分，通络补虚。

枸杞子炒、咸蓉干、当归小茴同炒黑、桃仁炒、炙山甲。(《叶氏医案存真·卷三》)

◆喘证

叶桂门人华岫云根据叶氏诊治喘证经验总结说，肺为呼吸之橐籥，位居最高，受脏腑上朝之清气，禀清肃之体，性主乎降，又为娇脏，不耐邪侵。凡六淫之气，一有所著，即能致病。其性恶寒恶热，恶燥恶湿，最畏火风。邪著则失其清肃降令，遂痹塞不通爽矣。今先生立法，因于风者，则用薄荷、桑叶、牛蒡之属，兼寒则用麻黄、杏仁之类。若温热之邪壅遏而痹者，则有羚羊、射干、连翘、山栀、兜铃、竹叶、沙参、象贝。因湿则用通草、滑石、桑皮、苡仁、威喜丸，因燥则梨皮、芦根、枇杷叶、紫菀，开气则蒌皮、香豉、苏子、桔梗、蔻仁。其苇茎汤，葶苈大枣汤，一切药品，总皆主乎轻浮，不用重浊气味，是所谓微辛以开之，微苦以降之，适有合乎轻清娇脏之治也。肺主百脉，为病最多。就其配合之脏腑而言，肺与大肠为表里，又与膀胱通气化，故二便之通闭，肺实有关系焉。其他如肺痿、肺痈、哮喘、咳嗽、失音，各自分门，兹不重赘。（《临证指南医案·卷四·肺痹》）

叶桂门人邵新甫根据叶氏诊治喘证经验总结说，喘症之因，在肺为实，在肾为虚，先生揭此二语为提纲。其分别有四：大凡实之寒者，必夹凝痰宿饮，上干阻气，如小青龙，桂枝加朴、杏之属也。实而热者，不外乎蕴伏之邪，蒸痰化火，有麻杏甘膏、千金苇茎之治也。虚者，有精伤气脱之分，填精以浓厚之剂，必兼镇摄，肾气加沉香，都气入青铅，从阴从阳之异也。气脱则根浮，吸伤元海，危亡可立而待。思草木之无情，刚柔所难济，则又有人参、河车、五味、石英之属，急续元真，挽回顷刻。补天之治，古所未及。更有中气虚馁，土不生金，则用人参建中。案集三十，法凡十九，其层次轻重之间，丝丝入扣，学者宜深玩而得焉。（《临证指南医案·卷四·喘》）

陈，五一。形瘦，脉促数，吸气如喘，痰气自下上升。此属肾虚气不收摄，失血后有此，乃劳怯难愈大症。

用贞元饮（熟地、炙草、当归。——编者注）。（《临证指南医案·卷二·吐血·阴虚阳升》）

陈氏。咳喘则暴，身热汗出。乃阴阳枢纽不固，惟有收摄固元一法。人参、炙草、五味、紫衣胡桃、熟地、萸肉炭、茯神、炒山药。

又，摄固颇应。

人参、附子、五味、炙草、白术。(《临证指南医案·卷四·喘·肾气不纳》)

程，三三。支脉聚饮，寒月喘甚。初因寒湿而得，故食辛稍安。

杏仁、半夏、厚朴、苡仁、茯苓。

姜汁法丸。(《临证指南医案·卷五·痰饮·支脉结饮》)

方，三十六岁。脉细小垂尺，身动喘急，壮年形色若巅老，此情欲下损，精血内枯，气撒不收。夫有形精血，药不能生。精夺奇脉已空，俗医蛮补，何尝填精能入奇经。

人参、胡桃肉、茯苓、补骨脂，河车胶丸。(《叶天士晚年方案真本·杂症》)

黄。支脉结饮，发必喘急。病发用：

桂枝、茯苓、五味、炙草。(《临证指南医案·卷五·痰饮·支脉结饮》)

蒋。脉细促，三五欲歇止，头垂欲俯，着枕即气冲不续。此肾脏无根，督脉不用，虚损至此，必无挽法。

熟地、五味、茯苓、青铅、猪脊髓。(《临证指南医案·卷一·虚劳·阴虚》)

陆，五二。服肾气汤得效，是下焦阳微，致神气冒昧，吸不得入为喘。温补收纳，一定成法。

人参、熟附、茯苓、车前、紫衣胡桃肉。(《种福堂公选医案·喘》)

脉微而涩，微为阳气虚，涩为阴血伤。去冬已下肢独冷，步趋无力，高年内乏藏纳之司，入夏身动加喘，肉膶麻痹若虫行。此真阳失蛰，胃阳失护，生生意少，岂攻病药石所宜？喻嘉言先生所谓大封大固，莫令真阳泄尽而暴脱，皆为此也，录严氏《三因方》。

人参、白术、附子。(《叶氏医案存真·卷三》)

冒暑伏热，引饮过多，脾胃深受寒湿，令人喘胀噫哕。水湿结聚，溺溲涩，便难。险笃之症，仿古人暑门方，大顺散主之。

杏仁、炮姜、肉桂、甘草。(《眉寿堂方案选存·卷上·暑》)

某。肺痹，卧则喘急，痛映两胁，舌色白，二便少。

苇茎汤（苇茎、苡仁、桃仁、瓜瓣。——编者注）。（《临证指南医案·卷四·肺痹·上焦气分壅热肺不开降》）

沈，二三。晨起未食，喘急多痰。此竟夜不食，胃中虚馁，阳气交升，中无弹压，下焦阴伤，已延及胃，难以骤期霍然。

黄精、三角胡麻、炙草、茯苓。（《临证指南医案·卷四·喘·胃虚》）

宋。劳损三年，肉消脂涸。吸气喘促，欲咳不能出声，必踞按季胁，方稍有力，寐醒喉中干涸，直至胸脘。此五液俱竭，法在不治。援引人身脂膏为继续之算，莫言治病。

鲜河车、人乳汁、真秋石、血余炭。（《临证指南医案·卷一·虚劳·阴虚》）

孙。未交冬至，一阳来复。老人下虚，不主固纳，饮从下泛，气阻升降，而为喘嗽。发散寒凉苦泻诸药，恶得中病？仲景云：饮家而咳，当治饮，不当治咳。后贤每每以老人喘嗽，从脾肾温养定论，是恪遵圣训也。

桂枝、茯苓、五味子。

甘草汤代水，加淡姜、枣。（《临证指南医案·卷五·痰饮·脾肾阳虚饮逆咳呕》）

太阳开，小水自利。阳明伤，则失其阖，浊上逆。四肢冷汗，气喘，胸腹胀闷，都是阳微欲脱，脉绝厥逆，勉与通脉四逆汤（通脉四逆汤：即四逆汤加葱白。更有随症加法。——编者注），回阳驱阴以挽之。

淡干姜、泡附子、人参、猪胆汁。服药后，脉微继者生，暴出者死。（《叶氏医案存真·卷一》）

王。产后未复，风温入肺。舌白面肿，喘咳泄泻，小水渐少，必加肿满，不易治之症。

芦根、苡仁、通草、大豆黄卷。

又，淡渗通泄气分，肺壅得开而卧。再宗前议。

通草、芦根、苡仁、大豆黄卷、木防己、茯苓。

又，过投绝产凝寒重药，致湿聚阻痰。两投通泄气分已效，再用暖胃涤饮法。

半夏、姜汁、黍米、茯苓。

又，支饮未尽，溏泄不渴，神气已虚。用泽术汤。

生于术、建泽泻、茯苓、苡仁。（《临证指南医案·卷九·产后·风温客肺饮邪上逆》）

杨，三二。知饥减食，外寒忽热，久病行走喘促，坐卧稍安，此劳伤不复。议从中以益营卫。

九蒸冬术、炙甘草、煨姜、南枣。（《临证指南医案·卷一·虚劳·中虚》）

伊。先寒后热，不饥不食，继浮肿喘呛，俯不能仰，仰卧不安。古人以先喘后胀治肺，先胀后喘治脾。今由气分䐜郁，以致水道阻塞，大便溏泄，仍不爽利。其肺气不降，二肠交阻，水谷蒸腐之湿，横趋脉络，肿由渐加，岂乱医可效？粗述大略，与高明论证。

麻黄、苡仁、茯苓、杏仁、甘草。（《临证指南医案·卷四·喘·肺郁水气不降》）

◆哮证

叶桂门人华玉堂根据叶氏诊治哮经验总结说，哮与喘，微有不同，其症之轻重缓急，亦微各有异。盖哮症多有兼喘，而喘有不兼哮者。要知喘症之因，若由外邪壅遏而致者，邪散则喘亦止，后不复发，此喘症之实者也。若因根本有亏，肾虚气逆，浊阴上冲而喘者，此不过一二日之间，势必危笃，用药亦难奏功，此喘症之属虚者也。若夫哮症，亦由初感外邪，失于表散，邪伏于里，留于肺俞，故频发频止，淹缠岁月。更有痰哮、咸哮、醋哮、过食生冷及幼稚天哮诸症，案虽未备，阅先生之治法，大概以温通肺脏，下摄肾真为主。久发中虚，又必补益中气。其辛散苦寒、豁痰破气之剂，在所不用，此可谓治病必求其本者矣。此症若得明理针灸之医，按穴灸治，尤易除根。嗯，然则难遇其人耳。（《临证指南医案·卷四·哮》）

哮逆不得卧，脉弦。

桂苓五味甘草汤。（《未刻本叶天士医案·保元方案》）

邹，七岁。宿哮肺病，久则气泄汗出。脾胃阳微，痰饮留著，有食入泛呕之状。夏三月，热伤正气，宜常进四君子汤以益气，不必攻逐痰饮。

人参、茯苓、白术、炙草。(《临证指南医案·卷四·哮·气虚》)

◆肺痈

孙，二六。用力，气逆血乱，咳出腥痰浊血。用千金苇茎汤（苇茎、苡仁、桃仁、瓜瓣。——编者注）。(《临证指南医案·卷二·吐血·寒热郁伤肺》)

# 三、心病

◆心悸

某。脉左动如数，右小濡弱。病起嗔怒，即寒热，汗出，心悸，继而神魂自觉散越。夫肝脏藏魂，因怒则诸阳皆动。所见病源，无非阳动变化内风而为厥。故凡属厥症，多隶厥阴肝病。考《内经》治肝，不外辛以理用，酸以治体，甘以缓急。今精彩散失，镇固收摄，犹虑弗及，而方书泄肝平肝抑肝，方法尽多。至于补法，多以子母相生为治。此病全以肝肾下焦主法为正。所服医药，并无师古之方，未识何见？

阿胶一钱半、鸡子黄一枚、人参一钱、生地三钱、金箔五片。(《临证指南医案·卷七·痉厥·阴涸欲绝》)

七年沉疴，心惕热迷，咬牙嚼舌，阴火失守，阳乃鸱张。前方理厥阴、阳明，以和阳主治；继方以咸味纯阴，填水源以生木。病究竟未能却。自述每每遗泄，其病随发。春夏两时发病甚频，况五更寅卯，少阳气振，阳冒病来，更兼操持不已。《内经》胆藏汁三合，肾藏液三合。精遗则肾液少，操劳则胆汁亏，欲望春阳不动，安可得耶？

熟地、肉苁蓉、五味子、龙骨、茯苓、生牡蛎、石菖蒲、远志、川断、山萸肉。(《叶天士医案》)

痰饮上阻，清阳失旷，背痛心悸。

苓姜术桂汤。(《未刻本叶天士医案·方案》)

心悸，食不甘味，舌苔颇浊，宜和阳明。

北沙参、麦冬、茯神、扁豆、霍石斛。(《未刻本叶天士医案·方案》)

心悸，形凛，不时遗泄。

茯苓、炙甘草、桂枝、大枣。(《未刻本叶天士医案·方案》)

袁。头旋目暗心悸，不渴不饥，勉强进食，二便自通，不致胀阻，病经卧床一月。东垣云：久病不知饥饱，不见皮枯毛瘁，乃痰饮为患，当阳气上升时令，恐延痰厥。

炒焦熟半夏、枳实、高粱米、茯苓、姜汁。(《种福堂公选医案·痰饮》)

周。情志易生嗔怒，肝胆木火上攻胃脘，心悸忽嘈，手抚动跃。夫动皆阳化，沉香、肉桂辛热，肝有摧扦恶燥之累，非入也。

柏子仁、归须、桃仁、大麻仁、南楂肉。(《叶天士晚年方案真本·杂症》)

周。大寒土旺节候，中年劳倦，阳气不藏，内风动越，令人麻痹。肉瞤心悸，汗泄烦躁，乃里虚欲暴中之象。议用封固护阳为主，无暇论及痰饮他歧。

人参、黄芪、附子、熟术。(《临证指南医案·卷一·中风·阳虚卫疏》)

◆胸痹

叶桂门人龚商年根据叶氏诊治胸痹心痛经验总结说，厥心痛一症，古人辨论者多且精矣，兹不复赘。但厥心痛与胃脘痛，情状似一，而症实有别。世人因《内经》胃脘当心而痛一语，往往混而视之。不知厥心痛，为五脏之气厥而入心胞络，而胃实与焉，则心痛与胃痛，不得不各分一门。今先生案中，闻雷被惊者，用逍遥散去柴胡，加钩藤、丹皮治之，以其肝阳上逆，不容升达，为之养血以平调也。积劳损阳者，用归、鹿、姜、桂、桃仁、半夏治之，以其劳伤血痹，无徒破气，为之通络以和营也。脾厥心痛者，用良姜、姜黄、茅术、丁香、草果、厚朴治之，以其脾寒气厥，病在脉络，为之辛香以开通也。重按而痛稍衰者，用人参、桂枝、川椒、炙草、白蜜治之，以其心营受伤，攻劫难施，为之辛甘以化阳也。方案虽未全备，然其审病之因，制方之巧，无不一一破的。果能举一反三，其义宁有尽乎？(《临证指南医案·卷八·心痛》)

叶桂门人华玉堂总结说，胸痹与胸痞不同。胸痞有暴寒郁结于胸者，有火郁于中者，有寒热互郁者，有气实填胸而痞者，有气衰而成虚痞者，亦有肺胃津液枯涩，因燥而痞者，亦有上焦湿浊弥漫而痞者。若夫胸痹，则但因胸中阳虚不运，久而成痹。《内经》未曾详言，惟《金匮》立方，俱用辛滑温通。所云寸口脉沉而迟，阳微阴弦，是知但有寒症，而无热症矣。先生宗之，加减而治，亦惟流运上焦清阳为主。莫与胸痞、结胸、噎膈、痰食等症混治，斯得之矣。(《临证指南医案·卷四·胸痹》)

华。四六。因劳，胸痹阳伤，清气不运，仲景每以辛滑微通其阳。

薤白、瓜蒌皮、茯苓、桂枝、生姜。(《临证指南医案·卷四·胸痹·胸脘清阳不运》)

刘，淮安，二十六岁。有物有形之滞，从胃入肠，当心胸之下，皆阳气游行之所，因初起停食几年，疑惑其实，阳不旋转，而致结痹。

薤白白酒汤。(《叶天士晚年方案真本·杂症》)

浦。中阳困顿，浊阴凝泣。胃痛彻背，午后为甚。即不嗜饮食，亦是阳伤。温通阳气，在所必施。

薤白三钱、半夏三钱、茯苓五钱、干姜一钱、桂枝五分。(《临证指南医案·卷四·胸痹·胸脘清阳不运》)

气郁痰滞，胸痹不舒。

枳壳、槟榔、檀香、乌药四味磨汁。(《未刻本叶天士医案·保元方案》)

汪，五十七岁。胸痹是上焦清阳不为舒展，仲景以轻剂通阳。

桂枝瓜蒌薤白汤。(《叶天士晚年方案真本·杂症》)

王，五七。气逆自左升，胸脘阻痹，仅饮米汤，形质不得下咽。此属胸痹，宗仲景法，瓜蒌薤白汤（瓜蒌实、薤白、白酒。——编者注）。

又，脉沉如伏，痞胀格拒在脘膈上部，病患述气壅，自左觉热。凡木郁达之，火郁发之，患在上宜吐之。

巴豆霜一分制、川贝母三分、桔梗二分。

为细末服，吐后，服凉水即止之。(《临证指南医案·卷四·胸痹·胸脘清阳不运》)

王。胸前附骨板痛，甚至呼吸不通，必捶背稍缓。病来迅速，莫晓其因。议从仲景胸痹症，乃清阳失展，主以辛滑。

薤白、川桂枝尖、半夏、生姜，加白酒一杯同煎。(《临证指南医案·卷四·胸痹·胸脘清阳不运》)

小产后，肌肉似乎丰腴，是阳气发泄，即外有余内不足。病样甚多，何堪缕治？在女科莫重于调经，气血逆乱，扰动肝脾，心胸痛发而呕，述遇怒着冷痛甚，胃阳已衰，厥浊易逆，先理胃阳，用《金匮》法。

人参、吴茱萸、茯苓、半夏、良姜 (《叶氏医案存真·卷二》)

胸痹。

薤白、白茯苓、生姜汁、半夏、杏仁。(《未刻本叶天士医案·方案》)

血瘀胸痹，恐暴涌汗泄则脱。

半夏、茯苓、闽姜、延胡索。(《未刻本叶天士医案·方案》)

阳失流行，胸背痹痛。

桂枝、茯苓、姜汁、白蜜。(《未刻本叶天士医案·方案》)

朱。重按痛势稍衰，乃一派苦辛燥，劫伤营络，是急心痛症。若上引泥丸，则大危矣。议用《金匮》法。

人参、桂枝尖、川椒、炙草、白蜜。(《临证指南医案·卷八·心痛·营络伤急心痛》)

◆胸痛

中年饱食，虚里穴痛胀，引之吐出，痛胀势减，必起寒热，旬日乃已。夫脾主营，胃主卫。因吐动中，营卫造偏周行，脉中脉外参差，遂致寒热。且纳物主胃，运化在脾，皆因阳健失司，法当暖中，用火生土意，再以脉沉弦细参论，都系阴象，有年反胃格胀，清阳渐弱，浊阴僭窃为多。症脉属虚，温补宜佐宣通，守中非法。

生淡干姜、茯苓、人参、熟半夏、白粳米。(《叶氏医案存真·卷一》)

◆胸脘不通

风温化热，上郁肺气，咽喉阻塞，胸脘不通，故呻吟呼吸不爽。上下交阻，逆而为厥，乃闭塞之甚，病在上焦。幼科消食，发散，表里混治，久延必致慢惊莫救。

芦根、飞滑石、川通草、甜水梨皮、桑叶。(《叶氏医案存真·卷二》)

◆胸胀

施。阳明之阳已困，胸胀引背，动怒必发，医药无效。

人参、熟半夏、生白蜜、姜汁、茯苓。(《叶天士晚年方案真本·杂症》)

◆心火上炎

顾，向年操持劳心，心阳动上亢，夹肝胆相火、肾中龙火，自至阴藏之火，直上巅顶，贯串诸窍，由情志内动而来，不比外受六淫客邪之变火。医药如凉药清肺不效，改投引火归源以治肾。诊脉坚而搏指，温下滋补，决不相投。

仿东垣王善甫法，用滋肾丸(黄柏、知母、肉桂。——编者注)。(《叶天士晚年方案真本·杂症》)

◆不寐

叶桂门人邵新甫根据叶氏诊治不寐经验总结说，不寐之故，虽非一种，总是阳不交阴所致。若因外邪而不寐者，如伤寒、疟疾等暴发，营卫必然窒塞，升降必然失常。愁楚呻吟，日夜难安。当速去其邪，攘外即所以安内也。若因里病而不寐者，或焦烦过度，而离宫内燃，从补心丹及枣仁汤法。或忧劳愤郁，而耗损心脾，宗养心汤及归脾汤法。或精不凝神，而龙雷震荡，当壮水之主，合静以制动法。或肝血无藏而魂摇神漾，有咸补甘缓法。胃病则阳跷穴满，有《灵枢》半夏秫米汤法。胆热则口苦心烦，前有温胆汤，先生又用桑叶、丹皮、山栀等轻清少阳法。营气伤极，人参、人乳并行；阳浮不摄，七味、八味可选。余如因惊宜镇，因怒宜疏，饮食痰火为实，新产病后为虚也。(《临证指南医案·卷六·不寐》)

陈。热病后，不饥能食，不寐。此胃气不和。

香豉、黑山栀、半夏、枳实、广皮白。(《临证指南医案·卷五·温热·病退胃不和》)

方，四四。形质颓然，脉迟小涩，不食不寐，腹痛，大便窒痹。平昔嗜酒，少谷中虚，湿结阳伤，寒湿浊阴鸠聚为痛。

炒黑生附子、炒黑川椒、生淡干姜、葱白。

调入猪胆汁一枚。(《临证指南医案·卷五·湿·湿阻中焦阳气》)

金。热止，津津汗出，伏暑已解。只因病魔日久，平素积劳，形色脉象虚衰，深虑变病。今饮食未进，寤寐未宁，议以敛液补虚。

人参、茯神、麦冬、五味、炒白芍。

块辰砂一两，绵裹同煎。

又，热久，胃汁被劫，不饥不便，亦病后常事耳。古人论病，必究寝食。今食未加餐，难寐，神识未清，为病伤元气，而热病必消烁真阴。议用三才汤意。

人参、天冬、生地、麦冬、五味子。（《临证指南医案·卷五·暑·暑病久延伤液》）

《灵枢经》云：人身阳气不纳入阳跷穴，则寤不得寐。饮以半夏汤，今宗之。

半夏、秫米。（《叶氏医案存真·卷一》）

脉左搏右细，颧赤气喘，昨夜大便后，汗泄，竟夕不安。冬温伏热，阴衰阳冒之象，最属重症。

生地炭、炒麦冬、蔗汁、炙甘草、生白芍。（《眉寿堂方案选存·卷上·冬温》）

某。脉左弦，少寐，气从左升。泄肝和胃。

生左牡蛎五钱、川楝子肉一钱、化州橘红一钱半、茯苓三钱、泽泻一钱。（《临证指南医案·卷三·木乘土·肝胃》）

某。舌赤，浊呕，不寐不饥。阳邪上扰，治以苦辛，进泻心法。

淡黄芩、川连、炒半夏、枳实、姜汁。（《临证指南医案·卷四·呕吐·热邪内结》）

痰饮咳嗽，终夕不寐，面浮如盘。昔徽宗宠妃病此，治用真蚌粉，新瓦上炒红，入青黛少许，用淡齑水，滴麻油数滴，调服二钱。（《叶氏医案存真·卷二》）

痰饮乃浊阴所化，阻遏阳气，不入于阴，阴跷空，夜不熟寐。《灵枢经》用半夏秫米汤，谓通阳交阴，饮邪不聚。"天王补心丹"一派寒凉阴药，与浊阴树帜。中年必以护阳为要，即《金匮》所言必以温药和之也。

半夏、秫米、茯苓。（《叶天士医案》）

唐。胃中不和，不饥少寐，肝风震动，头迷，溏泄，高年经月未复。两和厥阴阳明。

炒半夏、人参、枳实、茯苓、炒乌梅肉。(《临证指南医案·卷六·泄泻·肝犯胃》)

左脉弦涩，心营暗耗，心阳不宁，寤多寐少，心悸怵惕，静养为主。

淮小麦、柏子仁、丹参、酸枣仁、建莲子。(《未刻本叶天士医案·方案》)

◆不语

某。惊恐伤神，不语。

建兰根汁、姜汁、金汁。

共和一处，隔汤炖，徐徐服。(《临证指南医案·卷七·惊·痰火阻窍》)

◆神呆

王氏。神呆不语，心热烦躁，因惊而后经水即下，肉腠刺痛，时微痛，头即摇。肝风内动，变痉厥之象。

小川连、黄芩、阿胶、牡蛎、秦皮。(《临证指南医案·卷一·肝风·血去阳升》)

◆神迷

苦辛过服，大泻心阳，心虚热收于里。三疟之来，心神迷惑，久延恐成痼疾。考诸《金匮》，仲景每以蜀漆散为牝疟治法。

云母石、蜀漆、生龙骨。

为末，开水调服二钱。(《叶天士医案》)

吴。连朝骤热，必有暑气内侵。头热目瞑，吸短神迷，此正虚邪痹，清补两难。先与益元散三四钱，用嫩竹叶心二钱，煎汤凉用三四小杯。常用绿豆煎汤服。(《临证指南医案·卷五·暑·暑伤气分上焦闭郁》)

◆神昏

叶桂门人邹滋九根据叶氏诊治神昏经验总结说，疫疠一症，都从口鼻而入，直行中道，流布三焦，非比伤寒六经，可表可下。夫疫为秽浊之气，古人所以饮芳香，采兰草，以袭芬芳之气者，重涤秽也。及其传变，上行极而下，下行极而上。是以邪在上焦者，为喉哑，为口糜。若逆传膻中者，为神昏舌绛，为喉痛丹疹。今观先生立方，清解之中，必佐芳香宣窍逐秽，如犀角、菖蒲、银花、郁金等类，兼进至宝丹，从表透里，以有灵之物，内通心窍，搜剔幽隐，通者通，镇者镇。若邪入营中，三焦相混，热愈结，邪愈深者，理宜咸苦大制之法，仍恐性速直走在下，故用玄参、金银花露、金汁、瓜蒌皮，轻扬理上，所谓仿古法而不泥其法者也。考是症，惟张景岳、喻嘉言、吴又可论之最详。然宗张、喻二氏，恐有遗邪留患。若宗吴氏，又恐邪去正伤。惟在临症权衡，无盛盛，无虚虚，而遗人夭殃，方不愧为司命矣。（《临证指南医案·卷五·疫·疫邪入膻渐干心胞》）

蔡。仲景云：小便不利者，为无血也；小便利者，血症谛也。此症是暑湿气蒸，三焦弥漫，以致神昏，乃诸窍阻塞之兆。至小腹硬满，大便不下，全是湿郁气结。彼夯医犹然以滋味呆钝滞药，与气分结邪相反极矣。议用甘露饮法。

猪苓、浙茯苓、寒水石、晚蚕沙、皂荚子去皮。（《临证指南医案·卷五·湿·湿邪弥漫三焦》）

黄，二十。据述十一年前夏秋间，多用井水盐梅，因此昏厥，以后三五日一发。病愈虽醒，日瘦日减，间有语言不自接续。想其至理，水盐梅酸，大泄肝肾脏阴。厥者，阳气逆乱，冒神愦愦，势成沉疴，非痫厥门治痰治火清窍者。是脏阴受病，脏主乎藏畜，医偏搜逐劫烁，凡阴涸欲绝，譬诸油尽，灯焰忽明忽昏，扑然息矣。先圣先贤，从无成法，未敢凑药欺人。常用人乳一杯。（《临证指南医案·卷七·痉厥·阴涸欲绝》）

◆厥证

叶桂门人邵新甫根据叶氏诊治厥证经验总结说，厥者，从下逆上之病也。痉者，明其风强之状也。所以二字每每并言，原与伤寒门所载者有间。想是症，总由气血日偏，阴阳一并而成。譬如风雷之猛烈，郁极而发也。若发而渐复者，犹可转危为安。若发而转逆者，必至直拔根荄乃已。斯存亡之机，在乎命脏之盈亏耳。考方书之名目不一，致病之因由亦繁。大抵可吐者，如痰食填塞于胸中，用瓜蒂散之类，及烧盐探引方法。

可清可折者，如厥阳壮火升逆而莫制，用玉女煎，及宣明龙荟丸法。可开可降者，如气厥、薄厥而形气暴绝，有五磨饮子，及蒲黄酒法。秽浊蒙神而昏乱无知，有牛黄、至宝，及苏合香丸之两法。飞尸卒厥，先宜酒醴以引导，并可按穴而施针法及灸法。若从虚而论者，如内夺而厥，则为喑痱，有地黄饮子之通摄下焦法。烦劳阳张，令人煎厥。有人参固本，加入金箔、方诸水，为壮水制火法。血厥而阳腾络沸，参乎从阴从阳法。色厥而精脱于下，急与大剂挽元法。肾厥，宗许学士之椒附以通阳。蛔厥，有仲景之安蛔法。阳极用救阴峻剂，阴极有扶阳方法。种种规模，已为全备。及参案中，先生于是症独重在肝。盖肝者，将军之官，善干他脏者也。要知肝气一逆，则诸气皆逆，气逆则痰生，遂火沸风旋，神迷魂荡，无所不至矣。若犯于上者，不免凌金烁液，有门冬汤及琼玉膏之补金柔制法。若犯于中，而为呕为胀者，用六君去术，加木瓜、姜、芍之类，及附子粳米汤加人参，为补胃凝肝法。若震及心脾，而为悸为消者，用甘麦大枣汤，合龙、蛎之属，为缓急重镇法。若挟少阳之威而乘巅摇络者，用羚羊、钩藤、元参、连翘之剂，为熄风清络法。若本脏自病，而体用失和者，以椒、梅、桂、芍之类，为益体宣用法。若因母脏之虚，而扰及子脏之位者，用三才（天冬、熟地、人参。——编者注）配合龟、甲、磁、朱，及复脉减辛、味，复入鸡黄之属，为安摄其子母法。至于痿厥之治，尤觉神奇，取血肉介类，改汤为膏，谓其力味重实，填隙止厥最速。此岂非补前人之未备，开后学之法门者乎？参是案者，幸毋忽诸。（《临证指南医案·卷七·痉厥》）

凡热甚而厥，其邪必在阴分，古称热深厥深。病中遗泄，阴伤邪陷，发表攻里，断难施用，和正托邪，是为稳法。

草果、黄芩、知母、人参、炒半夏。

五更时服。（《叶氏医案存真·卷一》）

◆狂证

病热，汗出复热而不少为身凉，此非痎疟，狂言失志。经所谓：阴阳交即是病也。交者，液交于外，阳陷于内耳，此属棘手症。

人参、生地、天冬。（《叶氏医案存真·卷一》）

## 四、脾胃病

叶桂门人华岫云总结叶氏诊治脾胃病经验说，脾胃之论，莫详于东垣，其所著补中益气、调中益气、升阳益胃等汤，诚补前人之未备。察其立方之意，因以内伤劳倦为主，又因脾乃太阴湿土，且世人胃阳衰者居多，故用参、芪以补中，二术以温燥，升、柴升下陷之清阳，陈皮、木香理中宫之气滞，脾胃合治。若用之得宜，诚效如桴鼓。盖东垣之法，不过详于治脾，而略于治胃耳。乃后人宗其意者，凡著书立说，竟将脾胃总论，即以治脾之药笼统治胃，举世皆然。今观叶氏之书，始知脾胃当分析而论。盖胃属戊土，脾属己土，戊阳己阴，阴阳之性有别也。脏宜藏，腑宜通，脏腑之体用各殊也。若脾阳不足，胃有寒湿，一脏一腑，皆宜于温燥升运者，自当格遵东垣之法。若脾阳不亏，胃有燥火，则当遵叶氏养胃阴之法。观其立论云：纳食主胃，运化主脾，脾宜升则健，胃宜降则和。又云：太阴湿土，得阳始运；阳明阳土，得阴自安。以脾喜刚燥，胃喜柔润也。仲景急下存津，其治在胃。东垣大升阳气，其治在脾。此种议论，实超出千古。故凡遇禀质木火之体，患燥热之症，或病后热伤肺胃津液，以致虚痞不食，舌绛咽干，烦渴不寐，肌燥熇热，便不通爽。此九窍不和，都属胃病也，岂可以芪、术、升、柴治之乎？故先生必用降胃之法，所谓胃宜降则和者，非用辛开苦降，亦非苦寒下夺，以损胃气，不过甘平，或甘凉濡润，以养胃阴，则津液来复，使之通降而已矣。此义即宗《内经》所谓六腑者，传化物而不藏，以通为用之理也。今案中所分胃阴虚，胃阳虚，脾胃阳虚，中虚，饥伤，食伤，其种种治法，最易明悉，余不复赘。总之脾胃之病，虚实寒热，宜燥宜润，固当详辨。其于升降二字，尤为紧要。盖脾气下陷固病，即使不陷，而但不健运，已病矣。胃气上逆固病，即不上逆，但不通降，亦病矣。故脾胃之治法，与各门相兼者甚多，如呕吐、肿胀、泄泻、便闭、不食、胃痛、腹痛、木乘土诸门，尤宜并参，互相讨论，以明其理可也。（《临证指南医案·卷三·脾胃》）

◆嗳气

叶桂门人邹时乘叶氏诊治嗳气经验说，《内经》止有噫字，而无嗳字，故经云：五气所病，心为噫。又云：寒气客于胃，厥逆从下上散，复出于胃，故为噫，夫噫嗳一症，或伤寒病后，及大病后，多有此症。盖以汗、吐、下后，大邪虽解，胃气弱而不和，三焦因之失职，故清无所归而不升，浊无所纳而不降，是以邪气留连，嗳酸作饱，胸膈不爽，而为心下痞硬，噫气不除，乃胃阳虚而为阴所格阻。阳足则充周流动，不足则胶固格阻矣。仲景立旋覆代赭汤，用人参、甘草养正补虚，姜、枣以和脾养胃，所以安定中州者至矣。更以旋覆花之力，旋转于上，使阴中格阻之阳，升而上达。又用代赭石之重镇坠于下，使恋阳留滞之阴，降而下达。然后参、甘、大枣，可施其补虚之功，而生姜、半夏，可奏其开痞之效。而前贤治噫嗳一症，无出仲景上矣。故先生于胃虚客气上逆，及胃阳虚脾胃不和，肺气不降而为噫嗳者，每宗仲景法加减出入，或加杏仁、桔梗以开肺，智仁、朴、术以散满，甘草、白芍以和胃，靡不应手取愈，可谓得仲景心法矣。(《临证指南医案·卷四·噫嗳·脾肺郁》)

枫桥，十八。春正月，寒威未去，吸受寒气，先伤胸膈胃脘之阳。食已，嗳噫陈腐酸浊之气，是清阳不为转旋。忌进黏腥厚味，暂用蔬食数日。

荜茇、益智仁、砂仁壳、土蒌皮、生姜。(《叶氏医案存真·卷三》)

脉右涩左微，色悴不华，食减不能健运，嗳呕溏泄，此中宫阳气欲寂。法宜辛温通补，失治酿成中满难调。

人参、泡茱萸、茯苓、泡淡姜、胡芦巴。(《叶氏医案存真·卷三》)

脉转劲，舌干赤，嗳气不展，状如呃忒。缘频吐胃伤，诸经之气上逆，填胸聚脘，出入机逆。周行脉痹，肌肉着席而痛，转加平昔辛香燥药不受，先议治肺经，以肺主一身之气化耳。

炒香枇杷叶、苦杏仁去皮，炒。

二味水煎一杯许，冲入桔梗、枳壳汁。(《叶氏医案存真·卷一》)

某。嗳气，腹微痛，脾胃未和。

人参、焦白芍、茯苓、炙甘草。(《临证指南医案·卷四·噫嗳·脾胃不和》)

四十二岁。右脉涩，左脉微，饮食不能健运，嗳呕，间或溏泄，此中宫阳气欲寂，当用辛温以补之。

人参、干姜、茯苓、淡吴萸、胡芦巴。(《叶氏医案存真·卷三》)

王。脉搏劲，舌干赤，嗳气不展，状如呃忒。缘频吐胃伤，诸经之气上逆，填胸聚脘，出入几逆，周行脉痹，肌肉着席而痛转加。平昔辛香燥药不受，先议治肺经，以肺主一身之气化耳。

枇杷叶汁、杏仁共煎汤，冲桔梗、枳实汁。(《临证指南医案·卷四·肺痹·上焦气分壅热肺不开降》)

◆不饥

吴。湿邪中伤之后，脾胃不醒，不饥口渴。议清养胃津为稳。

鲜省头草、知母、川斛、苡仁、炒麦冬。(《临证指南医案·卷五·湿·湿热伤胃津》)

阳微，呕吐，不饥。

人参、半夏、茯苓、白芍、淡附子。(《叶氏医案存真·卷三》)

◆食少

病始足胫，乃自下焦肝肾起病，其形不肿，则非六气湿邪，当从内损门痿躄推求。萸、地滋滞，久服胃伤，食减呕逆，皆因浊味滞气而然。经年不复，损者愈损，脏真不能充沛，奇经八脉不司其用。经云：冲脉为病，男子内结七疝，女子带下瘕聚。夫冲脉即血海，男子藏精，女子系胞。今精沥内结有形，是精空气结，亦犹女子之瘕聚也。凡七疝治法，后人每宗张子和，但彼悉用辛热，与今之精空气结迥殊。久病形消肉脱，议以精血有情，涵养生气。

鲜河车一具，水煮捣烂，入山药、建莲末拌匀，丸如桐子大，清晨人参汤送下。(《叶氏医案存真·卷一》)

陆，二十。知饥少纳，胃阴伤也。

麦冬、川斛、桑叶、茯神、蔗浆。(《临证指南医案·卷三·脾胃·肺胃阴虚》)

吴。诊脉，肝胆独大，尺中动数。先天素弱，水亏，木少滋荣。当春深长夏，天地气机泄越，身中烦倦食减，皆热伤元气所致。进以甘酸，充养胃阴，少俟秋肃天降，培植下焦，固纳为宜。

炒麦冬、木瓜、北沙参、生甘草、乌梅。(《临证指南医案·卷五·暑·烦劳伤暑胃虚》)

王，二五。冷湿损阳，经络拘束，形寒。酒客少谷，劳力所致。

桂枝、淡干姜、熟附子、生白术。(《临证指南医案·卷五·湿·湿阻中焦阳气》)

◆不食

叶桂门人华玉堂根据叶氏诊治不食经验总结说，有胃气则生，无胃气则死，此百病之大纲也。故诸病若能食者，势虽重而尚可挽救，不能食者，势虽轻而必致延剧。此理亦人所易晓也，然有当禁食与不当禁食之两途。如伤寒之邪传入阳明之腑，胃有燥热昏谵者，有干霍乱之上下不通，或正值吐泻之际，或痰痧未达于表，或瘟疫之邪客于募原，或疟邪交战之时，或初感六淫之邪，发热脘闷，邪气充塞弥漫，呕怒痞胀不饥，或伤食恶食等症，此虽禁其谷食可也。其余一切诸症不食者，当责之胃阳虚，胃阴虚，或湿热阻气，或命门火衰，其他散见诸门者甚多。要知此症，淡饮淡粥，人皆恶之，或辛或咸，人所喜也。或其人素好之物，亦可酌而投之，以醒胃气，惟酸腻甜浊不可进。至于案中治法，一览可尽，兹不重赘。(《临证指南医案·卷四·不食》)

杨氏。胃伤恶食，络虚风动，浮肿。先与荷米煎。

人参、新会皮、檀香泥、炒粳米、炒荷叶蒂。(《临证指南医案·卷四·不食·胃阳虚》)

◆痞满

叶桂门人华岫云根据叶氏诊治痞满经验总结说，湿为重浊有质之邪，若从外而受者皆由地中之气升腾，从内而生者，皆由脾阳之不运。虽云雾露雨湿，上先受之，地中潮湿，下先受之，然雾露雨湿，亦必由地气上升而致。若地气不升，则天气不降，皆成燥症矣，何湿之有？其伤人也，或从上，或从下，或遍体皆受，此论外感之湿邪著于肌躯者也。此虽未必即入于脏腑，治法原宜于表散，但不可大汗耳。更当察其兼症，若兼风者，微微散之，兼寒者，佐以温药，兼热者，佐以清药，此言外受之湿也。然水流湿，火就燥，有同气相感之理。如其人饮食不节，脾家有湿，脾主肌肉四肢，则外感肌躯之湿亦渐次入于脏腑矣。亦有外不受湿，而俱湿从内生者，必其人膏粱酒醴过度，或嗜饮茶汤太多，或食生冷瓜果及甜腻之物。治法总宜辨其体质阴阳，斯可以知寒热虚实之治。若其人色苍赤而瘦，肌肉坚结者，其体属阳，此外感湿邪必易于化热。若内生湿邪，多因膏粱酒醴，必患湿热、湿火之症。若其人色白而肥，肌肉柔软者，其体属阴，若外感湿邪不易化热，若内生之湿，多因茶汤生冷太过，必患寒湿之症。人身若一小天地，今观先生治法，若湿阻上焦者，用开肺气，佐淡渗，通膀胱，是即启上闸，开支河，导水势下行之理也。若脾阳不运，湿滞中焦者，用术、朴、姜、半之属以温运之，以苓、泽、腹皮、滑石等渗泄之，亦犹低洼湿处，必得烈日晒之，或以刚燥之土培之，或开沟渠以泄之耳。其用药总以苦辛寒治湿热，以苦辛温治寒湿，概以淡渗佐之，或再加风药。甘酸腻浊，在所不用。总之，肾阳充旺，脾土健运，自无寒湿诸症。肺金清肃之气下降，膀胱之气化通调，自无湿火、湿热、暑湿诸症。若夫失治变幻，则有肿胀、黄疸、泄泻、淋闭、痰饮等类，俱于各门兼参之可也。(《临证指南医案·卷五·湿·湿阻中焦阳气》)

程，三六。暑风必挟湿，湿必伤于气分。断疟疮发，即湿邪内发之征。湿伏热蕴，致气壅塞咽底脘中。及至进谷无碍，二便通调，中下无病显然。

白通草、西瓜翠衣、活水芦根、苡仁。(《临证指南医案·卷五·暑·暑伤气分上焦闭郁》)

程，四一。秽热由清窍入，直犯募原，初头痛肌胀，今不饥痞闷。以苦辛寒法。

杏仁、半夏、厚朴、橘红、竹叶、黄芩、滑石。

又，脉虚，舌赤消渴。伏暑热气，过卫入营，治在手厥阴。

竹叶、犀角、生地、麦冬、元参。(《临证指南医案·卷五·暑·暑热阻气中痞不运》)

肝郁不疏，味酸脘闷。

左金丸。(《未刻本叶天士医案·保元方案》)

寒湿损伤脾阳，遂成中满之症，乃淡泊不堪所致。

附子、干姜、茯苓、白芍、胡芦巴。(《叶氏医案存真·卷三》)

金，关上，四十九岁。凡痞胀治在气，燥实治在血，四者全见，攻之宜急。此症肝络少血，木火气上膈而痛，辛润柔降，得以止痛，通大便。厥是肝阳化风，燥升受热，动怒必来，不在医药中事。

芝麻、柏子仁、天冬、生地、苏子。(《叶天士晚年方案真本·杂症》)

李。据云两次服辛温药，瘀浊随溢出口，此必热瘀在肝胃络间，故脘胁痞胀，大便阻塞不通。芦荟苦寒通其阴，仅仅更衣，究竟未能却瘀攻病。有年久恙，自当缓攻，汤药荡涤，理难于用。议以桃仁承气汤（桃仁、桂枝、大黄、芒硝、甘草。——编者注）为丸。(《临证指南医案·卷四·便闭·血结》)

脘下胀及少腹，疏肝平胃，不应；肾气，加辛香，又不应。食物仍进，二便仍利。病既非停著有形之滞，自属阳微气结。议与通阳润剂。

阿魏、麝香。

丸服。(《叶天士医案》)

徐。目黄脘闷，汗多呕吐，湿胜，症属脾疟。

厚朴、炒半夏、草果、藿香根、白蔻仁。(《种福堂公选医案·湿热脾疟》)

杨，四一。肝风化热犯胃，恶心痞闷，食入作胀，口渴，议养胃制肝。

人参、金石斛、乌梅肉、麦冬、新会皮。(《种福堂公选医案·肝风犯胃》)

姚。老年伏气温邪，五十日不解，脘痞不饥，心中胁内独热，药下咽则呕，痰多呃逆，舌焦微渴，四末微冷。此胃伤已极，久乏谷气，致津液不复，气机郁闷，用药须忌苦燥辛温妨胃，先议芳香轻清，兼以谷气开醒上中。

香梗（指藿香梗。——编者注）露、香橼露、玫瑰露、银花露、米浆。(《种福堂公选医案·呕吐大便不通》)

张，六一。此湿蕴气中，足太阴之气不为鼓动运行，试以痞结胸满，仲景列于"太阴篇"中，概可推求其理矣。

半夏醋炒、茯苓、川连、厚朴、通草。汤煎。(《临证指南医案·卷五·湿·湿郁脾阳》)

胀后成痞,清阳失旷,饮邪内阻耳。

苓姜术桂汤。(《未刻本叶天士医案·保元方案》)

赵,五四。胸腹胀满,久病痰多。

生白术二两、茯苓二两、厚朴一两、肉桂五钱,姜汁丸。(《临证指南医案·卷三·肿胀·脾胃阳虚》)

◆胃胀

艾。上焦之病,都是气分,气窒则上下不通,而中宫遂胀。热气蒸灼,喉舌疳蚀。清气之中,必佐解毒。皆受重药之累瘁。

银花二钱、川贝三钱、马兜铃五分、连翘心一钱半、川通草一钱、白金汁一杯、活水芦根汁半杯。

又,余热蒸痰壅气,当脘膈因咳而痛。议以润降清肃。

甜杏仁、花粉、川贝、甘草、桔梗。(《临证指南医案·卷八·咽喉·气分热毒》)

气钝失运,食下则胀,大便不爽。

香砂枳术丸。(《未刻本叶天士医案·方案》)

◆胃脘痛

叶桂门人邵新甫根据叶氏诊治胃脘痛经验总结说,阳明乃十二经脉之长,其作痛之因甚多。盖胃者汇也,乃冲繁要道,为患最易。虚邪贼邪之乘机窃发,其间消长不一。习俗辛香温燥之治,断不容一例而漫施。然而是病,其要何在?所云初病在经,久痛入络,以经主气,络主血,则可知其治气治血之当然也。凡气既久阻,血亦应病,循行之脉络自痹,而辛香理气,辛柔和血之法,实为对待必然之理。又如饱食痛甚,得食痛缓之类,于此有宜补不宜补之分焉。若素虚之体,时就烦劳,水谷之精微不足以供其消磨,而营气日虚,脉络枯涩,求助于食者,甘温填补等法,所宜频进也。若有形之滞堵塞其中,容纳早已无权,得助而为实实,攻之逐之等剂,又不可缓也。寒温两法,从乎喜暖喜凉;滋燥之殊,询其便涩便滑。至于饮停必吞酸,食滞当嗳腐。厥气乃散漫无形,瘀伤则定而有象。

蛔虫动扰，当频痛而吐沫；痰湿壅塞，必善吐而脉滑。营气两虚者，不离乎嘈辣动悸。肝阳冲克者，定期烦渴而呕逆。阴邪之势，其来必速。郁火之患，由渐而剧也。(《临证指南医案·卷八·胃脘痛》)

陈，六二。酒湿热气，气先入胆，湿著胃系，痰聚气窒，络血瘀痹，痛在脘，忽映少腹，气血交病。先和少阳阳明之阳，酒客恶甜，治以苦辛寒。

土蒌皮、半夏、枳实、川连、生姜。(《种福堂公选医案·胃痛》)

甘，五三。脉左微弱，右弦。前议入夜反胃脘痛，是浊阴上攻。据说食粥不化，早食至晚吐出，仍是不变之形。火土不生，不司腐熟，温药一定至理。第气攻膈中，究泻不得爽，必肠间屈曲隐处，无以旋转机关，风动则鸣。议用半硫丸（半夏、硫黄。——编者注）。(《临证指南医案·卷四·便闭·虚风便闭》)

顾，五十。清阳失职，脘中痹痛，得暖旷达当辛以通之。

薤白、半夏、桂枝、茯苓、干姜。(《临证指南医案·卷八·胃脘痛·阳虚》)

怀抱抑郁，营血受伤，入暮脘痛喜按，乃伤阴络，非实痛也。

柏仁、桂圆、茯神、远志、广皮。(《叶氏医案存真·卷三》)

间门。中焦痛起，四末逆冷，汗出呕涎及食物，此属脾厥。

炒黑附子、粗桂枝、草果仁、延胡索、片姜黄。(《叶氏医案存真·卷三》)

吕。同里，四十五岁。心痛得食反缓，是积劳营虚，大忌破降气药。

桃仁、桂圆肉、炒黑芝麻、当归身、柏子仁。(《叶天士晚年方案真本·杂症》)

某。味淡短气，脘中微痛。

人参、淡附子、桂枝、炒远志、煨姜。(《临证指南医案·卷八·胃脘痛·阳虚》)

钱，三六。酒肉滞气胃痛，乡人称为穿心箭风，方书所无，不可稽考。苦辛泄降可效。

延胡、川楝子、桃仁、蒲黄、五灵脂。(《临证指南医案·卷八·胃脘

痛·血络瘀痹》)

上燥治气，下燥治血，此为定论。今阳明胃汁之虚，因久痛呕逆，投以香燥破气，津液劫伤，胃气不主下行，肠中传送开合，皆失其职司。经云：六腑以通为补。岂徒理燥而已，仍议清补胃阴为法。

鲜生地、甜梨肉、天冬肉、人参、生白蜜。（《叶氏医案存真·卷二》）

痰饮内阻，清阳失旷，脘痛拒纳，乃噎膈之象，开怀为要。

半夏、吴萸、茯苓、干姜。（《未刻本叶天士医案·保元方案》）

同里，四十五。心痛得食而缓，是积劳营虚，大忌辛通破气。

桃仁、归身、柏子仁、桂圆肉、炒黑芝麻。（《叶氏医案存真·卷三》）

脘痛得热饮则止，胃阳困耳。

高良姜、延胡索、红枣皮煎汤丸。（《未刻本叶天士医案·方案》）

王，北濠，廿五岁。中焦痛起，四肢逆冷，汗出，呕涎及食物，此属脾厥。

极黑附子、草果仁、粗桂皮、片姜黄、延胡索。（《叶天士晚年方案真本·杂症》）

王，山塘，廿四岁。八日间痛发一次，日来不饥，大便不爽。凡痛呕出黄浊，水难下咽，浊气自下上涌，即有呕吐之状。肠中滞气不行，胃中涎沫不泻。

半硫丸（半夏、硫黄。——编者注），每服一钱二分。（《叶天士晚年方案真本·杂症》）

吴，通关坊，四十四岁。劳伤治不以法，反受药伤，络血涸而为痛。食入痛来，病在胃络，以甘缓肝，急以救胃。

桂元肉、炒桃仁。（《叶天士晚年方案真本·杂症》）

张，四八。阳微浊凝，胃下疼。

炒黑川椒去目一钱、炮黑川乌三钱、炮黑川附子三钱、炮淡干姜一钱半。（《临证指南医案·卷八·胃脘痛·阳虚阴浊凝阻》）

张。老年郁勃，肝阳直犯胃络，为心下痛。久则液枯气结成格。

金铃子、延胡、黑山栀、淡豆豉炒香。（《临证指南医案·卷八·胃脘痛·肝郁化火犯胃》）

张。阳微不司外卫，脉络牵掣不和。胃痛，夏秋不发，阴内阳外也。当冬寒骤加，宜急护其阳，用桂枝附子汤（桂枝、附子、甘草、生姜、大枣。——编者注）。

桂枝、附子、炙草、煨姜、南枣。（《临证指南医案·卷八·胃脘痛·阳虚》）

中阳困顿，湿饮内阻，脘痛，飧泄，咳嗽，法宜温阳。

苓桂术姜汤。（《未刻本叶天士医案·保元方案》）

朱，五二。未老形衰，纳谷最少，久有心下忽痛，略进汤饮不安。近来常吐清水，是胃阳日薄，噎膈须防。议用大半夏汤补腑为宜。

人参、半夏、茯苓、白香粳米、姜汁。河水煎。（《临证指南医案·卷四·噎膈反胃·胃阳虚》）

◆呕吐

叶桂门人华岫云根据叶氏诊治呕吐经验总结说，呕吐症，《内经》与《金匮》论之详矣。乃后人但以胃火胃寒，痰食气滞立论，不思胃司纳食，主乎通降，其所以不降而上逆呕吐者，皆由于肝气冲逆，阻胃之降而然也。故《灵枢·经脉篇》云：足厥阴肝所生病者，胸满呕逆。况五行之生克，木动则必犯土，胃病治肝，不过隔一之治，此理浅近易明，人乃不能察。而好奇之辈，反夸隔二、隔三之治，岂不见笑于大方也哉！试观安胃丸、理中安蛔丸，所用椒、梅，及胃虚客气上逆之旋覆代赭，此皆胃药乎？抑肝药乎？于此可省悟矣。今观先生之治法，以泄肝安胃为纲领，用药以苦辛为主，以酸佐之。如肝犯胃而胃阳不衰有火者，泄肝则用芩、连、楝之苦寒，如胃阳衰者，稍减苦寒，用苦辛酸热，此其大旨也。若肝阴胃汁皆虚，肝风扰胃呕吐者，则以柔剂滋液养胃，熄风镇逆。若胃阳虚，浊阴上逆者，用辛热通之，微佐苦降。若但中阳虚而肝木不甚亢者，专理胃阳，或稍佐椒、梅。若因呕伤，寒郁化热，劫灼胃津，则用温胆汤加减。若久呕延及肝肾皆虚，冲气上逆者，用温通柔润之补下焦主治。若热邪内结，则用泻心法。若肝火冲逆伤肺，则用养金制木，滋水制火。总之，治胃之法，全在温通，虚则必用人参，药味皆属和平。至于治肝之法，药味错杂，或寒热互用，或苦辛酸咸并投，盖因厥阴有相火内寄，治法不得不然耳。但观仲景乌梅丸法，概可知矣。案辑六十有余，大半皆由肝邪为患，非先生之卓识，安能畅发此理乎哉？(《临证指南医案·卷四·呕吐》)

曹，二十一岁。声出于肺，全赖元海之气旺，俾阳中之阴，承载于上，而声音自扬。据吃柿饼遂呕，考其性甘寒而清肺热，欠嗽气散不受，参、芪、甘温，亦有见效者。若五旬男子，下元日亏，金水同出一源，形色黄萎少泽，全是下虚上实，所幸纳谷，不致骤凶，经年累月，焉有速功？

阿胶、天冬、黑豆皮、鸡子黄、大生地。

二十剂后，服六味加五味、川斛。(《叶天士晚年方案真本·杂症》)

春夏阳升，肝木乘胃，呕吐，吐不已，寝食减废，气失下降，肠中不通，病乃怀抱抑郁。两月之久，不敢再以疏泄为治。

人参、川连、乌梅、川楝肉、生白芍。(《叶氏医案存真·卷三》)

凡久病必入络脉，医但写药凑方，不明入络之理，药由咽入，过胃至肠而已。此症由肝络而来，过膈入胃，胃翻呕吐。致吐致胀之由，从肝而出也。偏胜病起，务以急攻。用药如用兵，直捣中坚，使病溃散，然非入络之方，弗能效矣。议于病发之时，疏理肝木。病缓再安胃土。

人参、厚朴、茯苓、熟半夏。

磨入蓬莪术五分。(《叶氏医案存真·卷二》)

费。脐下有形攻触，气上则呕吐，降下则失气胀消，胀中必有浊滞阻塞。椒附难投，仅能开无形阴浊。老年阳衰，不可遽投攻下，用半硫丸(半夏、硫黄。——编者注)一钱，俾腑阳流通，滞浊自去。(《种福堂公选医案·呕吐》)

金。参药不受，皆浊阴在上，阻塞气机，几无法矣。勉与白通汤(葱白、干姜、附子。——编者注)加人尿、猪胆汁，急进以通阳泄浊。

附子、生淡姜、葱白五寸、人尿、猪胆汁。(《临证指南医案·卷四·呕吐·胃阳虚浊阴上逆》)

厥阴犯胃，则阳明空虚。仲景云：入谷则哕，与吴茱萸汤。泄肝救胃，即史书围韩救赵同旨。

吴茱萸、淡干姜、炒白芍、云茯苓、人参。(《叶氏医案存真·卷一》)

陆，二四。饱食则哕，是为胃病。两足骨骱皆痛，阳明胃脉不司束，筋骨攻痛。议转旋阳气法。

苓姜术桂汤。(《临证指南医案·卷八·腰腿足痛·足痛》)

陆，十七。食已即吐，病在胃也。用辛以通阳，苦以清降。

半夏、川连、厚朴、茯苓、姜汁。(《临证指南医案·卷四·呕吐·胃阳虚浊阴上逆》)

某，五二。诊脉左弦右弱，食粥脘中有声，气冲涌吐。此肝木乘胃，生阳已薄，皆情怀不适所致。大半夏汤（半夏、人参、白蜜。——编者注）。(《临证指南医案·卷四·呕吐·胃阳虚浊阴上逆》)

某。上燥治气，下燥治血，此为定评。今阳明胃腑之虚，因久病呕逆，投以辛耗破气，津液劫伤，胃气不主下行，致肠中传送失司。经云：六腑以通为补。半月小效，全在一通补工夫，岂徒理燥而已。议甘寒清补胃阴。

鲜生地、天冬、人参、甜梨肉、生白蜜。(《临证指南医案·卷五·燥·胃阴虚》)

某。中焦火衰，食下不运，作酸呕出。

炒黄干姜一钱、川椒炒三分、半夏炒一钱、茯苓块三钱、炒饴糖四钱。(《临证指南医案·卷四·呕吐·中阳虚》)

某氏。脉微肢冷，呕吐清水，食不下化，带下，脊髀酸软。阳气素虚，产后奇脉不固。急扶其阳，用附子理中汤。

附子、人参、生白术、炮姜、炙草。

又，暖胃阳以劫水湿，带下自缓。

照前方加胡芦巴。

又，脉象稍和，已得理中之效。议用养营法。

养营去远志、黄芪、五味。即作丸方。(《临证指南医案·卷四·呕吐·中阳虚》)

气血寒凉太过，脾胃伤则呕涩，议用异功散（人参、茯苓、白术、甘草、陈皮。——编者注）。(《眉寿堂方案选存·卷下·痘科》)

王，六二。平昔温补相投，是阳不足之体。闻患痢两月，不忌食物，脾胃滞壅，今加呕恶。夫六腑宜通，治痢之法，非通即涩。肛肠结闭，阳虚者以温药通之。

熟附子、制大黄、厚朴、木香、茯苓皮。(《临证指南医案·卷七·痢·阳虚气滞》)

王。诊脉右濡左弦，舌白不饥，瘀血上吐下泻。胃阳大伤，药饵下咽则涌。前医用大半夏汤不应，询知所吐皆系酸水痰沫，议以理阳方法。

人参、茯苓、川椒、干姜。(《临证指南医案·卷四·呕吐·胃阳虚浊阴上逆》)

吴，五五。酒客湿胜，变痰化火，性不喜甜，热聚胃口犯肺，气逆吐食。上中湿热，主以淡渗，佐以苦温。

大杏仁、金石斛、飞滑石、紫厚朴、活水芦根。(《临证指南医案·卷五·湿·湿阻上焦肺不肃降》)

饮逆，呕恶。

半夏、干姜、茯苓。(《未刻本叶天士医案·方案》)

张。呕吐，胀闷，虚中气滞。

人参、茯苓、砂仁。(《临证指南医案·卷四·呕吐·中阳虚》)

周，三一。蓐劳。下元先空，咳音不转，必致呕吐，是冲脉虚，气逆上攻，熏蒸肺脏。延及不饥减食，腹痛便溏，乃清内热泄肺医嗽之误。

炒当归、生白芍、炙草、南枣肉。(《种福堂公选医案·产后蓐劳》)

◆腹痛

叶桂门人邵新甫根据叶氏诊治腹痛经验总结说，腹处乎中，痛因非一。须知其无形及有形之为患，而主治之机宜，已先得其要矣。所谓无形为患者，如寒凝火郁，气阻营虚，及夏秋暑湿痧秽之类是也。所谓有形为患者，如蓄血、食滞、癥瘕、蛔蛕、内疝，及平喜偏好成积之类是也。审其痛势之高下，辨其色脉之衰旺，细究其因，确从何起。大都在脏者以肝脾肾为主，在腑者以肠胃为先。夫脏有贼克之情，非比腑病而以通为用也。此通字，勿执攻下之谓。古之建中汤、理中汤、三物厚朴汤及厚朴温中汤，各具至理。考先生用古，若通阳而泄浊者，如吴茱萸汤及四逆汤法。清火而泄郁者，如左金丸及金铃散法。开通气分者，如四七汤及五磨饮法。宣攻营络者，如穿山甲、桃仁、归须、韭根之剂及下瘀血汤法。缓而和者，如芍甘汤加减及甘麦大枣汤法。柔而通者，如苁蓉、柏子、肉桂、当归之剂及复脉加减法。至于食滞消之，蛔扰安之，癥瘕理之，内疝平之，痧秽之候，以芳香解之，偏积之类，究其原而治之，是皆先生化裁之法也。若夫疡科内痈，妇科四症，兼患是病者，更于各门兼参其法而用之，则无遗蕴矣。(《临证指南医案·卷八·腹痛》)

东山，六十。血痹气滞，腹中不和，而大便燥，夏季以柔和辛润，交霜降土旺之运，连次腹痛，目眦变黄。此非黄疸，是湿热瘀留阻壅乃尔。

炒桃仁、郁李仁、茺蔚子、冬葵子、菠菜叶。(《叶氏医案存真·卷三》)

王，廿。脉右虚，左虚弦数。腹痛两月，胸痹咽阻，冷汗，周身刺痛，寒栗。此属内损，有经闭成劳之事。

桂枝汤加茯苓。

又，照前方加当归、肉桂。

又，内损，情怀少畅，非偏寒偏热可以攻病。方中温养气血，以便条达，非因寒投热之谓。开怀安养为宜，勿徒恃药。继此可进养营法。

归桂枝去姜，加茯苓。(《临证指南医案·卷九·调经·郁损营阴》)

◆腹胀

瘅胀陡然吐血，血后胀亦不减，此肝冲逆阳明胃腑受困，乃虚之实候也，难治。

青皮、香附、鸡肫皮、茯苓、大麦芽、香橼皮。(《未刻本叶天士医案·方案》)

瘅胀腹皮反热，下体怯冷，是阴盛格阳之象，饮必沸汤，稍温则腹中不适矣，大小便不利，正属阳气不得通行之义，阴邪弥满之势，症非轻小，其勿忽视。

泡淡川附子五钱、泡淡生干姜一钱五分，公猪胆汁一个冲入调服。(《未刻本叶天士医案·方案》)

荡口，四十六。面黄白削瘦无神，腹大脐突，足冷肿重，自言如著囊沙。曾经用药攻下，下必伤阴，而胀满不减，乃浊阴锢闭，阳伤见症。病在不治之条，但用药究宜温热，以冀通阳泄浊。

生川附、椒目、炒干姜、炒小茴、车前子。(《叶氏医案存真·卷三》)

某。腹中胀满，当通火腑。

更衣丸（朱砂五钱、芦荟七钱，好酒和丸。——编者注）一钱六分。(《临证指南医案·卷四·便闭·火腑不通》)

钱。食入腹胀，已五十日，且痛必有形攻动，头中微痛。夫痞满属气，痛因气滞，二便既通，其滞未必在乎肠胃。从太阴脾阳伤，以辛温开泄主之。

桂枝、生白芍、淡干姜、厚朴。

又，照方去白芍，加生益智仁、茯苓。(《临证指南医案·卷三·肿胀·脾阳虚》)

肾阳虚则乏纳气之权，浊阴凝痞，少腹渐觉有形为胀。脾阳虚则健运失司，食少易滞。受病既属内伤，固以理脏真为最要。益火暖土，使中下之阳得安，迄今图治。至冬至一阳来复，必获全效。

川椒、附子、白芍、茯苓、甘草。(《叶氏医案存真·卷三》)

汪介臣。鼻冷涕泪，腹胀仍空，形色衰夺，脉微而涩。阳气已惫，浊阴日聚，为胀满不食，危期至速，勉议通阳方法。

人参、茯苓、淡附子、淡干姜。(《叶氏医案存真·卷三》)

徐，三九。攻痞变成瘅胀，脾阳伤极，难治之症。

生白术、熟附子、茯苓、厚朴、生干姜。(《临证指南医案·卷三·肿胀·脾阳虚》)

◆便溏

便溏，下血，议用理中法。阴弱失守，阳升牙宣。

大补阴汤（黄柏、知母、熟地、龟板、猪脊髓。——编者注）。(《未刻本叶天士医案·保元方案》)

劳伤阳气，神倦，便溏。

人参、于潜术、茯苓、附子、干姜。(《未刻本叶天士医案·保元方案》)

某，二十。色白，脉软，体质阳薄。入春汗泄，神力疲倦，大便溏泄不爽。皆脾阳困顿，不克胜举，无以鼓动生生阳气耳。刻下姑与和中为先。

益智仁八分、广皮一钱、姜灰七分、茯苓三钱、生谷芽三钱。(《临证指南医案·卷六·泄泻·脾阳虚》)

某。脉数，形疲，咳，经闭半年，已经食减，便溏，浮肿。无清漱通经之理，扶持中土，望其加谷。

四君子汤。(《临证指南医案·卷九·调经·脾胃阳虚》)

倪，六七。阳伤湿聚，便溏足肿。

粗桂枝、生白术、木防己、茯苓、泽泻。

又，脉紧，足肿便溏。阳微湿聚，气不流畅，怕成瘅胀。

照前方加茵陈。

又，晨泄肢肿。

生白术、桂枝木、淡附子、茯苓、泽泻。(《临证指南医案·卷六·泄泻·寒湿》)

王，淮安，廿九岁。平昔好饮，脾气已伤，醉后便溏不实。夫酒性湿而动血，聚湿必伤脾胃之阳，三年失血，食大减少，恶酒如仇，全是脾胃受困。世俗医者，见血见嗽，以滋降清肺治法，滋必滞腻，理嗽清寒，此中阳久困不苏，堕入劳损矣。

异功散（人参、茯苓、白术、甘草、陈皮。——编者注）。(《叶天士晚年方案真本·杂症》)

阳浮气逆便溏，下焦阳伤矣。

茯苓、附子、白芍、干姜、白术。(《未刻本叶天士医案·方案》)

姚，曹家巷，四十四岁。心腹如焚，肌腠寒冷，知饥不甘纳食，大便久溏，此属劳怯。医案见嗽，清肺清热，损者愈损，未必用药能除病。

黄精、白及、米仁、炙草。(《叶天士晚年方案真本·杂症》)

阴亏咽痛，便溏。

滋肾丸（黄柏、知母、肉桂。——编者注）。(《未刻本叶天士医案·保元方案》)

周，五五。久嗽四年，后失血，乃久积劳伤。酒肉不忌，湿郁脾阳为胀。问小溲仅通，大便仍溏。浊阴乘阳，午后夜分尤剧。

生于术、熟附子。(《临证指南医案·卷三·肿胀·脾阳虚》)

◆泄泻

叶桂门人蒋式玉根据叶氏诊治泄泻经验总结说，泄泻，注下症也。《经》云：湿多成五泄，曰飧，曰溏，曰鹜，曰濡，曰滑。飧泄之完谷不化，湿兼风也；溏泄之肠垢污积，湿兼热也；鹜溏之澄清溺白，湿兼寒也；濡泄之身重软弱，湿自胜也；滑泄之久下不能禁固，湿胜气脱也。是以胃风汤治有血之飧泄，清六丸疗肠垢之热溏；鹜溏便清溺白，中有硬物，选用理中治中；滑泄脉微气脱，洞下不禁，急投四柱、六柱饮；惟濡泄有虚有实，或以胃苓，或以术附。至于脾泄、胃泄、肾泄、大肠泄、小肠泄、大瘕泄、痰泄、郁泄、伤酒伤食泄，古方古法，条载甚详。其急则治标，必使因时随症，理固然也；及其缓则治本，惟知燥脾渗湿，义有未尽者乎？盖脾同坤土，本至静之体，而有乾健之用，生万物而役于万物，从水从火，为寒为热。历观协热下利者，十不得一二；从水之寒泄者，十常八九焉：言当然者，主治在脾。推所以然者，必求之水火。因思人身水火，犹权衡也，一胜则一负。火胜则水负，水胜则火负。五泄多湿，湿水同气，水之盛，则火之衰也。于是推少阳为三阳之枢，相火寄焉，风火扇胃，而热腐五谷。少阴为三阴之枢，龙火寓焉，熏蒸脏腑，而转输糟粕。胃之纳，脾之输，皆火之运也。然非雷藏龙驯，何能无燥无湿？势有冒明燎上之眚。如果土莫水安，从此不泛不滥，定无清气在下之患矣。吾故曰：五泄之治，平水火者清其源，崇堤土者塞其流耳。今观叶氏诊记，配合气味，妙在清新，纵横治术，不离规矩。依然下者升，滑者固，寒者温，热者清，脉弦治风，脉濡渗湿。总之长于辨症立方，因而投剂自能辄效。所谓读古而不泥于古，采方而不执于方，化裁之妙，人所难能者。余友吴子翼文，昔在叶氏门墙，曾言先生洞达人情，谙练时务，使之应世，一人杰也。以故小道居此盛名，又闻其应酬之暇，好读两汉，出辞自必高古。惜乎著作长案，不能一见，令人叹息不忘耳。(《临证指南医案·卷六·泄泻》)

顾。得汤饮，腹中漉漉，自利稀水。平昔酒客留湿，湿胜内蕴，肠胃不爽，凝积。东垣清暑益气，亦为湿热伤气而设。但脾胃久病，仍能纳食，当苦味坚阴，芳香理脾。

生茅术四两、炒黑黄柏二两、炒黑地榆二两、猪苓一两半、泽泻一两半。

水法丸，服三钱。(《临证指南医案·卷七·痢·湿热》)

顾。脾肾瘕泄，腹膨肢肿。久病大虚，议通补中下之阳。

人参、川熟附、茯苓、泽泻、炒黄干姜。(《临证指南医案·卷六·泄泻·脾肾阳虚》)

劳复，虚寒泄下，加以绝谷胃损，络血洞下，昏乱无神。脉诊三五参差，阴阳已属脱根，恐坏于子丑二时，真气不相维续。勉用大封固一法。

人参、熟附子、生芪、五味子、于术。(《叶氏医案存真·卷一》)

李氏。脉沉，形寒，腰髀牵强，腹鸣，有形上下攻触，每晨必泻，经水百日一至。仿仲景意。

茯苓、炮淡干姜、生于术、肉桂。(《临证指南医案·卷六·泄泻·脾胃阳虚》)

刘，山西，泄泻二年，食物不减。胃气未损，脾阳已弱，水湿阴浊不易输运。必须慎口，勿用寒滑厚味，议用暖中佐运法。

生茅术、生于术、炒香菟丝子、茯苓。(《种福堂公选医案·泄泻》)

脉沉而微，沉为里寒，微为无阳。舌白似粉，泻起口渴。身体卧著，其痛甚厉。交夏阴气在内，其病日加。寅辰少阳升动，少缓。少腹至阴部位，浊阴凝聚，是为疝瘕。若读书明理之医，凡阴邪盘踞，必以阳药通之，归、地列于四物汤，护持血液。虽佐热剂，反与阴邪树帜。当以纯刚药，直走浊阴凝结之处。调摄非片言可尽也。川附子、黑川乌、吴茱萸、干姜、猪胆汁。

再诊。阴寒盘踞少腹，非纯阳刚剂直入坚冰之地，阴凝不解。此如亚夫之师从天而降也。医易肾气汤，阴多阳少，立见病加，反至不食，药不对症。仿通脉四逆汤(四逆汤加葱白。——编者注)法。

附子、干姜、猪胆汁。(《叶天士医案》)

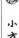

脉涩，下利，少腹啾唧，此阳微积着使然，法当温通。

焦术、菟丝饼、肉桂心、胡芦巴、沉香汁。(《未刻本叶天士医案·保元方案》)

脉微，下利厥逆，烦躁，面赤戴阳，显然少阴症，格阳于上也。用白通去猪胆汁，以胆汁亦损真阳也。

泡生附子、干姜、葱白，煎好冲入人尿一杯。(《叶氏医案存真·卷二》)

某，三三。酒湿内聚痰饮，余湿下注五泄。常用一味茅术丸。

炒半夏、茯苓、苡仁、刺蒺藜、新会皮。(《临证指南医案·卷六·泄泻·湿热》)

某。背部牵掣入胁。晨泻。苓桂术甘去甘，加鹿角、姜、枣。(《临证指南医案·卷六·泄泻·脾肾阳虚》)

某。久泻，脉虚。

人参、五味、禹余粮石。(《临证指南医案·卷六·泄泻·脾肾阳虚》)

潘。入夜咽干欲呕，食纳腹痛即泻。此胃口大伤，阴火内风劫烁津液。当以肝胃同治，用酸甘化阴方。

人参一钱半、焦白芍三钱、诃子皮七分、炙草五分、陈仓米三钱。

又，去陈米，加南枣一枚。

又，咽干不喜汤饮，腹鸣溺浊。五液消烁，虚风内风扰于肠胃。

人参、木瓜、焦白芍、赤石脂、炙草。(《临证指南医案·卷六·泄泻·肝犯胃》)

湿阻，下利腹痛。

厚朴、广皮、香附、藿香、茯苓。(《未刻本叶天士医案·保元方案》)

时序湿热，与水谷内因之湿互异，况舌白下利，中阳已弱。脉缓，干呕而烦。夏暑最怕发痉昏厥，议通中焦之阳以驱湿。

杏仁、半夏、猪苓、茯苓、姜汁。(《眉寿堂方案选存·卷上·暑》)

田，三八。久矣晨泄腹痛，近日有红积，此属肾虚。

补骨脂、大茴香、五味、茯苓、生菟丝。(《临证指南医案·卷七·便血·肾阳虚》)

王，四五。阳结于上，阴泄于下，晨泄多因肾虚，阴伤及阳，胃口自愈。舌畏辛辣，不受桂附之猛烈。虚肿虚胀，先宜固剂。

人参、禹余粮、赤石脂、五味子、砂仁末。(《种福堂公选医案·泄泻》)

王，五十。久痢久泻为肾病，下泻久而阴伤气坠。四神丸(补骨脂、五味、肉果、吴萸。——编者注)治脾肾晨泄，辛温香燥皆刚，佐入五味酸柔，不过稍制其雄烈。此肛坠尻酸，乃肾液内少而气陷矣。腥油肉食须忌。

熟地、禹余粮石、五味子。(《临证指南医案·卷七·痢·脾肾兼虚》)

徐，五九。晨泄病在肾。少腹有瘕，亦是阴邪。若食荤腥浓味，病即顿发，乃阳气积衰。议用四神丸。(《临证指南医案·卷六·泄泻·脾肾阳虚》)

颜。病已半年，夜寐易醒，汗泄，自觉元海震动，腹鸣晨泻。年岁望六，不仅经营烦劳伤阳，肾真亦渐散越，仍议固下一法。

人参、赤石脂、禹余粮、五味子、泡淡干姜。(《种福堂公选医案·泄泻》)

余。形神衰弱，瘕泄纯白，而痛疡疳蚀未罢，气喘痰升，总是损极。今胃虚纳减，倘内风掀动，惊厥立至，孰不知因虚变病也。

人参、炒粳米、茯神、炒广皮、炒荷叶蒂。(《临证指南医案·卷十·吐泻·胃阳虚》)

脏阴久耗，素多郁悖，厥阳化风，内燔扰土，为泄为热，宜用甘缓化风法。

炒焦白芍药、炙黑甘草片。(《未刻本叶天士医案·保元方案》)

张，五一。晨泄痢血属肾病，无痛坠等因。用黑地黄丸(苍术、熟地、五味、干姜。——编者注)。(《临证指南医案·卷七·痢·久痢伤肾下焦不摄》)

张姬。腹鸣膜胀，清晨瘕泄。先以熄风安脾胃方。

人参、茯苓、木瓜、炒乌梅、炒菟丝子。

又，泄肝醒胃方。

吴萸、生白芍、炒乌梅、人参、茯苓。(《临证指南医案·卷六·泄泻·肝犯脾胃》)

周,塘栖,二十五岁。湿是阴邪,肤腠中气升,瘕结病起,大便自泻,从太阴治。生白术、淡熟小附子、细川桂枝尖、茯苓块。(《叶天士晚年方案真本·杂症》)

◆便秘

叶桂门人华岫云根据叶氏诊治便秘经验总结说,便闭症,当与肠痹、淋浊门兼参。其大便不通,有血液枯燥者,则用养血润燥。若血燥风生,则用辛甘熄风,或咸苦入阴。故三才、五仁、通幽、虎潜等法,所必用者也。若血液燥则气亦滞,致气血结痹,又当于养阴润燥中加行气活血之品。若火腑秘结,宜苦滑重镇者,用更衣丸以通之。若老人阳衰风闭,用半硫丸温润以通之。腑阳不行,则用玉壶丹。阳窒阴凝,清浊混淆痞胀,用来复丹。若郁热阻气,则用苦寒泄热,辛以开郁,或用三焦通法。若湿热伤气,阻遏经腑,则理肺气以开降之,此治大便之闭也……若大便闭而小便通调者,或二肠气滞,或津液不流,燥症居多。……大便燥结,本有承气汤、更衣等丸下之,外用猪胆蜜煎润之,可谓无遗蕴矣。然竟有效有不效者,盖因燥粪未尝不至肛门,奈肛门如钱大,燥粪如拳大,纵使竭力努挣,而终不肯出,下既不得出,则上不能食而告危矣。余友教人先以胆汁或蜜煎导之,俟粪既至肛门,令病者亲手以中指染油,探入肛门内,将燥粪渐渐挖碎而出,中指须要有指甲者为妙。竟有大便一次,燥粪挖作百余块而出者。据云此法辗转授人,已救四五十人矣。若患此证者,切勿嫌秽而弃之。(《临证指南医案·卷四·便闭·血液枯燥》)

叶桂门人华玉堂也总结说,肠痹本与便闭同类,今另分一门者,欲人知腑病治脏,下病治上之法也。盖肠痹之便闭,较之燥屎坚结,欲便不通者稍缓,故先生但开降上焦肺气,上窍开泄,下窍自通矣。若燥屎坚闭,则有三承气、润肠丸、通幽汤及温脾汤之类主之。然余谓便闭之症,伤寒门中当急下之条无几,余皆感六淫之邪,病后而成者为多。斯时胃气未复,元气已虚,若遽用下药,于理难进,莫若外治之法为稳,用蜜煎导法。设不通爽,虚者间二三日再导。余见有渐导渐去燥粪五六枚,或七八

枚，直至二旬以外第七次，导去六十余枚而愈者，此所谓下不嫌迟也，学者不可忽诸。(《临证指南医案·卷四·肠痹》)

顾。气闭久则气结，不饥，不食，不大便。

川贝母、白蔻仁、郁金、杏仁、金银花、绿豆壳。

又，气结必化热，乃无形之病，故徒补无益。

鲜省头草、川斛、甜杏仁、川贝母、麻仁。(《临证指南医案·卷四·痞·痰热内闭》)

李，三四。能食知味，食已，逾时乃胀，小便不利，气坠愈不肯出，大便四日一通。治在小肠火腑。先用滋肾丸，每早服三钱，淡盐汤送。(《临证指南医案·卷四·便闭·火腑不通》)

脉沉右小，左虚大，脐上有动气，膜胀不嗜食，艰于大便。此中气大虚，肝气内变，忌用攻伐消导，宜泄肝和胃。

茯苓、益智仁、郁金、谷芽、乌梅。(《叶氏医案存真·卷三》)

倪。疝瘕结聚少腹，大便闭阻，小溲短涩，舌白渴饮，不能纳谷。无对症方药，姑与滋肾丸(黄柏、知母、肉桂。——编者注)，尝服十粒，十服。(《临证指南医案·卷八·疝·久疝湿热郁》)

疝后肢冷汗泄，浊阴上干，阳乃伤矣。是以妨食脘闷，大便不行，从火虚治。

半硫丸(半夏、硫黄。——编者注)。(《未刻本叶天士医案·保元方案》)

沈，东山，二十九岁。食入吐，久不化，胃中无阳，浊气逆攻，不贯注入肠，大便坚痹。

用半硫丸(半夏、硫黄。——编者注)钱半。(《叶天士晚年方案真本·杂症》)

沈，三十四岁。六腑阳气不行，浊凝便艰，浊结则痛，半硫丸，热药中最滑，入肠泄浊，阴沉滞，胃阳当未醒复，薄味相宜。

炒生川附、生淡干姜。

葱白汁泛丸。(《叶天士晚年方案真本·杂症》)

吴。有年二气自虚，长夏大气发泄，肝风鸱张，见症类中。投剂以来，诸恙皆减，所嫌旬日犹未更衣，仍是老人风秘。阅古人书，以半硫丸为首方，今当采取用之。

半硫丸一钱，开水送，三服。(《临证指南医案·卷四·便闭·虚风便闭》)

吴妪。脉右如昨，左略小动，肝风震动，里气大燥。更议镇重苦滑，以通火腑。逾六时，便通浊行，亦肝喜疏泄之一助。

更衣丸(朱砂五钱、芦荟七钱，好酒和丸。——编者注)一钱五分。(《临证指南医案·卷四·便闭·火腑不通》)

席，东山，五十岁。血痹气滞，腹中不和，而大便燥结不润。夏季以柔药辛润，交霜降土旺，连次腹痛，目眦变黄，此非黄胆，湿热瘀留阻壅乃尔。

炒桃仁、郁李仁、茺蔚子、冬葵子、菠菜干。(《叶天士晚年方案真本·杂症》)

夏二十。食下膜胀，旬日得一更衣。肠胃皆腑，以通为用。丹溪每治肠痹，必开肺气，谓表里相应治法。

杏仁、紫菀、冬葵子、桑叶、土瓜蒌皮。

又，肠痹开肺不效，用更衣丸(朱砂五钱、芦荟七钱，好酒和丸。——编者注)三钱。(《临证指南医案·卷四·肠痹·肺气不开降》)

周，三一。减食过半，粪坚若弹丸。脾胃病，从劳伤治。

当归、麻仁、柏子仁、肉苁蓉、松子肉。(《临证指南医案·卷四·便闭·血液枯燥》)

朱。足麻偻废，大热阴伤，内郁，大便不通，由怀抱不舒病加。先用滋肾丸四钱，盐汤下，四服。(《临证指南医案·卷四·便闭·肾燥热》)

◆痢疾

叶桂门人邵新甫根据叶氏诊治痢疾经验总结说，痢症，古名滞下，惟夏秋暑湿夹积者居多，其次则风淫火迫寒侵也。推之燥气，独不为患。考前法，悉有定例，不必再述。至于暑者，有阴暑阳暑之源，其邪必兼乎湿。夫阴暑由于人之阳气先亏，加以贪凉喜冷，郁折生阳，故主于温。阳暑由于天之热伏，阻气化浊，则重于清。而医之下手工夫，于此须细心认定。但邪之来也，似水之流，脏腑间一有罅隙，则乘虚而著，故有在气在血之分，伤脏伤腑之异。若表之邪郁，而气机下流不息者，喻氏论人参败毒散。里之积壅，而寒热交黏者，洁古立芍药汤。在气分，有苦辛调气与辛甘益气等法。在血分，有酸苦行血及咸柔养血诸方。若表症急，从乎三阳，有桂枝汤、葛根芩连汤、小柴胡汤。里势实，专究脾胃，有小承气汤、温脾汤。总之，治腑以三焦见症为凭，治脏以足三阴为要领。辨得虚实之情形，酌以或通或涩之法，则临症权宜，庶乎不错矣。但是症不治之条甚多。最难愈者，莫如休息痢，攻补之法非一，予亦不赘。最危险者，莫如噤口痢，却有两端。若因暑湿邪充，格拒三焦者，气机皆逆传而闭，上下之势，浑如两截。若治不得其要，则邪无出路，正立消亡。此丹溪立法最高，后世都宗其旨。先生又借用半夏泻心汤，减去守中之品，取补以运之，辛以开之，苦以降之，与病情尤为允协。所以先生之见长，是集之奥妙，每每在此。又因脾肾之阳素虚，阴邪从中而下者，先伤太阴，继伤少阴，关闸大开，痛泄无度。戊癸少化火之机，命阳无蒸变之力，此不饥不食，为呕为胀，理宜然矣。与邪多积热之候相比，绝然不同。参之仲景理中汤、肾气丸，及景岳理阴煎、胃关煎（熟地、白术、山药、扁豆、炮姜、吴萸、炙草。——编者注）等法可也。吾乡姚颐真先生，化出捷径良法，以大剂苁蓉，配人参、归、姜、附、桂、制白芍之类治之，靡不应手而愈。想苁蓉之性，温能达下，咸可利胃，质之柔润，以补阳中之阴，较地黄、阿胶尤胜。与之肠膏竭尽，络脉结涩而痛者，堪称神品。自此推广，用治甚多。若曰某方某药但治某症，不知活用，反称杜撰，则禁绝后人灵活之心，无从施发矣。（《临证指南医案·卷七·痢》）

姜，五八。痢已八月，久痢自必伤肾，下失收纳。据述泄气粪通稍爽，非寒腻固涩所宜，用景岳理阴煎（熟地、当归、炙甘草、干姜，或加肉桂。——编者注）。（《种福堂公选医案·痢》）

久痢肛坠，诊脉左坚沉，温剂不受，阴伤不司收纳，前用桃花汤（赤石脂、干姜、粳米。——编者注）少减，当与甘酸柔缓。

人参、炙甘草、熟地炭、柿饼炭、五味子。（《叶氏医案存真·卷一》）

李，五十。自痢五六年，即周身痛痹。盖肠胃病，致经络筋骨藩篱疏撤，阳失卫。药难效灵，书此代煎。

冬于术、苁蓉、熟附子。

河水煎。(《临证指南医案·卷七·痢·久痢伤肾下焦不摄》)

陆，二六。腹满自痢，脉来濡小，病在太阴。况小便清长，非腑病湿热之比。法当温之。

生于术、附子、茯苓、厚朴、干姜。(《临证指南医案·卷七·痢·阳虚》)

吴，四九。治痢大法，无过通塞二义。夏秋湿热固多，初痢不痛，已非湿热。色滞者，肠中陈腐也。至今痛而痢，痢后复痛，按之痛减属虚。小雪不愈，阳不来复。久痢治肾，然非滋腻。

先用苓姜术桂汤。(《临证指南医案·卷七·痢·久痢伤肾下焦不摄》)

许，二四。痢疾一年，已浮肿溺涩，古称久痢必伤肾。月前用理阴煎(熟地、当归、炙甘草、干姜，或加肉桂。——编者注)不应。询及食粥吞酸，色瘁，脉濡，中焦之阳日惫，水谷之湿不运。仍辛温以苏脾阳，佐以分利。

用胃苓汤(平胃散合五苓散。——编者注)，去甘草加益智。(《临证指南医案·卷七·痢·阳虚》)

张，桐桥，五十二岁。久痢三年。

理阴煎(熟地、当归、炙甘草、干姜，或加肉桂。——编者注)。(《叶天士晚年方案真本·杂症》)

周，四六。痢久必伤肾阴，八脉不固。肠腻自滑而下。但执健脾无用，病不在中，纳谷运迟，下焦坎阳亦衰。用三神丸。

五味子、补骨脂、肉果。(《临证指南医案·卷七·痢·久痢伤肾下焦不摄》)

周，五十。痢后气坠，都主阴伤。但嗔怒不已，木犯土，致病留连。摄阴之中，聊佐和肝。

熟地、茯苓、炒山楂、炒乌梅、木瓜。(《临证指南医案·卷七·痢·痢伤阴液》)

◆大便不爽

倪，二十。腹软膨，便不爽，腑阳不行。

生益智、茯苓、生谷芽、广皮、砂仁壳、厚朴。

又，六腑不通爽，凡浊味食物宜忌。

鸡肫皮、麦芽、山楂、砂仁、陈香橼。

又，脉沉小缓，早食难化，晚食夜胀，大便不爽。此腑阳久伤，不司流行，必以温药疏通，忌食闭气黏荤。

生白术、附子、厚朴、草果、茯苓、广皮白、槟榔汁。（《临证指南医案·卷三·肿胀·脾胃阳虚》）

◆噎膈

叶桂门人邹滋九根据叶氏诊治噎膈经验总结说，《经》云：三阳结谓之膈。又云：一阳发病，其传为膈。仲景云：朝食暮吐，暮食朝吐，宿谷不化，名曰反胃。丹溪谓：噎膈反胃，名虽不同，病出一体，多因气血两虚而成。然历观噎膈、反胃之因，实有不同。大抵饮食之际，气急阻塞，饮食原可下咽，如有物梗塞之状者，名曰噎。心下格拒，饥不能食，或直到喉间，不能下咽者，名曰膈。食下良久复出，或隔宿吐出者，名曰反胃。夫噎膈一症，多因喜、怒、悲、忧、恐五志过极，或纵情嗜欲，或恣意酒食，以致阳气内结，阴血内枯而成。治宜调养心脾，以舒结气，填精益血，以滋枯燥。夫反胃乃胃中无阳，不能容受食物，命门火衰，不能熏蒸脾土，以致饮食入胃，不能运化，而为朝食暮吐，暮食朝吐。治宜益火之源，以消阴翳，补土通阳，以温脾胃。故先生于噎膈反胃，各为立法以治之。其阳结于上，阴亏于下，而为噎膈者，用通阳开痞，通补胃腑，以及进退黄连、附子泻心诸法，上热下寒为治。其肝阴胃汁枯槁，及烦劳阳亢，肺胃津液枯而成噎膈者，用酸甘济阴，及润燥清燥为主。其液亏气滞，及阳衰血瘀而成噎膈者，用理气逐瘀，兼通血络为主。其胃阳虚而为噎膈反胃，及忧郁痰阻而成者，用通补胃腑，辛热开浊，以及苦降辛通，佐以利痰清膈为主。其肝郁气逆而为噎膈者，两通厥阴阳明为治。其酒热郁伤肺胃，气不降而为噎膈者，用轻剂清降，及苦辛寒开肺为主。而先生于噎膈反胃治法，可谓无遗蕴矣。张景岳云：治噎膈大法，当以脾肾为主。其理甚通，当宗之。又有饮膈、热膈，及忧、气、恚、食、寒之膈，其主治各载本门，兹不复赘。(《临证指南医案·卷四·噎膈反胃》)

叶桂门人姚亦陶也总结说，是证(指噎膈。——编者注)每因血枯气衰致此，凡香燥消涩之药，久在禁内。案中虽有一二仿用辛热，而亦必谛审其为阳微浊踞者。其余或苦辛泄滞而兼润养，或酸化液而直滋清，或郁闷于气分而推扬谷气，或劳伤于血分而宣通瘀浊，总以调化机关，和润血脉为主。阳气结于上，阴液衰于下二语，实为证之确切论也。(《临证指南医案·卷四·噎膈反胃》)

毕，五四。夏间诊视，曾说难愈之疴，然此病乃积劳伤阳，年岁未老，精神已竭，古称噎膈反胃，都因阴枯而阳结也。秋分后复诊，两脉生气日索，交早咽燥，昼日溺少。五液告涸，难任刚燥阳药，是病谅非医药能愈。

大半夏汤(半夏、人参、白蜜。——编者注)加黄连、姜汁。(《临证指南医案·卷四·噎膈反胃·阳结于上阴衰于下关格》)

脉细，食下格拒，宜理阳明。

小半夏汤(半夏、生姜。——编者注)。(《未刻本叶天士医案·保元方案》)

脉弦涩，阴液渐次枯槁，清阳势欲上结，脘膈不利。咽喉如梗，乃噎格之象，切勿动怒。

枇杷叶、半夏、姜汁。(《未刻本叶天士医案·保元方案》)

某。脉涩左大，食入为噎，是属液亏。先宜理气，后用润剂。

半夏、云茯苓、枇杷叶、枳实、竹沥。(《临证指南医案·卷四·噎膈反胃·液亏气滞》)

某。忧思郁结，凝痰阻碍，已属噎塞之象。当怡情善调。

炒半夏一钱半、茯苓五钱、秫米三钱、枳实一钱炒、姜汁三小匙，冲。(《临证指南医案·卷四·噎膈反胃·忧郁痰阻》)

偶，关上，五十九岁。瘦人液枯，烦劳动阳，气逆冲气，渐如噎膈衰老之象，安闲可久。

枇杷叶、杜苏子、柏子仁、火麻仁、炒桃仁。(《叶天士晚年方案真

本·杂症》)

食下拒纳，完谷少运。

吴茱萸、淡川附、干姜、茯苓。(《未刻本叶天士医案·保元方案》)

噎格难治。

半夏、茯苓、生姜汁。(《未刻本叶天士医案·方案》)

周，六十岁。气血已衰，噎膈反胃，每每中年以后。盖操家劳瘁，必伤心脾之营，营液日枯，清气日结，而食管渐渐窄隘，郁久痰涎内聚，食入涎沫迎涌，而致反胃，此乃气分之结。萸、地、枸杞，滋养肝肾，胃先觉其腻滞，焉得肝肾有益。

大半夏汤（半夏、人参、白蜜。——编者注）。(《叶天士晚年方案真本·杂症》)

## 五、肝胆病

叶桂门人华岫云根据叶氏诊治肝病经验总结说，肝为风木之脏，又为将军之官，其性急而动，故肝脏之病，较之他脏为多，而于妇女尤甚。肝病必犯土，是侮其所胜也，本脏现症。仲景云："厥阴之为病，消渴，气上撞心，心中疼热，饥而不欲食，食则吐蛔，下之利不止。"又《内经》所载肝病，难以尽述。大凡其脉必弦，胁或胀或疼，偏寒偏热，先厥后热。若一犯胃，则恶心干呕，脘痛不食，吐酸水涎沫．克脾则腹胀，便或溏，或不爽，肢冷肌麻。案中治法，有阴阳虚实之殊，略举而叙述之。若肝阴胃阴未亏，肝阳亢逆犯胃，先生立法用药则远柔用刚，泄肝如吴萸、椒、桂，通胃如半夏、姜汁、姜、附，加益智、枳、朴等，则兼运脾阳。中虚必加人参，故大半夏汤、附子粳米汤、进退黄连汤、泻心法、治中法、温胆等汤是也。若肝阴胃汁已虚，木火炽盛，风阳扰胃，用药忌刚用柔，养肝则阿胶、生地、白芍、麻仁、木瓜，养胃则人参、麦冬、知母、粳米、秫米等是也。至于平治之法则刚柔寒热兼用，乌梅丸、安胃丸、逍遥散。若四君、六君、异功、戊己，则必加泄肝之品。用桑叶、丹皮者，先生云："桑叶轻清，清泄少阳之气热；丹皮苦辛，清泄肝胆之血热。"用金铃子散者，川楝苦寒，直泄肝阳；延胡专理气滞血涩之痛。此皆案中之纲领也。余另分此一门者，因呕吐不食，胁胀脘痞等恙，恐医者但认为脾胃之病，不知实由肝邪所致，故特为揭出，以醒后人之目耳。且世人但知风、劳、臌、膈为四大重症，不知土败木贼，肝气日横，脾胃日败，延至不救者多矣，可不究心于此哉。(《临证指南医案·卷三·木乘土》)

叶桂门人华岫云也总结说，肝者将军之官，相火内寄，得真水以涵濡，真气以制伏，木火遂生生之机，本无是症之名也。盖因情志不舒则生郁，言语不投则生嗔，谋虑过度则自竭。斯罢极之本，从中变火，攻冲激烈，升之不熄为风阳，抑而不透为郁气。脘胁胀闷，眩晕猝厥，呕逆淋闭，狂躁见红等病，由是来矣。古人虽分肝风、肝气、肝火之殊，其实是同一源。若过郁者宜辛宜凉，乘势达之为妥。过升者宜柔宜降，缓其旋扰为先。自竭者全属乎虚，当培其子母之脏。至于犯上、侮中、乘下诸累，散见各门可考。(《临证指南医案·卷六·肝火》)

◆胁痛

叶桂门人邹时乘根据叶氏诊治胁痛经验总结说，胁痛一症，多属少阳、厥阴。伤寒胁痛，皆在少阳胆经，以胁居少阳之部。杂症胁痛，皆属厥阴肝经，以肝脉布于胁肋。故仲景旋覆花汤，河间金铃子散，及先生辛温通络，甘缓理虚，温柔通补，辛泄宣瘀等法，皆治肝著胁痛之剂。可谓曲尽病情，诸法毕备矣。然其症有虚有实，有寒有热，不可概论。苟能因此扩充，再加详审，则临症自有据矣。(《临证指南医案·卷八·胁痛》)

开门桥，廿九。织梭肢体皆动，过劳则气血不流，偏倚为病，在左胁痛，失血，肝络伤，瘀发久必重。

炒桃仁、延胡索、降香末、炒丹皮、钓藤勾。(《叶氏医案存真·卷三》)

脉弦，胁痛绕脘，得饮食则缓，营气困耳，治以辛甘。

桂枝、川椒、白蜜、煨姜。(《未刻本叶天士医案·方案》)

某。右胁攻痛作胀，应时而发。是浊阴气聚成瘕，络脉病也。议温通营络。

当归三钱，小茴炒焦，一钱上，肉桂一钱，青葱管十寸。(《临证指南杨，无锡，三十一岁。胁痛失血，以柔剂缓肝之急。

桃仁<sub>炒</sub>、丹皮<sub>炒</sub>、归尾、柏子仁、钩藤。（《叶天士晚年方案真本·杂症》）

◆黄疸

叶桂门人蒋式玉根据叶氏诊治黄疸经验总结说，黄疸，身黄目黄溺黄之谓也。病以湿得之，有阴有阳，在腑在脏。阳黄之作，湿从火化，瘀热在里，胆热液泄，与胃之浊气共并，上不得越，下不得泄，熏蒸遏郁，侵于肺则身目俱黄，热流膀胱，溺色为之变赤，黄如橘子色。阳主明，治在胃。阴黄之作，湿从寒水，脾阳不能化热，胆液为湿所阻，渍于脾，浸淫肌肉，溢于皮肤，色如熏黄。阴主晦，治在脾。《伤寒》发黄，《金匮》黄疸，立名虽异，治法多同，有辨证三十五条，出治一十二方。先审黄之必发不发，在于小便之利与不利；疸之易治难治，在于口之渴与不渴。再察瘀热入胃之因，或因外并，或因内发，或因食谷，或因酗酒，或因劳色，有随经蓄血，入水黄汗。上盛者，一身尽热；下郁者，小便为难。又有表虚里虚，热除作哕，火劫致黄。知病有不一之因，故治有不紊之法。于是脉弦胁痛，少阳未罢，仍主以和；渴饮水浆，阳明化燥，急当泻热。湿在上以辛散，以风胜；湿在下以苦泄，以淡渗。如狂蓄血，势所必攻；汗后溺白，自宜投补。酒客多蕴热，先用清中，加之分利，后必顾其脾阳；女劳有秽浊，始以解毒，继之滑窍，终当峻补肾阴。表虚者实卫，里虚者建中，入水火劫，以及治逆变证，各立方论，以为后学津梁。若云寒湿在里之治，阳明篇中惟见一则，不出方论，指人以寒湿中求。盖脾本畏木而喜风燥，制水而恶寒湿。今阴黄一证，外不因于六淫，内不伤于嗜欲，惟寒惟湿，譬以卑监之土，须暴风日之阳，纯阴之病，疗以辛热无疑矣。方虽不出，法已显然，故不用多歧，恐滋人惑耳。今考诸家之说，丹溪云：不必分五疸，总是如盦酱相似。以为得治黄之扼要，殊不知是言也，以之混治阳黄，虽不中窾，不致增剧。以之治阴黄，下咽则毙，何异操刃？一言之易，遗误后人。推谦甫罗氏，具有卓识，力辨阴阳，遵伤寒寒湿之指，出茵陈四逆汤之治，继往开来，活人有术，医虽小道，功亦茂焉。喻嘉言阴黄一证，竟谓仲景方论亡失，恍若无所循从，不意其注《伤寒》，注《金匮》，辨论数千言，而独于关键处明文反为之蒙昧，虽云智者一失，亦未免会心之不远也。总之，罗氏可称勤求古训，朱氏失于小成自狃，嘉言喻氏病在好发议论而已。今观叶氏黄疸之案，寥寥数则，而于案中所云，夏秋疸病，湿热气蒸而成，其阳黄之治，了然于胸中。案中又有治黄也而有非黄之论，揣其是病，必求虚实，于是知其是病必辨阴阳。如遇阴黄，求治于先生者，决不以治阳之法治阴，而夭人长命也。苟非师仲景而藐丹溪，博览群贤之论而不陷于一偏之说者，乌能及此？名不浮于实，道之得以久行也固宜。(《临证指南医案·卷四·疸》)

沈，十九。

能食烦倦，手足汗出，目微黄，常鼻衄。夫热则消谷，水谷留湿，湿甚生热，精微不主四布，故作烦倦，久则痿黄谷疸。当与猪肚丸（白术、苦参、牡蛎、猪肚一具。——编者注），苍术换白术，重用苦参。(《临证指南医案·卷四·疸》)

◆头懵

复疟，督闷，渴饮。

鳖甲、槟榔汁。(《未刻本叶天士医案·保元方案》)

◆头胀

湿饮上阻，头胀嗽逆，以淡渗之，勿以温泄，谓其湿阻蒸热耳。

杏仁、米仁、橘红、桑叶、浙苓。(《未刻本叶天士医案·保元方案》)

◆头痛

叶桂门人邹时乘总结叶氏诊治头痛经验说，头为诸阳之会，与厥阴肝脉会于巅，诸阴寒邪不能上逆，为阳气窒塞，浊邪得以上据，厥阴风火乃能逆上作痛。故头痛一症，皆由清阳不升，火风乘虚上入所致。观先生于头痛治法，亦不外此。如阳虚浊邪阻塞，气血瘀痹而为头痛者，用虫蚁搜逐血络，宣通阳气为主。如火风变动，与暑风邪气上郁而为头痛者，用鲜荷叶、苦丁茶、蔓荆、山栀等，辛散轻清为主。如阴虚阳越而为头痛者，用仲景复脉汤，甘麦大枣法，加胶、芍、牡蛎，镇摄益虚，和阳熄风为主。如厥阳风木上触，兼内风而为头痛者，用首乌、柏仁、稆豆、甘菊、

生芍、杞子辈，熄肝风，滋肾液为主。一症而条分缕析，如此详明，可谓手法兼到者矣。(临证指南医案·卷八·头痛·胆胃伏邪》)

邵新甫也总结说，头风一症，有偏正之分。偏者主乎少阳，而风淫火郁为多。前人立法，以柴胡为要药，其补泻之间，不离于此。无如与之阴虚火浮，气升吸短者，则厥脱之萌，由是而来矣。先生则另出心裁，以桑叶、丹皮、山栀、荷叶边，轻清凉泄，使少阳郁遏之邪亦可倏然而解。倘久则伤及肝阴，参入咸凉柔镇可也。所云正者，病情不一，有气虚血虚，痰厥肾厥，阴伤阳浮，火亢邪风之不同。按经设治，自古分晰其明，兹不再述。至于肝阴久耗，内风日旋，厥阳无一息之宁，痛掣之势已极，此时岂区区汤散可解？计惟与复脉之纯甘壮水，胶黄之柔婉以熄风和阳，俾刚亢之威一时顿熄。予用之屡效如神，决不以虚谀为助。(《临证指南医案·卷一·头风》)

高年气血皆虚，新凉上受，经络不和，脑后筋掣牵痛，阴气安静，乃阳风之邪，议用清散轻剂。

新荷叶、青菊叶、连翘壳、藁本、苦丁茶。(《叶氏医案存真·卷一》)

某。高年气血皆虚，新凉上受，经脉不和。脑后筋掣牵痛，倏起倏静，乃阳风之邪。议用清散轻剂。

荷叶边、苦丁茶、蔓荆子、菊花、连翘。(《临证指南医案·卷八·头痛·风火》)

痰厥头痛。

半夏、吴萸、干姜、茯苓。(《未刻本叶天士医案·方案》)

汪，沭阳，五十四岁。居住临海，风障疠气，不比平原，人众稠密，障疠侵入脑髓骨骱，气血不和，壅遏内蒸，头面清真痹阻，经年累月，邪正混处其间，草木不能驱逐。具理而论，当以虫蚁向阳分疏通逐邪。

蜣螂、威灵仙、蜂房、川芎，火酒飞面同丸。(《叶天士晚年方案真本·杂症》)

王。始用茶调散（川芎、薄荷、荆芥、羌活、白芷、甘草、防风、细辛，为末，茶调服。——编者注）得效，今宜养血和血。

川芎、归身、白芍酒炒、白蒺藜炒、桑枝。(《临证指南医案·卷

一·头风·胃虚风阳上逆》）

◆眩晕

叶桂门人华岫云总结说，《经》云："东方生风，风生木，木生酸，酸生肝。"故肝为风木之脏，因有相火内寄，体阴用阳，其性刚，主动主升，全赖肾水以涵之，血液以濡之，肺金清肃下降之令以平之，中宫敦阜之土气以培之，则刚劲之质得为柔和之体，遂其条达畅茂之性，何病之有？倘精液有亏，肝阴不足，血燥生热，热则风阳上升，窍络阻塞，头目不清，眩晕跌仆，甚则瘛疭痉厥矣。先生治法，所谓缓肝之急以熄风，滋肾之液以驱热，如虎潜、侯氏黑散、地黄饮子、滋肾丸、复脉等方加减，是介以潜之，酸以收之，厚味以填之，或用清上实下之法。若思虑烦劳，身心过动，风阳内扰，则营热心悸，惊怖不寐，胁中动跃，治以酸枣仁汤、补心丹、枕中丹加减，清营中之热，佐以敛摄神志。若因动怒郁勃，痰、火、风交炽，则有二陈、龙荟。风木过动，必犯中宫，则呕吐不食，法用泄肝安胃，或填补阳明。其他如辛甘化风，甘酸化阴，清金平木，种种治法，未能备叙。然肝风一症，患者甚多，因古人从未以此为病名，故医家每每忽略，余不辞杜撰之咎，特为拈出，另立一门，以便后学考核云。（《临证指南医案·卷一·肝风·风阳扰胃》）

华岫云又谓，经云：诸风掉眩，皆属于肝。头为六阳之首，耳目口鼻，皆系清空之窍。所患眩晕者，非外来之邪，乃肝胆之风阳上冒耳，甚则有昏厥跌仆之虞。其症有夹痰、夹火、中虚、下虚，治胆、治胃、治肝之分。火盛者，先生用羚羊、山栀、连翘、花粉、元参、鲜生地、丹皮、桑叶，以清泄上焦窍络之热，此先从胆治也。痰多者，必理阳明，消痰如竹沥、姜汁、菖蒲、橘红、二陈汤之类。中虚则兼用人参、外台茯苓饮是也。下虚者，必从肝治，补肾滋肝，育阴潜阳，镇摄之治是也。至于天麻、钩藤、菊花之属，皆系熄风之品，可随症加入。此症之原，本之肝风，当与肝风、中风、头风门合而参之。（《临证指南医案·卷一·眩晕》）

吴，四五。诊脉芤弱，痰多眩晕。心神过劳，阳升风动，不可过饮助升。治痰须健中，熄风可缓晕。

九蒸白术、炒杞子、白蒺藜、茯苓、菊花炭。（《临证指南医案·卷杨，三七。寡居独阴，自多愁烦思郁，加以针黹，目注凝神，阳上巅为眩晕。八脉无气，自带下下冷。内风日动，痱疹麻木，常为隐现。以暖下柔剂和其阴阳，可得小效。

制首乌、三角胡麻、枸杞、甘菊花炭。

用红枣捣丸，早上服四钱。（《临证指南医案·卷九·淋带·奇脉虚》）

郑，四三。脉濡无力，唇赤舌干，微眩，不饥不饱。此天暖气泄，而烦劳再伤阳气。夫卫外之阳，内应乎胃，胃既逆，则不纳不饥矣。

炒麦冬、木瓜、乌梅肉、川斛、大麦仁。（《临证指南医案·卷四·不食·胃阴虚》）

◆中风

叶桂门人华岫云总结说，风为百病之长，故医书咸以中风列于首门。其论症，则有真中、类中、中经络、血脉、脏腑之分。其论治，则有攻风劫痰，养血润燥，补气培元之治。盖真中虽风从外来，亦由内虚，而邪得以乘虚而入，北方风气刚劲，南方风气柔和，故真中之病，南少北多。其真中之方，前人已大备，不必赘论。其类中之症，则河间立论云：因烦劳则五志过极，动火而卒中，皆因热甚生火。东垣立论，因元气不足，则邪凑之，令人僵仆卒倒如风状，是因乎气虚。而丹溪则又云，东南气温多湿，由湿生痰，痰生热，热生风，故主乎湿。三者皆辨明类中之由也，类者伪也，近代以来，医者不分真伪，每用羌、防、星、半、乌、附、细辛，以祛风豁痰，虚症实治，不啻如柄凿之殊矣。今叶氏发明内风，乃身中阳气之变动，肝为风脏，因精血衰耗，水不涵木，木少滋荣，故肝阳偏亢，内风时起，治以滋液熄风，濡养营络，补阴潜阳，如虎潜、固本、复脉之类是也。若阴阳并损，无阳则阴无以化，故以温柔濡润之通补，如地黄饮子、还少丹之类是也。更有风木过动，中土受戕，不能御其所胜，如不寐不食，卫疏汗泄，饮食变痰，治以六君、玉屏风、茯苓饮、酸枣仁汤之属，或风阳上僭，痰火阻窍，神识不清，则有至宝丹芳香宣窍，或辛凉清上痰火，法虽未备，实足以补前人之未及，至于审症之法，有身体缓纵不收，耳聋目瞀，口开眼合，撒手遗尿，失音鼾睡，此本实先拨，阴阳枢纽不交，与暴脱无异，并非外中之风，乃纯虚症也。故先生急用大剂参附以回阳，恐纯刚难受，必佐阴药，以挽回万一，若肢体拘挛，半身不遂，口眼㖞邪，舌强言謇，二便不爽，此本体先虚，风阳夹痰火壅塞，以致营卫脉络失和，治法急则先用开关，继则益气养血，佐以消痰清火，宣通经隧之药，气充血盈，脉络通利，则病可痊愈，至于风痱、风懿、风痹、瘫痪，乃风门之兼症，理亦相同，案中种种治法，余未能尽宣其理，不过略举大纲，分类叙述，以便后人观览，余门仿此。（《临证指南医案·卷一·中风·痰火阻络》）

交冬宜藏，老年下虚，二气少续，忽然右痪，舌暗，面亮戴阳，呵欠，吸气短欲呛。此非外来客邪，皆根本先怯。平昔眩晕，肝脏虚风，显然水不生木。坎中真阳内寓，必温理其下。凡阳主乎通，阴主乎摄。扶过七日，少阳生气再振，望其偏废延永。倘攻风劫痰之治，非本气自病法则。

人参、熟附、远志、茯神、鲜菖蒲捣汁冲。（《叶氏医案存真·卷三》）

某。内风，乃身中阳气之动变，甘酸之属宜之。

生地、阿胶、牡蛎、炙草、萸肉炭。（《临证指南医案·卷一·肝风·肝阴虚》）

某。阳明虚，内风动，右肢麻痹，痰多眩晕。

天麻、钩藤、半夏、茯苓、广皮。（《临证指南医案·卷一·中风·肝胃同治》）

形瘦身长，禀乎木火。肝风内动，夹火上巅，忽然眩厥跌仆。况阳举遗浊，阴分久虚，拟壮水之主，以治阳光法。

大生地、大熟地、天冬、麦冬、盐水炒川柏。（《叶氏医案存真·卷三》）

◆臌胀

汪。脉右涩左弱，面黄瘦，露筋。乃积劳忧思伤阳，浊阴起于少腹，渐至盘踞中宫，甚则妨食呕吐。皆瘅鼓胀之象大著，调治最难。欲驱阴浊，急急通阳。

干姜、附子、猪苓、泽泻、椒目。

又，通太阳之里，驱其浊阴，已得胀减呕缓。知身中真阳，向为群药大伤。议以护阳，兼以泄浊法。

人参、块茯苓、生干姜、淡附子、泽泻。

又，阴浊盘踞中土，清阳蒙闭，腹满䐜胀，气逆腹痛。皆阳气不得宣通，浊阴不能下走。拟进白通法。

生干姜、生炮附子。

冲猪胆汁。（《临证指南医案·卷三·肿胀》）

王，木渎，三十九岁。瘀血壅滞，腹大蛊鼓，有形无形之分。温通为正法，非肾气汤、丸治阴水泛滥。

桃仁、肉桂、制大黄、椒目、陈香橼二两。

煎汤泛丸。（《叶天士晚年方案真本·杂症》）

◆疟病

叶桂门人邵新甫根据叶氏诊治疟病经验总结说，诸疟由伏邪而成，非旦夕之因为患也。六淫之气，惟燥不能为害。而新凉收束，实属有关。考之圣训，独手三阳，手厥阴，却无其症名。医者当辨其六气中所伤何气，六经中病涉何经。若小柴胡专主少阳，岂能兼括也。夫温疟瘅疟，痰食瘴疠诸疟，皆有成方，予不复赘。但此症春月及冬时间有，惟夏秋暑湿为患者居多。暑必夹湿，专伤气分。第一要分别其上焦、中焦之因，暑湿二气，何者为重。若暑热重者，专究上焦肺脏清气。疟来时，必热重而寒微，唇舌必绛赤，烦渴而喜凉饮，饮多无痞满之患，其脉色自有阳胜之候。当宗桂枝白虎法，及天水散加辛凉之品为治。若湿邪重者，当议中焦脾胃阳气。疟来时，虽则热势蒸燔，舌必有黏腻之苔，渴喜暖汤，胸脘觉痞胀呕恶，其脉色自有阳气不舒之情状。当宗正气散，及二陈汤去甘草，加杏、蔻、生姜之类主之。必要阳胜于阴，而后配和阳之剂，日后方无贻累。倘症象两兼，则两法兼之可也。大凡是症，若邪气轻而正不甚虚者，寒热相等，而作止有时。邪气重而正气怯者，寒热模糊，来势必混而不分。又云：邪浅则一日一发，邪稍深则间日一发，邪最深则三日一发，古称为三阴大疟，以肝、脾、肾三脏之见症为要领。其补泻寒温，亦不离仲景治三阴之法为根蒂。可知阳经轻浅之方，治之无益也。所云移早则邪

达于阳，移晏则邪陷于阴，阴阳胜复，于此可参。若久而不已，必有他症之虞。太阴之虚浮胀满，有通补之理中法，开腑之五苓汤。少阴之痿弱成劳，有滋阴之复脉汤，温养之升奇法。厥阴之厥逆吐蛔，及邪结为疟母，有乌梅丸与鳖甲煎法。又如心经疟久，势必动及其营，则为烦渴见红之累。肺经疟久，理必伤及其津，则为胃秘肠痹之候。一则凉阴为主，一则清降为宜。然而疟之名目不一，而疟之兼症甚多，若不达权通变，而安能一一尽善。即如暑湿格拒三焦，而呕逆不纳者，宗半夏泻心法。秽浊蒙敝膻中，而清灵昧甚者，用牛黄清心丸。心阳暴脱，有龙蛎之救逆。胃虚呕呃，有旋覆代赭之成方。如表散和解，通阳补气，滋阴化营，搜邪入络，动药劫截，辛酸两和，营气并补，及阳疟之后养胃阴，阴疟之后理脾阳等法，已全备矣。汇集诸家，融通无拘，所谓用药如用兵，先生不愧良工之名也。(《临证指南医案·卷六·疟》)

程。阴气先伤，阳气独发，有瘅热无寒之虑。

鲜生地、知母、麦冬、竹叶心、滑石。(《临证指南医案·卷六·疟·瘅疟》)

凡疟久邪结，必成疟母，其邪深客于阴络，道路深远，肌肤无汗，能食不运，便溺通调，病不在府，从腹下升逆，贯及两胁腰中，推及八脉中病。理固有之，然立方无据。捉摸忆读仲景，转旋下焦痹阻例以通阳。

苓姜术桂汤。(《叶天士医案》)

复疟，脉弦数。

人参、九制首乌。

阴阳水煎，露一宿。(《未刻本叶天士医案·保元方案》)

《经》云：夏伤于暑，秋为痎疟。今时已孟冬，疟始发动。盖以邪气内藏于脏，为厥、少两阴经疟也，拟以温脏法。

厚朴、制附子、生牡蛎、炙甘草、大枣。(《叶氏医案存真·卷二》)

三疟，色黄，脉弦偏右。

草果仁、生姜、知母、乌梅。(《未刻本叶天士医案·保元方案》)

唐。未病形容先瘦，既病暮热早凉。犹然行动安舒，未必真正重病伤寒也。但八九日，病来小愈，骤食粉团腥面。当宗食谷发热，损谷则愈。

仲景未尝立方。此腹痛洞泻，食滞阻其肠胃，大腑不司变化。究其病根，论幼科体具纯阳，瘦损于病前，亦阳亢为消烁。仲景谓：瘅疟者，单热不寒。本条云：阴气孤绝，阳气独发，热灼烦冤，令人消烁肌肉。亦不设方，但云以饮食消息主之。嘉言主以甘寒生津可愈，重后天胃气耳。洞泻既频，津液更伤。苦寒多饵，热仍不已。暮夜昏谵，自言胸中格拒，腹中不和。此皆病轻药重，致阴阳二气之残惫。法当停药与谷，谅进甘酸，解其烦渴，方有斟酌。

又，鼻煤，唇裂舌腐。频与芩、连，热不肯已。此病本轻，药重于攻击，致流行之气结闭不行，郁遏不通，其热愈甚。上则不嗜饮，不纳食，小溲颇利，便必管痛。三焦皆闭，神昏瘛疭有诸。

连翘心三钱、鲜石菖蒲汁一钱半、川贝母三钱、杏仁二十粒、射干二分、淡竹叶一钱半。

又，自停狠药，日有向愈之机。胃困则痞闷不欲食，今虽未加餐，已知甘美，皆醒之渐也。童真无下虚之理，溲溺欲出，尿管必痛，良由肺津胃汁因苦辛燥热烈气味劫夺枯槁，肠中无以营运。庸医睹此，必以分利。所谓泉源既竭，当滋其化源。九窍不和，都属胃病。

麦门冬二钱、甜杏仁四钱、甜水梨皮三钱、蔗浆一杓。(《临证指南医案·卷六·疟·瘅疟》)

# 六、肾病

## ◆水肿

叶桂门人姚亦陶总结叶氏诊治水肿经验说，肿胀证，大约肿本乎水，胀由乎气。肿分阳水阴水，其有因风因湿，因气因热，外来者为有余，即为阳水。因于大病后. 因脾肺虚弱，不能通调水道，因心火克金，肺不能生肾水，以致小便不利，因肾经阴亏，虚火烁肺金而溺少，误用行气分利之剂，渐至喘急痰盛，小水短赤，酿成肿证，内发者为不足，即为阴水。若胀病之因更多，所胀之位各异。或因湿因郁，因寒因热，因气因血，因痰因积因虫，皆可为胀。或在脏在腑，在脉络在皮肤，在身之上下表里，皆能作胀。更或始因于寒，久郁为热，或始为热中，末传寒中。且也胀不必兼肿，而肿则必兼胀，亦有肿胀同时并至者。其病形变幻不一，其病机之参伍错综，更难叙述。故案中诸症，有湿在下者，用分利，有湿在上中下者，用分消。有湿而著里者，用五苓散通达膀胱，有湿郁热兼者，用半夏泻心法苦辛通降。有湿热气郁积者，用鸡金散加减，消利并行。有气血郁积，夹湿热之邪久留而不散者，用小温中丸，清理相火，健运中州。有湿热与水寒之气交横，气喘溺少，通身肿胀者，用禹余粮丸，崇土制水，暖下泄浊。有寒湿在乎气分，则用姜、附，有寒湿入于血分，则用桂、附。有湿上甚为热，则用麻、杏、膏、苡等味，清肃上焦之气，有湿下著为痹，则用加味活络等剂，宣通下焦之郁。有藉乎薤白、瓜蒌者，滑润气机之痹结于腹胁也，有藉乎制黄、归尾者，搜逐血沫之凝涩于经隧也。有藉乎玉壶、控涎、神保、神芎者，视其或轻或重之痰饮水积而驱之也。此皆未损夫脏气，而第在腑之上下，膜之表里者也。若有胃阳虚者，参、苓必进，脾阳衰者，术、附必投。更有伤及乎肾者，则又需加减八味、济生等丸矣。其他如养阳明之大半夏汤，疏厥阴之逍遥散，盖由证之牵连而及，是又案中法外之法也已。(《临证指南医案·卷三·肿胀》)

陈，二二。辛香流气以治疝，未尝不通。服之五日，遍身疼痛，下午四肢浮肿，肌肤渐见高突块瘰。思走泄气胜，都是阳伤，芪附汤（黄芪、制附子、生姜。——编者注）主之。生黄芪一两、附子二钱。(《临证指南医案·卷八·疝·疏泄伤卫阳》)

某，三八。舌白身痛，足跗浮肿，从太溪穴水流如注。此湿邪伏于足少阴，当用温蒸阳气为主。

鹿茸、淡附子、草果、菟丝子、茯苓。(《临证指南医案·卷五·湿·阳衰湿伤脾肾》)

◆癃闭

叶桂门人华岫云根据叶氏诊治癃闭经验总结说，小便闭者，若小肠火结，则用导赤。湿壅三焦，则用河间分消。膀胱气化失司，则用五苓。若湿郁热伏，致小肠痹郁，用小温中丸清热燥湿。若肾与膀胱阴分蓄热致燥，无阴则阳无以化，故用滋肾丸，通下焦至阴之热闭。以上诸法，前人虽皆论及，然经案中逐一分晰发明，不啻如耳提面命，使人得有所遵循矣。至若膏粱曲糵，酿成湿火，渍筋烁骨，用大苦寒坚阴燥湿，仍用酒醴引导。又厥阴热闭为癃，少腹胀满，用秽浊气味之品，直泄厥阴之闭。此皆发前人未发之秘，学者尤当究心焉。大凡小便闭而大便通调者，或系膀胱热结，或水源不清，湿症居多。若大便闭而小便通调者，或二肠气滞，或津液不流，燥症居多。若二便俱闭，当先通大便，小溲自利。此其大略也。要之，此症当知肾司二便，肝主流泄，辨明阴结阳结，或用下病治上之法，升提肺气，再考三阴三阳开阖之理。至若胃腑邪热化燥便坚，太阳热邪传入膀胱之腑癃秘，又当于仲景伤寒门下法中承气、五苓等方酌而用之，斯无遗义矣。(《临证指南医案·卷四·便闭·厥阴热闭》)

钱，四十岁。情志郁结，是内因生胀，自投攻泻，胀加溺闭，已属痼疾难治。议通下焦之阳。

生附子去皮脐，切小块，炒极黑色三钱。

水一盏，煎至四分，入童便一小杯，猪胆汁一个。(《叶天士晚年方案真本·杂症》)

许。暑湿热，皆气分先病，肺先受伤，气少司降，致二便癃闭。此滋血之燥无效，今虽小安，宜生津清养胃阴。

麦冬、知母、甜杏仁、白沙参、三角胡麻。(《临证指南医案·卷四·便闭·湿热肺气不降》)

周，钮家巷，六十七岁。老年精血内枯，开阖失司。癃闭分利，仍是泻法。成形者，散漫之气也。

鹿茸二两、麝香二钱、归身一两。

用生姜一两，羊肉四两，煎汤泛丸。(《叶天士晚年方案真本·杂症》)

◆淋证

叶桂门人邵新甫总结叶氏诊治淋证经验说，淋有五淋之名，浊有精浊、便浊之别，数者当察气分与血分，精道及水道，确认何来。大凡

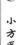

秘结宜通，滑脱当补。痛则为淋，不痛为浊。若因心阳亢而下注者，利其火腑；湿热甚而不宣者，彻其泉源。气陷用升阳之法，血瘀进化结之方。此数端，人所易晓也。独不知厥阴内患，其症最急，少腹绕前阴如刺，小水点滴难通，环阴之脉络皆痹，气化机关已息。先生引朱南阳方法，兼参李濒湖意，用滑利通阳，辛咸泄急，佐以循经入络之品，岂非发前人之未发耶？若夫便浊之恙，只在气虚与湿热推求。实者宣通水道，虚者调养中州。若虚实两兼，又有益脏通腑之法。精浊者，盖因损伤肝肾而致，有精瘀、精滑之分。精瘀，当先理其离宫腐浊，继与补肾之治。精滑者，用固补敛摄，倘如不应，当从真气调之。景岳谓理其无形，以固有形也。然此症但知治肝治肾，而不知有治八脉之妙。先生引孙真人九法，升奇阳，固精络，使督任有权，漏卮自已。可见平日若不多读古书，而临症焉知此理？若不经先生讲明，予今日亦不知此方妙处。又尿血一症，虚者居多，若有火亦能作痛，当与血淋同治。倘清之不愈，则专究乎虚。上则主于心脾，下则从乎肝肾，久则亦主于八脉。大约与前症相同，要在认定阴阳耳。（《临证指南医案·卷三·淋浊》）

《经》云：谋虑在肝，决断在胆。操持思虑，五志阳气有升无降。肝脉循环，绕乎阴器。气逆拂乱，不司疏泄之权。似疝如淋病象，其实内系肝脏。但治淋治疝，不越子和辛香流气，即从丹溪分消泄热。今形脉已衰，当以虚论。肝病三法，曰辛曰酸曰甘缓。经云食酸令人癃，小便不爽，大忌酸味。

当归、茴香、穿山甲、枸杞子、沙蒺藜。（《叶天士医案》）

酒客淋浊，必系湿热之邪著于气分，故五苓、八正俱用通利。病数年不愈，必由情欲致伤，败精血阻于内窍。溺与精异路同门，茎中因精腐阻居多。必通败精，一定之理。

杜牛膝一两五钱捣汁，冲入麝香三分。（《叶天士医案》）

脉涩，淋浊，法宜导火。

导赤散（生地、木通、甘草梢、淡竹叶。——编者注）。（《未刻本叶天士医案·方案》）

钱，信心巷，四十三岁。肾精内夺，骨痿肉消，溺溲不禁如淋，大便不爽，气注精关，液枯窍阻。有形既去，草木不能生精血。莫若取血气填进冲任之脉络，必多服久进，肾液默生，可保身命。

河车、人乳炼膏，煎参汤送。(《叶天士晚年方案真本·杂症》)

忍精而溺，尿管闭塞，此淋症也。古云：痛则不通，用《千金》方法。

杜牛膝、麝香三分研细调入。(《叶氏医案存真·卷三》)

汪。脉左坚入尺，湿热下坠，淋浊痛。

滋肾丸（黄柏、知母、肉桂。——编者注）。(《临证指南医案·卷三·淋浊·阴虚湿热》)

周，二二。便浊茎痛。

滋肾丸（黄柏、知母、肉桂。——编者注）三钱。(《临证指南医案·卷三·淋浊·阴虚湿热》)

◆白浊

精浊日久，咽干脉细。

滋肾丸。(《未刻本叶天士医案·方案》)

◆遗尿

诊脉左虚大，右涩小弱。症见：目瞑短气，遗尿肢掉，神识渐迷，渴不欲饮，侵早稍安，晡时烦躁，此乃积劳元伤，热气内迫，劫烁脏液，致内风欲扰，有痉厥之虑。仲景谓：元气受伤致病，当与甘药。就暑热伤气，亦属发泄所致，东垣发明内伤暑病益气诸法，足为炳据。若动攻表里，是速其散越耳。

麦冬、生甘草、鲜莲子、知母、竹叶心。(《叶氏医案存真·卷二》)

◆关格

通下下通，脘中仍结，上下格拒者，乃上热下寒。古人用麻沸汤煮凉药以解上，浓煎温补以治下，使阳气不脱，郁热自罢，今仿之。

黄芩、小川连、枳实。

上三味，入滚水中煮五十沸即滤。

人参、淡附子、干姜。上三味，煎浓汁一杯和入前药服。(《叶氏医案存真·卷一》)

已成关格大症，又乏力用参，难延岁月矣。

白蜜、半夏、生姜汁。(《未刻本叶天士医案·保元方案》)

# 七、气血津液

## ◆血证

叶桂门人邵新甫总结叶氏诊治失血经验说，失血一症，名目不一，兹就上行而吐者言之，三因之来路宜详也。若夫外因起见，阳邪为多，盖犯是症者，阴分先虚，易受天之风热燥火也。至于阴邪为患，不过廿中之一二耳。其治法总以手三阴为要领，究其病在心营肺卫如何。若夫内因起见，不出乎嗔怒郁勃之激伤肝脏，劳形苦志而耗损心脾，及恣情纵欲以贼肾脏之真阴真阳也。又当以足三阴为要领，再审其乘侮制化如何。若夫不内不外因者，为饮食之偏好，努力及坠堕之伤，治分脏腑经络之异。要知外因而起者，必有感候为先；里因而起者，必有内症可据。此三因根蒂用药，切勿混乱。大凡理肺卫者，用甘凉肃降，如沙参、麦冬、桑叶、花粉、玉竹、川斛等类。治心营者，以轻清滋养，如生地、玄参、丹参、连翘、竹叶、骨皮等类。以此两法为宗，随其时令而加减。若风淫津涸，加以甘寒，如芦根、蔗汁、薄荷、羚羊之品。若温淫火壮，参入苦寒，如山栀、黄芩、杏仁、石膏之品。若暑逼气分，佐滑石、鲜荷之开解。在营，与银花、犀角之清芳。秋令选纯甘以清燥，冬时益清补以助脏。凡此为外因之大略，所云阴邪为患者，难以并言也，旧有麻黄、人参、芍药汤，先生(指叶桂。———编者注)有桂枝加减法。至于内因伤损，其法更繁。若嗔怒而动及肝阳，血随气逆者，用缪氏气为血帅法，如苏子、郁金、桑叶、丹皮、降香、川贝之类也。若郁勃日久而伤及肝阴，木火内燃阳络者，用柔肝育阴法，如阿胶、鸡黄、生地、麦冬、白芍、甘草之类也。如劳烦不息，而偏损心脾，气不摄血者，用甘温培固法，如保元汤、归脾汤之类也。若纵欲而竭其肾真，或阳亢阴腾，或阴伤阳越者，有从阴从阳法，如青铅六味、肉桂七味，并加童便之类也。若精竭海空，气泛血涌者，先生用急固真元，大补精血法，如人参、枸杞、五味、熟地、河车、紫石英之类也。凡此为内因之大略。至于不内不外，亦非一种。如案中所谓烟辛泄肺，酒热戕胃之类，皆能助火动血，有治上治中之法，如苇茎汤、甘露饮、茅根、藕汁等剂，在人认定而用之可也。坠堕之伤，由血瘀而泛，大抵先宜导下，后宜通补。若努力为患，属劳伤之根，阳动则络松血溢，法与虚损有间，滋阴补气，最忌凝涩，如当归建中汤、旋覆花汤、虎潜丸、金刚四斤丸，取其有循经入络之能也。凡此为不内外因之大略。但血之主司者，如心肝脾三脏，血之所生化者，莫如阳明胃腑，可见胃为血症之要道，若胃有不和，当先治胃也。《仁斋直指》云：一切血症，经久不愈，每每以胃药收功。想大黄黄连泻心汤、犀角地黄汤、理中汤、异功散，虽补泻寒温不同，确不离此旨，所以先生发明治胃方法独多。有薄味调养胃阴者，如金匮麦冬汤，及沙参、扁豆、茯神、石斛之类。有甘温建立中阳者，如人参建中汤及四君子加减之类。有滋阴而不碍胃，甘守津还者，如复脉汤加减之类。其余如补土生金法，镇肝益胃法，补脾疏胃法，宁神理胃法，肾胃相关法，无分症之前后，一遇胃不加餐，不饥难运诸候，每从此义见长，源源生化不息，何患乎病之不易医也。（《临证指南医案·卷二·吐血》）

邵新甫又云，血行清道，从鼻而出，古名曰衄，与浊道之吐咯者不同。清道即指至高之分，由山根以上睛明之次而来也。其穴乃手足太阳、足阳明、阴阳跷五脉之会，及冲脉交会其间。可见诸经皆能为衄，不独肺胃而然。诸书虽已详明，惟景岳辨之尤切。但衄之为患，总由乎火。外为六淫之变化，内因五志之掀腾，气血日为错乱，阴阳为之相乘。天人交感之处，虚实攸分矣。若风寒壅盛于经，阳气郁而迫营者，宜参麻黄桂枝症之大意。若温风暑热怫郁，而动血外溢者，用辛凉清润等剂，认定经络之高下。若火邪极甚，而载血上泛者，有苦寒咸寒之法，审其原委之浅深。此外因主治法也。至于烦冗曲运，耗及木火之营，肝脏厥阳化火风上灼者，甘咸柔婉，理所必需。多劳过欲，病及天一之真，阳浮引阴血以冒上窍者，滋潜厚味，法从峻补。血脱则挽回元气，格阳则导火归源，因酒用和阳消毒之剂，因努力用培中益下之方。此内因主治

法也。学者惟审内外两因，庶乎施治无误矣。(《临证指南医案·卷八·衄》)

邵新甫又云，便血一症，古有肠风、脏毒、脉痔之分，其见不外乎风淫肠胃，湿热伤脾二义，不若《内经》谓阴络受伤，及结阴之旨为精切。仲景之先便后血，先血后便之文，尤简括也。阴络即脏腑隶下之络，结阴是阴不随阳之征。以先后分别其血之远近，就远近可决其脏腑之性情，庶不致气失统摄，血无所归，如漏卮不已耳。肺病致燥涩，宜润宜降，如桑麻丸，及天冬、地黄、银花、柿饼之类是也。心病则火燃血沸，宜清宜化，如竹叶地黄汤，及补心丹之类是也。脾病必湿滑，宜燥宜升，如茅术理中汤，及东垣益气汤之类是也。肝病有风阳痛迫，宜柔宜泄，如驻车丸，及甘酸和缓之剂是也。肾病见形消腰折，宜补宜填，如虎潜丸，及理阴煎之类是也。至胆经为枢机，逆则木火煽营，有桑叶、山栀、柏子、丹皮之清养。大肠为燥腑，每多湿热风淫，如辛凉苦燥之治。胃为水谷之海，多气多血之乡，脏病腑病，无不兼之，宜补宜和，应寒应热，难以拘执而言。若努力损伤者，通补为主。膏粱蕴积者，清疏为宜。痔疮则滋燥兼投，中毒须知寒热。余如黑地黄丸以治脾湿肾燥，天真丸以大补真气真精，平胃、地榆之升降脾胃，归脾之守补心脾，斑龙以温煦奇督，建中之复生阳，枳术之疏补中土，禹粮赤脂以堵截阳明，用五仁汤复从前之肠液，养营法善病后之元虚。此皆先生祖古方运以匠心，为后学之津梁也。(《临证指南医案·卷七·便血》)

便后纯血，食减力疲，脉左坚，是中年阴亏。

熟地、炒白芍、当归、柿饼炭、炙草。(《叶氏医案存真·卷一》

单。因闪挫胁痛，久则呛血络血气热内迫，新血瘀逆。

鲜生地、藕节、生桃仁、新绛。(《种福堂公选医案·胁痛》)

方。夏热泄气，胃弱冲逆，失血。

扁豆、茯苓、参三七、茜草。(《临证指南医案·卷二·吐血·暑热》)

费。疟邪迫伤津液，胃减不饥，肠燥便红，左胁微坚，有似疟母结聚。当宣络热，以肃余邪。

生地、知母、丹皮、麻仁、生鳖甲。(《临证指南医案·卷六·疟·气血凝络》)

顾，二八。劳心，神耗营损，上下见血，经年日衰。今勉纳谷不饥，中焦因不至运。滋阴清肺，更令伤中。无却病好药，欲冀其安，须山居静养，寒暑无害，方得坚固。

异功散（人参、茯苓、白术、甘草、陈皮。——编者注）。(《临证指南医案·卷二·吐血·劳伤中气虚》)

金，三十五岁。便泻下血多年，延及跗肿腹膨，食少色夺，无治痰嗽凉药之理。

九蒸熟白术、淡熟附子。(《叶天士晚年方案真本·杂症》)

咳嗽失血，脉大而数．由湿邪未净，延及少阴之损，将来有音哑之变。

熟地、麦冬、鲜莲肉、川斛、茯神。(《未刻本叶天士医案·保元方案》)

李，廿八岁。酸梅泄气伤中，阳升失血，议养胃阴。

生白扁豆、肥白知母、生甘草、麦门冬、甜北沙参。(《叶天士晚年方案真本·杂症》)

李，木渎，廿一岁。男子血涌，出口已多，面色气散，冬乏藏纳，是无根失守，凶危至速，况脉小无神，医以寒降清火，希冀止血何谓。

人参、牛膝、白芍、熟地、枸杞。(《叶天士晚年方案真本·杂症》)

漏疡血液下渗，气弱形寒发热。

贞元饮（熟地、炙草、当归。——编者注）。(《未刻本叶天士医案·方案》)

脉长尺垂，下焦脏真不固，阳浮血溢神倦。属虚损，非瘀也。

两仪煎（人参、熟地，熬膏，白蜜收。——编者注）。(《未刻本叶天士医案·保元方案》)

某，三四。此热蒸于水谷之湿，龈血衄䘌，纳谷如昔，治在阳明。

熟地、知母、石膏、元参、牛膝。(《临证指南医案·卷八·衄·湿热胃火上蒸》)

某，十八。劳伤夹暑，肺气受戕，咳血口干。先清暑热。

鲜荷叶、白扁豆、大沙参、茯神、苡仁。(《临证指南医案·卷五·暑·暑兼血症》)

某。便红，脉数。

生地三钱、银花三钱、黄芩一钱、白芍一钱半、槐花一钱。(《临证指南医案·卷七·便血·大肠血热》)

某。失血咽干。

稽豆皮三钱、丹参一钱、麦冬一钱半、川斛一钱半、藕汁一小杯。(《临证指南医案·卷二·吐血·胃阴虚》)

某。血后气冲形寒，法当温纳。

茯苓三钱、粗桂枝八分、炙草五分、五味七分。(《临证指南医案·卷二·吐血·血后冲气上逆》)

疟乃暑湿客邪，血证逢时便从。已是阴亏体质，治邪须顾本元，议与竹叶地黄汤。

竹叶、知母、川贝母、鲜生地、薄荷。(《眉寿堂方案选存·卷上·疟疾》)

起自热病，热伤阴络，血大泻，自当宗血脱益气之旨。今脉左大急疾，右小微弱，脐旁动气，肌肤枯燥，阴分大耗。正当暑月，何以堪此？拟进九龙法，通补兼施。若得动气稍减，病可平和矣。

熟地炭、山楂糖油炒、琥珀屑、新绛。

冲入藕汁。(《叶氏医案存真·卷二》)

三阴疟，是阴分伏邪。汗之、清之不解，但与腻滞补药，邪无出路，遂致吐衄，寒自背起，督脉应乎太阳。

川桂枝、熟半夏、炒白芍、炒黑蜀漆、生牡蛎。(《叶氏医案存真·卷一》)

沈，廿五岁。年十三时，自食鹿角胶吐血，继用龟板胶而愈。(《叶天士晚年方案真本·杂症》)

沈。脉左坚上透，是肝肾病。血色紫，乃既离络中之色，非久瘀也。劳役暑蒸，内阴不生有诸。仿琼玉意，仍是阴柔之通剂。

鲜生地、人参、茯苓、琥珀末。(《临证指南医案·卷二·吐血·阴虚》)

唐，廿三岁。脉动，泻后利纯血，后重肛坠，乃阴虚络伤，下元不为收摄。必绝欲经年，肾精默充可愈。

人参、熟地炭、炙甘草、五味子、禹余粮。(《叶天士晚年方案真本·杂症》)

汪。肾虚，当春阳升动咳嗽，嗽止声音未震，粪有血。阴难充复，不肯上承，用阴药固摄。

熟地、白芍、茯神、黑穭豆皮、炒焦乌梅肉。(《临证指南医案·卷七·便血·肾阴虚》)

汪。嗽血已止，粪中见红，中焦之热下移。肠胃属腑，止血亦属易事。花甲以外年岁，热移入下，到底下元衰矣。

细生地、川石斛、柿饼灰、天冬。(《临证指南医案·卷七·便血·大肠血热》)

吴，四二。腹痛下血，食荸荠、豆浆而愈，乃泄肺导湿之药。(《临证指南医案·卷七·便血·脾肾虚》)

下虚不纳，失血便痛，宜摄少阴。

熟地、龟板、川斛、茯神、天冬。(《未刻本叶天士医案·保元方案》)

徐。阴根愈薄，阳越失交。初夏发泄，血涌吸短，心腹皆热。岂止涩之药可疗？益气摄阴，乃据理治法。

人参、熟地、五味子。(《临证指南医案·卷二·吐血·阴虚阳升》)

薛，范壮前，八十岁。禀阳刚之质，色厉声壮。迩来两月，肠红色深浓浊。卧醒咯痰已久，肺热下移于肠，肠络得热而泄。自言粪燥越日，金水源燥，因迫动血。

大生地、柿饼灰、生白芍、淡天冬、侧柏叶。(《叶天士晚年方案真本·杂症》)

阴伤便血。

滋肾丸（黄柏、知母、肉桂。——编者注）。(《未刻本叶天士医

案·保元方案》)

阴液损伤，阳气上冒，衄血咳痰。理宜和阳存阴，冀津液稍复，望其转机。至于疏滞解表，和表诸法，自然另有高见，非敢参末议也。

秋石拌人参、阿胶、鲜生地、麦冬。(《叶氏医案存真·卷二》)

瘀浊久留，脾胃络中，黑粪自下，肌色变黄，纳食渐减，脘中时痛，不易运化，中宫阳气日伤，新血复为瘀阻。夫脾脏主统血，而喜温暖，逐瘀鲜效。读仲圣太阴丸条，仅仅温下一法，但温后必以温补醒阳，否则防变中满。

浔桂心、煨木香、生桃仁、制大黄。(《叶氏医案存真·卷一》)

◆痰饮

叶桂门人邹滋九根据叶氏诊治痰饮经验总结说，《内经》止有积饮之说，本无痰饮之名。两汉以前，谓之淡饮。仲景始分痰饮，因有痰饮、悬饮、溢饮、支饮之义，而立大小青龙，半夏苓桂术甘、肾气等汤，以及内饮、外饮诸法，可谓阐发前贤，独超千古。与后人所立风痰、湿痰、热痰、酒痰、食痰之法迥异。总之痰饮之作，必由元气亏乏，及阴盛阳衰而起，以致津液凝滞，不能输布，留于胸中，水之清者悉变为浊，水积阴则为饮，饮凝阳则为痰。若果真元充足，胃强脾健，则饮食不失其度，运行不停其机，何痰饮之有？故仲景云：病痰饮者，当以温药和之。乃后人不知痰饮之义，妄用滚痰丸、茯苓丸消痰破气，或滋填腻补等法，大伤脾胃，堆砌助浊，其于仲景痰饮之法，岂不大相乖谬乎？然痰与饮，虽为同类，而实有阴阳之别。阳盛阴虚，则水气凝而为痰；阴盛阳虚，则水气滋而为饮。故王晋三先生取仲景之小半夏、茯苓及外台饮三汤，从脾胃二经分痰饮立治法。而先生又取仲景之苓桂术甘、外台茯苓饮、肾气丸、真武汤，分内饮、外饮治法，而于痰饮之症，无遗蕴矣。愚历考先生治痰饮之法，则又有不止于此者。然而病变有不同，治法亦有异。如脾肾阳虚，膀胱气化不通者，取仲景之苓桂术甘汤、茯苓饮、肾气、真武等法，以理阳通阳，及固下益肾，转旋运脾为主。如外寒引动宿饮上逆，及膀胱气化不通，饮逆肺气不降者，以小青龙合越婢等法，开太阳膀胱为主。如饮邪伏于经络，及中虚湿热成痰者，则有川乌、蜀漆之温经通络，外台茯苓饮去甘草，少佐苦辛清渗理湿之法。其饮邪上冲膻中，及悬饮流入胃中而为病者，又有姜、附、南星、菖蒲、旋覆、川椒等，驱饮开浊，辛通阳气等法。丝丝入扣，一以贯之，病情治法，胸有成竹矣。非深于得道者，其孰能之？（《徐批临证指南医案·卷五·痰饮》）

华岫云也总结说，痰症之情状，变幻不一。古人不究标本，每著消痰之方，立消痰之论者甚多。后人遵其法而用之，治之不验，遂有称痰为怪病者矣。不知痰乃病之标，非病之本也。善治者，治其所以生痰之源，则不消痰而痰自无矣。余详考之，夫痰乃饮食所化，有因外感六气之邪，则脾、肺、胃升降之机失度，致饮食输化不清而生者。有因多食甘腻肥腥茶酒而生者。有因本质脾胃阳虚，湿浊凝滞而生者。有因郁则气火不舒，而蒸变者。又有肾虚水泛为痰者，此亦因土衰不能制水，则肾中阴浊上逆耳，非肾中真有痰水上泛也。更有阴虚劳症，龙相之火，上炎烁肺，以致痰嗽者，此痰乃津液所化，必不浓厚，若欲消之，不惟无益，而徒伤津液。其余一切诸痰，初起皆由湿而生，虽有风火燥痰之名，亦皆因气而化，非风火燥自能生痰也。其主治之法，惟痰与气一时壅闭咽喉者，不得不暂用豁痰降气之剂以开之，余皆当治其本。故古人有见痰休治痰之论，此诚千古之明训。盖痰本饮食湿浊所化，人岂能禁绝饮食？若专欲消之，由于外邪者，邪散则痰或可清，如寒痰温之，热痰清之，湿痰燥之，燥痰润之，风痰散之是也。若涉本原者，必旋消旋生、有至死而痰仍未清者矣，此乃不知治本之故耳。今观案中治法，有因郁因火者，必用开郁清火为君，以消痰佐之。有因湿因热者，则用燥湿清热，略佐化痰之品。若因肝肾虚而生痰者，则纯乎镇摄固补，此真知治痰之本者矣。若因寒因湿者，更当于痰饮门兼参而治之。（《临证指南医案·卷五·痰》）

程，徽州，四十六岁。此痰饮宿病，劳怒遇冷即发，已十年之久，不能除根。

桂苓甘味汤。（《叶天士晚年方案真本·杂症》）

迟，四十八岁。背寒为饮。凡遇冷或劳烦，喘嗽气逆，聚于胸膈，越日气降痰浓，其病自缓。年分已多，况云中年不能安逸，议病发用《金匮》法可效，治嗽肺药不效。

桂苓甘味汤。（《叶天士晚年方案真本·杂症》）

戴，枫桥。用肺药开上气不效，病人说痰味咸。谷道窄，从肾气逆升入咽，用滋肾丸（黄柏、知母、肉桂。——编者注）。

每服三钱，盐汤下。（《叶天士晚年方案真本·杂症》）

董。脉弦右濡，阳微恶寒。饮浊上干，咳吐涎沫。且食减胃衰，寒疝窃踞。阴浊见症，岂止一端？喻嘉言谓：浊阴上加于天，非离照当空，氛雾焉得退避？反以地黄、五味阴药，附和其阴，阴霾冲逆肆虐饮邪滔天莫制。议以仲景熟附配生姜法，扫群阴以驱饮邪，维阳气以立基本，况尊年尤宜急护真阳为主。

人参、茯苓、熟附子、生姜汁、南枣。（《临证指南医案·卷五·痰饮·肾阳虚饮逆喘咳呕》）

洪。劳心营耗，风火交炽，饮啖酒肉，湿热内壅，络虚肺实，肉肿如痹。当此小满，阳气大泄，一阴未复，致内风夹阳上巅，耳目孔窍不清，舌苔黄厚，并不大渴，虽与客热不同，但口中酸浊吐痰。酒客不喜甘药，议进滋肾丸（黄柏、知母、肉桂。——编者注）。（《种福堂公选医案·痹》）

徽州，四十六。此痰饮宿病，劳怒遇冷即发。十年之久，焉能除根？

桂苓五味甘草汤（桂枝、茯苓、五味、甘草。——编者注）。（《叶氏医案存真·卷三》）

陆。背寒，夜卧气冲欲坐，乃下元虚乏，厥浊饮邪，皆令上泛。胎前仅仅支撑，产后变症蜂起。奈何庸庸者流，泄肺冀其嗽缓，宜乎药增病势矣。

桂枝、茯苓、炙草、五味、淡干姜。（《临证指南医案·卷九·产后·下虚饮浊上逆》）

痰阻于中，阳明不宣。

半夏片、白蜜、茯苓、生姜汁。（《未刻本叶天士医案·方案》）

汪。脉左小右虚，背微寒，肢微冷，痰多微呕，食减不甘。此胃阳已弱，卫气不得拥护。时作微寒微热之状，小便短赤，大便微溏，非实邪矣。当创建中气以维营卫。东垣云：胃为卫之本，营乃脾之源。偏热偏寒，犹非正治。

人参、归身米拌炒、桂枝木、白芍炒焦、南枣。(《临证指南医案·卷一·虚劳·营虚》)

吴。疮痍之后，湿热未去，壅阻隧道。水谷下咽，亦化为痰。中焦受病，故不知饥饿。痰气上干，渐至喘闷矣。但服药四十剂，纯是破气消克，胃阳受伤，痰气愈不得去矣。

半夏、茯苓、紫老姜、炒粳米。

又，疮痍大发，营卫行动于脉中脉外，可免腹满之累矣。第谷食尚未安适，犹是苦劣多进之故。胃阳未复，仍以通调利湿主之。

半夏、苡仁、金石斛、茯苓、泽泻。(《临证指南医案·卷八·疮疡·疮》)

徐，廿三岁。内损，血后痰嗽，渐渐声哑，乃精血先伤，阴中龙火闪烁。迭经再发，损必难复，填实下元，虑其不及。庸医见血滋降，见嗽清肺消痰，不知肾液被阴火炼化痰，频发必凶。保养可久，服景岳一气丹（河车一具、人乳粉四两、秋石四两、红铅五钱，蜜丸。——编者注）。(《叶天士晚年方案真本·杂症》)

杨。脉沉小弦，中年已后，阳气不足，痰饮水寒，皆令逆趋，致运纳失和，渐有胀满浮肿。法以辛温宣通，以本病属脾胃耳。

人参一钱、茯苓三钱、白芍一钱半、淡附子一钱、姜汁三分，调。(《临证指南医案·卷三·肿胀·脾胃阳虚》)

叶，东山，五十岁。酒肉生热，因湿变痰，忧愁思虑，气郁助火，皆令老年中焦格拒阻食，姜半之辛开，萎连之苦降，即古人痰因气窒，降气为先。痰为热生，清火为要。但苦辛泄降，多进克伐，亦非中年以后，仅博目前之效。议不伤胃气，冬月可久用者。

甜北梨汁五斤、莱菔汁五斤。

和匀熬膏。(《叶天士晚年方案真本·杂症》)

饮阻于脘。

茯苓、干姜、半夏。（《未刻本叶天士医案·保元方案》）

尤。口中味淡，是胃阳虚。夫浊饮下降痛缓，向有饮湿为患。若不急进温通理阳，浊饮必致复聚。议大半夏汤（半夏、人参、白蜜。——编者注）法。

人参、半夏、茯苓、枳实、姜汁。（《临证指南医案·卷五·痰饮·脾胃阳虚》）

治痰之标，宜理中焦。

枳半橘术丸。（《未刻本叶天士医案·方案》）

◆消渴

叶桂门人邹滋九根据叶氏诊治消渴经验总结说，三消一症，虽有上、中、下之分，其实不越阴亏阳亢，津涸热淫而已。考古治法，唯仲景之肾气丸，助真火蒸化，上升津液。《本事方》之神效散（海浮石、蛤粉、蝉蜕，为细末，用鲫鱼胆七个调，服三钱。——编者注），取水中咸寒之物，遂其性而治之。二者可谓具通天手眼，万世准绳矣。他如《易简》之地黄引子，朱丹溪之消渴方，以及茯苓丸、黄芪汤、生津甘露饮，皆错杂不一，毫无成法可遵。至先生则范于法而不囿于法，如病在中上者，膈膜之地而成燎原之场，即用景岳之玉女煎，六味之加二冬、龟甲、旱莲。一以清阳明之热，以滋少阴；一以救心肺之阴，而下顾真液。如元阳变动而为消烁者，即用河间之甘露饮，生津清热，润燥养阴，甘缓和阳是也。至于壮水以制阳光，则有六味之补三阴，而加车前、牛膝，导引肝肾。斟酌变通，斯诚善矣。（《临证指南医案·卷六·三消》）

此因惊忧内伤肝脏，邪热乘虚内陷，直走厥阴，消渴渐呕，汗大泄，胸腹胀。此第论证端，都属在里，半月以外之病。左脉坚搏如刃，耳聋昏躁不静，岂是脉证相合？议以镇逆一法，冀其神清勿躁，不致厥脱。

生牡蛎、生白芍、桂枝木、生龙骨、乌梅肉。（《眉寿堂方案选存·卷上·春温》）

姜，五三。经营无有不劳心，心阳过动，而肾阴暗耗，液枯，阳愈燔灼。凡入火之物，必消烁干枯。是能食而肌肉消瘦。用景岳玉女煎（生石膏、熟地、麦冬、知母、牛膝。——编者注）。（《临证指南医案·卷六·三消·肾阴虚心火亢》）

汪。肺热，隔消热灼，迅速如火，脏真之阴日削。先议清肺，以平气火。法当苦降以轻，咸补以重，继此再商滋养血液。

枯黄芩<sub>煎汤</sub>，溶入阿胶二钱。（《种福堂公选医案·三消》）

王，四五。形瘦脉搏，渴饮善食，乃三消症也。古人谓：入水无物不长，入火无物不消。河间每以益肾水制心火，除肠胃激烈之燥，济身中津液之枯，是真治法。

玉女煎（生石膏、熟地、麦冬、知母、牛膝。——编者注）。（《临证指南医案·卷六·三消·肾阴虚心火亢》）

◆口渴

病减六七，胃中清气未旋，津液未肯分布，故口渴喜饮，岂是实火。常以梅饼苏胃生津，午后进四磨汤一次。

人参、乌药、桔梗、郁金。

各磨汁，开水冲服。（《眉寿堂方案选存·卷上·暑》）

温邪烁阴，寒热渴饮，不汗出。玉女煎（生石膏、熟地、麦冬、知母、牛膝。——编者注）去麦冬，加竹叶、灯心。（《眉寿堂方案选存·卷上·春温》）

◆汗证

叶桂门人邹滋九根据叶氏诊治汗证经验总结说，《经》云：阳之汗以天地之雨名之。又云：阳加于阴谓之汗。由是推之，是阳热加于阴，津散于外而为汗也。夫心为主阳之脏，凡五脏六腑表里之阳，皆心主之，以行其变化，故随其阳气所在之处，而气化为津，亦随其火扰所在之处，而津泄为汗，然有自汗盗汗之别焉。夫汗本乎阴，乃人身之津液所化也。经云：汗者心之液。又云：肾主五液。故凡汗症，未有不由心肾虚而得之者。心之阳虚，不能卫外而为固，则外伤而自汗，不分寤寐，不因劳动，不因发散，溱溱然自出，由阴蒸于阳分也。肾之阴虚，不能内营而退藏，则内伤而盗汗，盗汗者，即《内经》所云寝汗也，睡熟则出，醒则渐收，由阳蒸于阴分也。故阳虚自汗，治宜补气以卫外，阴虚盗汗，治当补阴以营内。如气虚表弱，自汗不止者，仲景有黄芪建中扬，先贤有玉屏风散。如阴虚有火，盗汗发热者，先贤有当归六黄汤、柏子仁丸。如劳伤心神，气热汗泄者，先生用生脉四君子汤。如营卫虚而汗出者，宗仲景黄芪建中汤，及辛甘化风法。如卫阳虚而汗出者，用玉屏风散、芪附汤、真武汤及甘麦大枣汤，镇阳理阴方法。按症施治，一丝不乱，谓之明医也，夫复奚愧！（《临证指南医案·卷三·汗》）

曹。寒从背起，汗泄甚，面无淖泽，舌色仍白。邪未尽，正先怯，心虚痉震，恐亡阳厥脱。议用仲景救逆法加参。

又，舌绛，口渴，汗泄，疟来日晏。寒热过多，身中阴气大伤。刚补勿进，议以何人饮（何首乌、人参、当归、陈皮、煨姜。——编者注）。

人参、何首乌。（《临证指南医案·卷六·疟·阳虚》）

据述久有胃痛，当年因痛吐蛔，服资生丸，消补相投；用八味丸，温润不合。凭脉论症，向时随发随愈。今病发一月，痛止，不纳，口味酸浊。假寐未久，忽躁热，头汗淋漓，口不渴饮。凡肝痛，必犯胃府，且攻涤寒热等药，必先入胃以分布。药不对病，更伤胃气。胃司九窍，清浊既乱于中，焉有下行为顺之理？上下不宣，状如关格，但关格乃阴枯阳结，圣贤尤以为难。今是胃伤困乏，清阳不司旋运，斯为异歧。不必以寒之不应而投热，但主伤在无形，必图清气宣通，则为善治程法。《金匮》大半夏汤。

大半夏汤。（《叶天士医案》）

梅，四三。案牍积劳，神困食减，五心汗出。非因实热，乃火与元气势不两立，气泄为热为汗。当治在无形，以实火宜清，虚热宜补耳。议用生脉四君子汤。（《临证指南医案·卷三·汗·劳伤心神》）

某，三二。脉濡自汗，口淡无味，胃阳惫矣。

人参、淡附子、淡干姜、茯苓、南枣。（《临证指南医案·卷三·脾胃·胃阳虚》）

某。惊则气逆，阳泄为汗。用重镇压惊。

川桂枝木五分、黄芪去心二钱、人参一钱、龙骨煅一钱半、左牡蛎煅

一钱半。(《临证指南医案·卷七·惊·气逆阳泄》)

某。劳伤，阳虚汗泄。

黄芪三钱、白术二钱、防风六分、炙草五分。(《临证指南医案·卷三·汗·卫阳虚》)

身热解堕，恶风汗出如雨，喘渴，不任劳事，《内经》谓漏风症。此饮酒汗出当风，邪留腠理也。

白术、泽泻、鹿衔草、新会皮。(《叶氏医案存真·卷二》)

沈，十九。能食烦倦，手足汗出，目微黄，常鼻衄。夫热则消谷，水谷留湿，湿甚生热，精微不主四布，故作烦倦，久则痿黄谷疸。当与猪肚丸（白术、苦参、牡蛎、猪肚一具。——编者注），苍术换白术，重用苦参。(《临证指南医案·卷四·疸·谷疸》)

温邪上受，肺气痹寒，周身皮肤大痛，汗大泄，坐不得卧，渴欲饮水，干呕不已。从前温邪皆从热化，议以营卫邪郁例，用仲景越婢汤法。

杏仁、桂枝木、茯苓、炒半夏、生石膏。(《眉寿堂方案选存·卷上·冬温》)

徐，二九。奔走五日，即是劳力动伤阳气。血从右起，夜有冷汗，乃阳络空隙而泄越矣。凡治吐血之初，多投凉血降气，以冀其止。孰知阳愈渗泄，益增病剧，屡矣。

黄精、黄芪、炙草、苡仁、茯神。(《临证指南医案·卷二·吐血·劳伤中气虚》)

徐方鹤。脉缓舌白带灰黑色，心中烦热，汗多渴饮，嘈杂如饥，肛中气坠，如欲大便。平昔苦于脱肛，病虽夹湿热，寒凉清湿热之药味难投，拟进和中法。

炒麦冬、粳米、川斛、半夏、南枣。(《叶氏医案存真·卷二》)

阳微，湿阻汗泄。

术附汤（白术、附子、甘草、生姜、大枣。——编者注）。(《未刻本叶天士医案·方案》)

阳虚，自汗怯冷。

于术、附子、黄芪。

滚水泛丸。(《未刻本叶天士医案·方案》)

遇天气郁悖泛潮，常以枇杷叶拭去毛，净锅炒香，泡汤饮之四次，取芳香不燥，不为秽浊所侵，可免夏秋时令之病，若汗出口渴，夜坐火升舌碎，必用酸甘化阴以制浮阳上亢。

蒸熟乌梅肉一钱、冰糖三钱，煎汤饮。(《叶氏医案存真·卷二》)

遇天气郁悖泛潮，常以鲜佩兰叶泡汤一二次，取芳香不燥，不为秽浊所犯，可免夏秋时令之病。鲜莲子汤亦好，若汗出口渴，夜坐火升舌碎，必用酸甘化阴，以制浮阳上亢，宜著饭蒸熟。

乌梅肉、冰糖，略煎一沸，微温和服一次。(《叶氏医案存真·卷二》)

朱，三六。脉微，汗淋，右胁高突而软，色痿足冷，不食易饥，食入即饱。此阳气大伤，卫不拥护，法当封固。

人参、黄芪、制川附子、熟于术。(《临证指南医案·卷三·汗·卫阳虚》)

浊气上逆，恶心不食，冷汗烦躁，最防暴脱。不可但执恶露滞满，而专泄气攻血。

人参、淡干姜、淡附子、泽泻。

冲入童便。(《叶氏医案存真·卷一》)

◆内伤发热

晡热月余，阴分渐伤，恐延劳怯。

贞元饮(熟地、炙草、当归。——编者注)。(《未刻本叶天士医案·保元方案》)

陈。夜热，邪迫血妄行。议清营热。

犀角、鲜生地、丹皮、白芍。(《临证指南医案·卷二·吐血·心营热》)

留热未清，营液已耗，但论清邪，恐神索气夺，腻滞阴药，防余热痈疡，议理心之用，亦清补之意。

人参、麦冬、竹心、淮小麦。(《叶氏医案存真·卷三》)

先寒后热，是属伏邪，体质阴弱，未宜发表。伏邪者，乘虚伏于里也。当从里越之，"春温篇"中有黄芩汤可用。

黄芩汤（黄芩、白芍、甘草、大枣。——编者注）。（《未刻本叶天士医案·方案》）

先清气分之热，续商培元。

桑叶、青蒿、川贝、南参、骨皮、川斛。（《未刻本叶天士医案·方案》）

阴弱伏暑，发热，鼻衄，汗多。慎加调理，勿忽视之。

赤麦冬、鲜莲子、霍斛、木瓜、茯神。（《未刻本叶天士医案·保元方案》）

诸，十六岁。夜热不止，舌绛形干，前议伏暑伤阴，用竹叶地黄汤不应，是先天禀薄，夏至一阴不生，阴虚生热，成痨之象。

三才（天冬、熟地、人参。——编者注）加丹皮、骨皮。（《叶天士晚年方案真本·杂症》）

◆虚损

叶桂门人邹滋九根据叶氏诊治虚损经验总结说，虚损之症，经义最详，其名不一。考《内经》论五脏之损，治各不同。越人有上损从阳，下损从阴之议。其于针砭所莫治者，调以甘药。《金匮》遵之而立建中汤，急建其中气，俾饮食增而津血旺，以致充血生精而复其真元之不足，但用稼穑作甘之本味，而酸辛咸苦在所不用。盖舍此别无良法可医。然但能治上焦阳分之损，不足以培下焦真阴之本也。赖先生引伸三才、固本、天真、大造、桂枝龙骨牡蛎、复脉等汤，以及固摄诸方，平补足三阴法，为兼治五脏一切之虚，而大开后人聋聩，可为损症之一助也。《金匮》又云："男子脉大为劳，极虚亦为劳。"夫脉大为气分泄越，思虑郁结，心脾营损于上中，而营分委顿，是归脾、建中、养营、四君、五味、异功等汤之所宜也。脉极虚亦为劳，为精血内夺，肝肾阴不自立，是六味、八味、天真、大造、三才、固本、复脉等汤，以及平补足三阴、固摄诸法所宜也。然仲景以后，英贤辈出，岂无阐扬幽隐之人？而先生以上，又岂无高明好学之辈？然欲舍仲景先生之法，而能治虚劳者，不少概见。即如东垣、丹溪辈，素称前代名医，其于损不肯复者，每以参、术为主，有用及数斤者，其意谓有形精血难复，急培无形之气为要旨。亦即仲景建中诸汤而扩充者也。又厥后张景岳以命门阴分不足，是为阴中之阴虚，以左归饮、左归丸为主；命门阳分不足者，为阴中之阳虚，以右归饮、右归丸为主。亦不外先生所用三才、固本、天真、大造等汤，以及平补足三阴、固摄诸法，而又别无所见也。故后人称仲景先生善治虚劳者，得其旨矣。(《临证指南医案·卷一·虚劳》)

邵新甫也总结说，久虚不复谓之损，损极不复谓之劳。此虚劳损三者，相继而成也。参其致病之由，原非一种；所现之候，难以缕析。大凡因烦劳伤气者，先生用治上治中，所以有甘凉补肺胃之清津，柔剂养心脾之营液，或甘温气味、建立中宫，不使二气日偏，营卫得循行之义。又因纵欲伤精者，当治下而兼治八脉。又须知填补精血精气之分，益火滋阴之异。或静摄任阴，温理奇阳之妙处。若因他症失调，蔓延而致者，当认明原委，随其机势而调之，揣先生之用意，以分其体质之阴阳为要领，上中下见症为着想，传变至先后天为生死断诀。若逐节推求，一一有根荄可考，非泛泛然而凑用几味补药，漫言为治也。(《临证指南医案·卷一·虚劳》)

产后自乳阴伤，即是亡血虚象。陡然惊恐，内动肝肾，脊椎尾间骨凸，肌瘛，自脏阴损及奇脉矣。先冷后热，厥冷见症，良由骨枯髓竭，草根树皮，何能济事？

常用人乳热饮，日二三次。(《眉寿堂方案选存·卷下·女科》)

陈，二一。春病至夏，日渐形色消夺。是天地大气发泄，真气先伤，不主内守，为损怯之症。不加静养，损不肯复，故治嗽治热无用。交节病加，尤属虚象。脉左数甚，肛有漏疡，最难全好。

熟地、炒山药、建莲、茯苓、猪脊筋。(《临证指南医案·卷一·虚劳·阴虚》)

陈，葑门，六十七岁。老年仍有经营办事之劳。当暑天发泄之候，已经久嗽，而后呛血，是阳升上冒，阴不承载之病。病中再患疡溃脓泄，阴液走漏，天柱骨倒，尪羸仅存皮骨。两交令节，生气不来，草木焉得挽回？固阴敛液，希图延挨日月而已。

每日饮人乳一杯。(《叶天士晚年方案真本·杂症》)

陈，十七。疬劳在出幼之年，形脉生气内夺。冬月可延，入夏难挨。由真阴日消烁，救阴无速功，故难治。

两仪煎（人参、熟地，熬膏，白蜜收。——编者注）。(《临证指南医案·卷一·虚劳·阴虚》)

陈，同里，五十三岁。瘦人多燥，瘅疟，热气由四末乘至中焦，胃中津液，为热劫铄干枯，不饥不饱，五味不美，是胃阴伤也。

麦冬汁、人参、知母、生甘草。(《叶天士晚年方案真本·杂症》)

程，二五。男子思念未遂，阴火内燔，五液日夺，孤阳升腾，熏蒸上窍，已失交泰之义。此非外来之症，凡阴精残惫，务在胃旺，纳谷生阴。今咽喉鼻耳诸窍，久遭阴火之迫，寒凉清解仅调六气中之火，而脏真阴火乃闪电迅速莫遏。清寒必不却病，良由精血内空，草木药饵不能生精充液耳。

细生地、清阿胶、猪脊筋、天冬、川石斛（《叶氏医案存真·卷三》也录有本案：程舜文令郎。男子思念未遂，阴火内燔，五液日夺，但孤阳升腾，熏蒸上窍，已失交泰之义，此非外来之症。凡阴精残备，务在胃旺，纳谷生阴。今咽喉耳鼻诸窍，久遭阴火之逼，寒凉清解，仅调六气中之火，而脏真阴火，乃闪电迅速莫遏，清凉必不却病。良由精血内空，草木药饵，不能生精充液耳。——编者注）。(《种福堂公选医案·虚劳》)

程，六十二岁。形神衰，食物减，是积劳气伤，甘温益气，可以醒复。男子六旬，下元固虚，若胃口日疲，地味浊阴，反伤中和。

异功散（人参、茯苓、白术、甘草、陈皮。——编者注）。(《叶天士晚年方案真本·杂症》)

杜，凤阳，三十八岁。疟后脾弱肝乘，中气不舒，易生嗔怒。

生益智仁、檀香末、茯苓块、新会皮、枳实皮。

为末，水泛丸。(《叶天士晚年方案真本·杂症》)评点：亦是阴津被灼，五脏不润，气亢神烦，不尽宜用辛温，凡津伤则神无所养，而烦怒生。(《评点叶案存真类编·卷下·疟》)

二气交虚，是以形神困顿，难以名状。药饵自宜血肉补之，先以贞元饮益之。

贞元饮（熟地、炙草、当归。——编者注）。（《未刻本叶天士医案·方案》）

风毒湿郁，为六气所伤。医治经年，必损气血，为内伤症。

白蒺藜鸡子制、枸杞子。（《眉寿堂方案选存·卷下·外科》）

甘温佐以酸收，阴阳有渐交之机，热缓加谷，可谓明验。然产后损伤，古人远刚取柔，使有情生气日泰，理体可以却病。

人参、熟地、河车胶、归身、五味子。（《眉寿堂方案选存·卷下·女科》）

寡居菀（即蕴积之意。——编者注）劳，系乎情志损伤，草木难以奏功。因近日火升下寒，暂进加味贞元饮（熟地、炙草、当归。——编者注），制龙相之陡起。

熟地、白芍、青铅、牛膝炭、茯苓。（《眉寿堂方案选存·卷下·女科》）

劫胃水已应，议升阴中之阳，互入摄固。

人参、炒当归、五味子、茯神、鹿茸。（《眉寿堂方案选存·卷下·女科》）

金，麒麟巷，五十九岁。平日操持，或情怀怫郁，内伤病皆脏真偏以致病。庸医但以热攻，苦辛杂沓，津枯胃惫，清气不司转旋，知饥不安谷。

大半夏汤（半夏、人参、白蜜。——编者注）。（《叶天士晚年方案真本·杂症》）

久嗽阴伤，晡热，此属虚损。

贞元饮（熟地、炙草、当归。——编者注）。（《未刻本叶天士医案·保元方案》）

劳怯形肌日瘁，食减自利，腹痛寒热，由阴虚已及脾胃。无治嗽清滋之理．姑以戊己汤加五味，摄阴为议，是难愈之证。

炒白芍、炙甘草、北五味。（《叶氏医案存真·卷一》）

劳伤肾，左脉弦数。

贞元饮（熟地、炙草、当归。——编者注）。（《未刻本叶天士医案·保元方案》）

劳伤脱力，能食。

贞元饮（熟地、炙草、当归。——编者注）。（《未刻本叶天士医案·保元方案》）

脉濡，懒倦，多汗，口渴，体气素薄，炎暑烁金。当益气，保水之源。

麦冬、人参、知母、五味子。（《叶氏医案存真·卷二》）

脉微不耐按，真元已惫，何暇理邪？症危不易图治。

贞元饮（熟地、炙草、当归。——编者注）。（《未刻本叶天士医案·方案》）

脉虚数，喉干舌燥欲咳，乃阴亏于下，燥烁于上，非客病也。

生地、熟地、天冬、麦冬、扁豆。（《叶氏医案存真·卷二》）

某。久嗽咽痛，入暮形寒，虽属阴亏，形瘘脉软，未宜夯补。

麦冬、南沙参、川斛、生甘草、糯稻根须。（《临证指南医案·卷二·咳嗽·劳嗽》）

某。劳伤嗽血。

生黄芪皮三钱、茯苓三钱、炙黑甘草五分、黄精三钱、南枣三钱。（《临证指南医案·卷二·吐血·劳伤中气虚》）

某。神伤精败，心肾不交，上下交损，当治其中。

参术膏。米饮汤调送。（《临证指南医案·卷一·虚劳·中虚》）

疟三日乃发，是邪伏在阴，经年虽止，正伤难复。卫阳外泄，汗出神疲，宜甘温益气之属。五旬向衰，必节劳保养，不徒恃药。

养营法。用煨姜三两、南枣四两，煮汁泛丸。（《眉寿堂方案选存·卷上·疟疾》）

庞。久损精神不复，刻下土旺，立春大节，舌碎腭腐。阳升阴不上承，食不知味，欲吐。下损及胃，最属不宜。

人参、炒麦冬、紫衣胡桃肉、熟地鸡子黄、茯神。（《种福堂公选医

案·虚劳》)

钱，二七。形瘦，脉左数，是阴分精夺。自述谈笑或多，或胃中饥虚，必冲气咳逆，前年已失血盈碗。此下损精血，有形难复。以略精饮食，气返不趋。急以甘药益胃，中流砥柱，病至中不可缓矣。

人参、茯神、炙草、山药。(《临证指南医案·卷二·吐血·劳伤中气虚》)

邵，枫桥。七十七岁。高年四末肉肿骨大，乃气血已衰，不能涵注，内风暗起，谓风淫末疾。

桑寄生、枸杞子、虎掌骨、沙苑。

照常熬膏，不用蜜收。(《叶天士晚年方案真本·杂症》)

沈，四十九岁。操持经营，神耗精损，遂令阴不上朝，内风动跃，为痱中之象。治痰攻劫温补，阴愈损伤，枯槁日甚，幸以育阴熄风小安。今夏热益加发泄，真气更虚。日饵生津益气勿急，大暑不加变动，再商调理。固本丸去熟地，加北味。

天冬、生地、人参、麦冬、五味。(《临证指南医案·卷一·中风·液虚风动》)

王，二四。脉如数，垂入尺泽。病起肝肾下损，延及脾胃。昔秦越人云：自下焦损伤，过中焦则难治。知有形精血难复，急培无形之气为旨。食少便溏，与钱氏异功散(人参、茯苓、白术、甘草、陈皮。——编者注)。(《临证指南医案·卷一·虚劳·脾肾兼虚》)

王，六七。老人舌腐，肉消肌枯，心事繁冗，阳气过动，致五液皆涸而为燥。冬月无妨，夏月深处林壑，心境凝然，可以延年。每早服牛乳一杯。(《临证指南医案·卷五·燥·心阳过动伤液》)

心营肺卫同治。

鲜生地、蔗汁、生甘草梢、麦门冬、花粉。(《眉寿堂方案选存·卷上·暑》)

杨氏。背寒心热，胃弱少餐，经期仍至，此属上损。

生地、茯神、炒麦冬、生扁豆、生甘草。(《临证指南医案·卷一·虚劳·上损及胃》)

养胃阴，谷增，不时形凛，理下焦保元为主。

贞元饮（熟地、炙草、当归。——编者注）。（《未刻本叶天士医案·保元方案》）

阴亏阳亢。

大补阴汤（黄柏、知母、熟地、龟板、猪脊髓。——编者注）。（《未刻本叶天士医案·方案》）

阴损及阳，寒热日加，脉数形瘦，其何以理。

贞元饮（熟地、炙草、当归。——编者注）。（《未刻本叶天士医案·保元方案》）

张。劳烦，夏秋气泄而病，交小雪不复元。咽中微痛，血无华色。求源内损不藏，阴中之阳不伏，恐春深变病。

熟地炭、清阿胶、川斛、浸白天冬、秋石二分。（《临证指南医案·卷一·虚劳·阴虚》）

钟，二十。少年形色衰夺，见症已属劳怯。生旺之气已少，药难奏功，求医无益。食物自适者，即胃喜为补。扶持后天，冀其久延而已。

鱼鳔、湖莲、秋石、芡实、金樱子。（《临证指南医案·卷一·虚劳·阴虚》）

仲，三八。久劳内损，初春已有汗出，入夏食减，皆身中不耐大气泄越，右脉空大，色痿黄，衰极难复。无却病方法，议封固一法。

人参、黄芪、熟于术、五味。（《临证指南医案·卷一·虚劳·中虚》）

周，二四。先天禀薄，壮盛精气不足，形神劳动，阳乃浮越。精血皆有形，非旦夕可生。培养无形元气，可生有形之精血。勿诵读烦心，勿摇精动肾，静养百日，壮年可以生复。

两仪煎（人参、熟地，熬膏，白蜜收。——编者注）。

周，七十。脉神形色，是老年衰惫，无攻病成法。大意血气有情之属，栽培生气而已。

每日不拘，用人乳或牛乳，约茶盏许，炖暖入姜汁三分。（《临证指南医案·卷一·虚劳·阴虚》）

朱，临顿路。精血空隙在下，有形既去难生，但阴中之阳虚，桂附辛热刚猛，即犯劫阴燥肾。此温字若春阳聚，万象发生，以有形精血，身中固生气耳。

淡苁蓉、桑螵蛸、炒黑大茴香、锁阳、生菟丝子粉。（《叶天士晚年方案真本·杂症》）

壮水之药，且晚难以奏绩。

大补阴汤（黄柏、知母、熟地、龟板、猪脊髓。——编者注）。（《未刻本叶天士医案·方案》）

◆癥瘕

叶桂门人龚商年根据叶氏诊治癥瘕积聚经验总结说，夫癥者征也，血食凝阻，有形可征，一定而不移。瘕者假也，脏气结聚，无形成假，推之而可动。昔有七癥八瘕之说，终属强分名目，不若有形无形之辨为明的也。二症病在肝脾，而胃与八脉亦与有责。治之之法，即从诸经，再究其气血之偏胜。气虚则补中以行气，气滞则开郁以宣通，血衰则养营以通络，血瘀则入络以攻痹，此治癥瘕之大略。古方甚多，而葱白丸、乌鸡煎丸尤为神效。癥瘕之外，更有痃癖、肠覃、石瘕、内疝等症，古人论之已详，兹不必赘。今参先生方案，如营伤气阻者，于益营之中，佐通泄其气。如络虚则胀，气阻则痛者，以辛香苦温入络通降。又如肝胃两病者，以泄肝救胃。肝胃脾同病者，则扶土制木。肝脏之气独郁不宣者，辛香专治于气。血痹络进失和者，辛香专理其血。病由冲任扰及肝胃之逆乱者，仍从肝胃两经主治，以疏降温通。凡此悉灵机法眼，药不妄投。总之治癥瘕之要，用攻法宜缓宜曲，用补法忌涩忌呆。上逆则想肝脏冲病之源头，下垂则究中气阴邪之衰旺。吞酸吐水，必兼刚药，液枯肠结，当祖滋营。再辨脉象之神力，形色之枯泽，致病之因由，则治法自然无误矣。（《临证指南医案·卷九·癥瘕》）

叶桂门人姚亦陶也总结说，自《难经》分出积者阴气也，五脏所生；聚者阳气也，六腑所成。后巢氏《病源》另立癥瘕之名，以不动者为癥，动者为瘕。究之，亦即《经》积聚之意也。前贤有云：积聚者，就其肓膜结聚之处，以经脉所过部分，属脏者为阴，阴主静，静则坚而不移。

属腑者为阳，阳主动，动则移而不定。故是案中又从而悟出云：著而不移，是为阴邪聚络，大旨以辛温入血络治之。盖阴主静，不移即主静之根，所以为阴也。可容不移之阴邪者，自必无阳动之气以旋运之，而必有阴静之血以倚伏之，所以必藉体阴用阳之品，方能入阴出阳，以施其辛散温通之力也。又云：初病气结在经，久则血伤入络，辄仗蠕动之物，松透病根，是又先生化裁之妙，于古人书引伸触类而得。若夫荟、肷之去热滞，芥、蛤之豁凝痰，不过为先生用古处也。案中积症，第见伏梁，不能尽备。然宋时诸贤，于五积、九积治法，载在书籍者颇多。大略消补兼施，并以所恶者攻，所喜者诱尔，业医者自当知之稔也。（《临证指南医案·卷四·积聚·伏梁》）

曹。著而不移，是为阴邪聚络。诊脉弦缓，难以五积、肥气攻治，大旨以辛温入血络治之。

当归须、延胡、官桂、橘核、韭白。（《临证指南医案·卷四·积聚·脉络凝痹》）

高，陆墓，二十岁。少壮、脉小涩属阴，脐左起瘕，年来渐大而长，此系小肠部位。小肠失司，变化传导，大便旬日始通，但脾胃约束津液不行，古人必用温通缓攻，但通肠壅，莫令碍脾。

麻仁、桂心、桃仁、大黄，蜜丸，服二钱。（《叶天士晚年方案真本·杂症》）

膈间肿，横如臂，坚硬痛楚。体髀骱股皆肿，经谓之伏梁，又曰风根。此下焦阳虚，气不能运化也。此属危症，勉拟一方，恐未能效。

淡川附、荜澄茄、人参、鹿茸、茯苓。（《叶氏医案存真·卷一》）

脉微，久泄，瘕聚。

四神丸（补骨脂、五味、肉果、吴萸。——编者注）。（《未刻本叶天士医案·方案》）

热病失治，三焦皆被邪结，不甚清明。左胁瘕聚有形，食下渐胀。大便日前颇利，目今便秘，是肠胃经络之邪未清，清空之窍尚蒙。调治之法，亦宜分三焦为法，白金丸（白金丸：白矾、郁金。——编者注）可用，午后进汤药。

方未见。(《眉寿堂方案选存·卷上·暑》)

太平,四十九。左胁有形,渐次腹大,每投攻下泄夺,大便得泻,胀必少减,继则仍然不通。频频攻下,希图暂缓。病中胀浮,下部加针刺以决水之出,肿消,病仍不去。病患六年,久已断想此病之愈。要知此病初由肝气不和,气聚成瘕,屡发攻泻,脾胃反伤。古云:脐突伤脾。今之所苦,二便欲出,痛如刀刺。盖气胀久下,再夺其血,血液枯,气愈结矣。宣通宜以利窍润剂。

琥珀屑一钱、麝香一分、大黑豆皮四钱、杜牛膝一两。

二便通后接服:

芜蔚子、郁李仁、杜牛膝、当归身、冬葵子。(《叶氏医案存真·卷三》)

薛奶奶。疝瘕痛在少腹左旁,病伤厥阴络脉,宗仲景法。

当归三钱、生精雄羊肉切片,漂去血水、生姜一钱、炒黑小茴香一钱。(《种福堂公选医案·瘕》)

朱,四十。疝瘕,腹痛有形,用柔温辛补。

当归、生姜、羊肉。(《临证指南医案·卷九·癥瘕·营络气聚底》)

# 八、肢体经络

## ◆痹证

叶桂门人邹滋九根据叶氏诊治痹证经验总结说,此症与风病相似,但风则阳受之,痹则阴受之,故多重著沉痛。其在《内经》,不越乎风寒湿三气。然四时之令,皆能为邪,五脏之气,各能受病。其实痹者,闭而不通之谓也。正气为邪所阻,脏腑经络,不能畅达,皆由气血亏损,腠理疏豁,风寒湿三气得以乘虚外袭,留滞于内,致湿痰浊血,流注凝涩而得之。故经云:三气杂至,合而为痹。又云:风胜为行痹,寒胜为痛痹,湿胜为著痹,以及骨痹、筋痹、脉痹、肌痹、皮痹之义。可知痹病之症,非偏受一气足以致之也。然而病症多端,治法亦异,余亦不能尽述。兹以先生治痹之法，为申明一二。有卫阳疏，风邪入络而成痹者，以宣通经脉，甘寒去热为主。有经脉受伤，阳气不为护持而为痹者，以温养通补，扶持生气为主。有暑伤气，湿热入络而为痹者，用舒通经脉之剂，使清阳流行为主。有风湿肿痛而为痹者，用参、术益气，佐以风药壮气为主。有湿热伤气，及温热入血络而成痹者，用固卫阳以却邪，及宣通营络，兼治奇经为主。有肝阴虚，疟邪入络而为痹者，以咸苦滋阴，兼以通逐缓攻为主。有寒湿入络而成痹者，以微通其阳，兼以通补为主。有气滞热郁而成痹者，从气分宣通为主。有肝胃虚滞而成痹者，以两补厥阴、阳明为治。有风寒湿入下焦经隧而为痹者，用辛温以宣通经气为主。有肝胆风热而成痹者，用甘寒和阳，宣通脉络为主。有血虚络涩，及营虚而成痹者，以养营养血为主。又有周痹、行痹、肢痹、筋痹，及风寒湿三气杂合之痹，亦不外乎流畅气血，祛邪养正，宣通脉络诸法。故张景岳云：治痹之法，只宜峻补真阴，宣通脉络，使气血得以流行，不得过用风燥等药，以再伤阴气。亦见道之言也。(《临证指南医案·卷七·痹》)

某，二九。湿温阻于肺卫，咽痛，足跗痹痛。当清上焦，湿走气自和。

飞滑石、竹叶心、连翘、桔梗、射干、芦根。(《临证指南医案·卷五·湿·湿温阻肺》)

某。痹痛在外踝筋骨，妨于行走。邪留经络，须以搜剔动药。

川乌、全蝎、地龙、山甲、大黑豆皮。(《临证指南医案·卷七·痹·风寒湿入下焦经隧》)

宿迁，四十七。冬月涉水，水寒深入筋骨，积数年而胫膝骨冷筋纵。病在下为阴，水寒亦是阴邪。久则气血与邪混乱，草木不能驱逐。古人取虫蚁佐芳香直攻筋骨，用许学士法。

炒乌头、全蝎、麝香。

飞面火酒泛丸。(《叶氏医案存真·卷三》)

阳明络空，风湿乘之，右肢痹痛，且发红疿。

生芪皮、赤芍、花粉、归身、桂枝。(《未刻本叶天士医案·方案》)

◆痿证

叶桂门人邹滋九根据叶氏诊治痿证经验总结说,《经》云:肺热叶焦,则生痿躄。又云:治痿独取阳明。以及脉痿、筋痿、肉痿、骨痿之论。《内经》于痿症一门,可谓详审精密矣。奈后贤不解病情,以诸痿一症,或附录于虚劳,或散见于风湿,大失经旨。赖丹溪先生特表而出之,惜乎其言之未备也。夫痿症之旨,不外乎肝、肾、肺、胃四经之病。盖肝主筋,肝伤则四肢不为人用,而筋骨拘挛。肾藏精,精血相生,精虚则不能灌溉诸末,血虚则不能营养筋骨。肺主气,为高清之脏,肺虚则高源化绝,化绝则水涸,水涸则不能濡润筋骨。阳明为宗筋之长,阳明虚则宗筋纵,宗筋纵则不能束筋骨以流利机关,此不能步履,痿弱筋缩之症作矣。故先生治痿,无一定之法,用方无独执之见。如冲任虚寒而成痿者,通阳摄阴,兼实奇脉为主。湿热沉著下焦而成痿者,用苦辛寒燥为主。肾阳奇脉兼虚者,用通纳八脉,收拾散越之阴阳为主。如下焦阴虚,及肝肾虚而成痿者,用河间饮子、虎潜诸法,填纳下焦,和肝熄风为主。阳明脉空,厥阴风动而成痿者,用通摄为主。肝肾虚而兼湿热,及湿热蒸灼筋骨而成痿者,益下佐以温通脉络,兼清热利湿为主。胃虚窒塞,筋骨不利而成痿者,用流通胃气,及通利小肠火腑为主。胃阳、肾、督皆虚者,两固中下为主。阳明虚,营络热,及内风动而成痿者,以清营热,熄内风为主。肺热叶焦而成痿者,用甘寒清上热为主。邪风入络而成痿者,以解毒宣行为主。精血内夺,奇脉少气而成痿者,以填补精髓为主。先生立法精详,真可垂诸不朽矣。(《临证指南医案·卷七·痿》)

吴,二十。雨湿泛潮外来,水谷聚湿内起,两因相凑,经脉为痹。始病继以疮痏,渐致痿筋弛,气隧不用。湿虽阻气,而热蒸烁及筋骨,久延废弃有诸。

大豆黄卷、飞滑石、杏仁、通草、木防己。(《临证指南医案·卷七·痿·湿热蒸烁筋骨》)

◆颤证

程,五六。曲运神机,心多扰动,必形之梦寐,诊脉时,手指微震，食纳痰多。盖君相动主消烁，安谷不充形骸。首宜理阳明以制厥阴，勿多歧也。

人参、枳实、半夏、茯苓、石菖蒲。(《临证指南医案·卷三·木乘土·肝胃》)

◆肢痉

舌白灰刺，肢痉牵厥，神识少慧如寐，嘿嘿呓语。秽邪欲闭宜开，久延胃气已乏，辟秽须轻，辅以养胃。

人参、半夏、鲜菖蒲根汁、粳米、麦冬。(《眉寿堂方案选存·卷上·时病湿温》)

◆腰痛

叶桂门人龚商年根据叶氏诊治腰痛经验总结说，腰者肾之府，肾与膀胱为表里，在外为太阳，在内属少阴，又为冲任督带之要会。则腰痛一症，不得不以肾为主病，然有内因、外因、不内外因之别。旧有五辨：一曰阳虚不足，少阴肾衰；二曰风痹风寒，湿著腰痛；三曰劳役伤肾；四曰坠堕损伤，五曰寝卧湿地，其说已详。而景岳更增入表里、虚实、寒热之论，尤为详悉。夫内因治法，肾脏之阳有亏，则益火之本，以消阴翳，肾脏之阴内夺，则壮水之源，以制阳光。外因治法，寒湿伤阳者，用苦辛温以通阳泄浊，湿郁生热者，用苦辛以胜湿通气。不内外因治法，劳役伤肾者，以先后天同治，坠堕损伤者，辨伤之轻重，与瘀之有无，或通或补。若夫腿足痛，外感者，惟寒湿、湿热、湿风之流经入络。经云：伤于湿者，下先受之。故当以治湿为主，其间佐温，佐清，佐散，随症以制方。内伤则不外肝、脾、肾三者之虚，或补中，或填下，或养肝，随病以致治。古来治腰腿足痛之法，大略如此也。然审症必如燃犀烛怪，用药尤贵以芥投针。今阅案中，有饮酒便溏，遗精不已，腰痛麻木者，他人必用滋填固涩等药，先生断为湿凝伤脾肾之阳，用苓桂术姜汤，以驱湿暖土。有老年腰痛者，他人但撮几味通用补肾药以治，先生独想及奇经之脉隶于肝肾，用血肉有情之品，鹿角、当归、苁蓉、薄桂、小茴，以温养下焦。有痛著右腿，肌肉不肿，入夜势笃者，先生断其必在筋骨，邪流于阴，用归须、地龙、山甲、细辛，以辛香苦温入络搜邪。

有两足皮膜抚之则痛者，似乎风湿等症，先生断其厥阴犯阳明，用川楝、延胡、归须、桃仁、青皮、山栀，以疏泄肝脏。有饱食则哕，两足骨骱皆痛者，人每用疏散攻劫，先生宗阳明虚不能束筋骨意，用苓姜术桂汤，以转旋阳气。种种治法，非凡手所及。要之，治病固当审乎虚实，更当察其虚中有实，实中有虚，使第虚者补而实者攻，谁不知之？潜玩方案，足以补后人之心智也，岂浅鲜哉！（《临证指南医案·卷八·腰腿足痛》）

劳伤肾真，腰痛，咳嗽。

贞元饮（熟地、炙草、当归。——编者注）。（《未刻本叶天士医案·方案》）

某。便溏，腰痛，无力。

术菟丸（白术、菟丝子。——编者注）方。（《临证指南医案·卷八·腰腿足痛·腰痛》）

肾虚湿着，腰为之痛。

茯苓、于术、炙草、干姜。（《未刻本叶天士医案·保元方案》）

王，三五。脉迟缓，饮酒便溏，遗精数年不已，近日腰髀足膝坠痛麻木。此湿凝伤其脾肾之阳，滋填固涩，决不应病。先议用苓姜术桂汤，驱湿暖土，再商后法。（《临证指南医案·卷八·腰腿足痛·腰膝痛》）

血症发后，体虚气弱。暑气外侵，而寒热腰痛，饥不欲食。虽咳嗽未减，当治其本，即急则治标之义也。

香薷、扁豆、木瓜、厚朴。（《叶氏医案存真·卷二》）

阳困失旷，胸闷腰痛。

苓姜术桂汤。（《未刻本叶天士医案·方案》）

腰痛如束，腹膨欲胀，八脉为病。

鹿角、小茴、茯苓、杜仲、当归。（《眉寿堂方案选存·卷下·女科》）

足跟筋骨痛，不能履地，渐至延及腰脊，向患遗精此肝肾精血内耗，将成痿躄也。

生精羊肉、炒当归身、舶茴香、老生姜。（《叶氏医案存真·卷一》）

◆疼痛

叶桂门人华玉堂根据叶氏诊治疼痛经验总结说，《经》云：诸痛痒疮，皆属于心。夫心主君火，自当从热而论，然此乃但言疮耳。若疡科之或痛或疽，则有阴有阳，不可但执热而论矣。又如"举痛论"中所言十四条，惟热留小肠一条则主乎热，余皆主乎寒客。故诸痛之症，大凡因于寒者，十之七八，因于热者，不过十之二三而已。如欲辨其寒热，但审其痛处，或喜寒恶热，或喜热恶寒，斯可得其情矣。至于气血虚实之治，古人总以一通字立法，已属尽善。此通字，勿误认为攻下通利讲解，所谓通其气血则不痛是也。然必辨其在气分与血分之殊。在气分者，但行其气，不必病轻药重，攻动其血。在血分者，则必兼乎气治，所谓气行则血随之是也。若症之实者，气滞血凝，通其气而散其血则愈。症之虚者，气馁不能充运，血衰不能滋荣，治当养气补血，而兼寓通于补，此乃概言其大纲耳。若夫诸痛之症，头绪甚繁。内因七情之伤，必先脏腑而后达于肌躯。外因六气之感，必先肌躯而后入于脏腑，此必然之理也。在内者考内景图，在外者观经络图。其十二经游行之部位，手之三阴，从脏走手，手之三阳，从手走头，足之三阳，从头走足，足之三阴，从足走腹。凡调治立方，必加引经之药，或再佐以外治之法，如针灸砭刺，或敷贴熨洗，或按摩导引，则尤易奏功。此外更有跌打闪挫、阴疽内痛、积聚癥瘕、蛔蛲疝痹、痧胀中恶诸痛，须辨明证端，不可混治。今观各门痛证诸案，良法尽多，难以概叙。若撮其大旨，则补泻寒温，惟用辛润宣通，不用酸寒敛涩以留邪，此已切中病情。然其独得之奇，尤在乎治络一法。盖久痛必入于络，络中气血，虚实寒热，稍有留邪，皆能致痛，此乃古人所未及详言，而先生独能剖析明辨者。以此垂训后人，真不愧为一代之明医矣。（《临证指南医案·卷八·诸痛》）

龚商年也总结说，肺朝百脉，肺病则不能管摄一身，故肺俞为病，即肩背作痛。又背为阳明之府，阳明有亏，不能束筋骨，利机关，即肩垂背曲。至于臂，经络交会不一，而阳明为十二经络之长，臂痛亦当责之阳明。但痛有内外两因，虚实迥异；治分气血二致，通补攸殊。如营虚脉络失养，风动筋急者，不受辛寒，当仿东垣舒筋汤之意，佐以活络

下卷 小方医案

丹。劳倦伤阳，脉络凝塞，肩臂作痛者，以辛甘为君，佐以循经入络之品。阳明气衰，厥阴风动，右肩痛麻者，用枸杞、归身、黄芪、羚羊、桑枝膏，为阳明、厥阴营气两虚主治。血虚风动者，因阳明络虚，受肝脏风阳之扰，用首乌、枸杞、归身、胡麻、柏子仁、刺蒺藜等味，以柔甘为温养。失血背痛者，其虚亦在阳明之络，用人参、归身、枣仁、白芍、炙草、茯神，以填补阳明。若肾气上逆，则督虚为主病，宜用奇经之药以峻补真阳。至于口鼻吸受寒冷，阻郁气隧，痛自胸引背者，宗《内经》诸痛皆寒之义，以温药两通气血。更有古法，如防风汤散肺俞之风，指迷丸治痰流臂痛，控涎丹治流痹牵引，此皆从实症而治，所谓通则不痛也。医者不拘守一法，洞悉病源，运巧思以制方，而技于是进。（《临证指南医案·卷八·肩臂背痛》）

曹，三十四岁。痛久必留瘀聚，屡次反复，以辛通入络。

桃仁、归须、麻仁、柏子仁、降香汁。（《叶天士晚年方案真本·杂症》）

丁，廿二岁。劳怯在前，痛利后加。外如寒，内必热，阴伤及阳矣。病深且多，医药焉能瞻前顾后，姑以痛坠少缓，冀其胃苏，非治病也。

理阴煎（熟地、当归、炙甘草、干姜，或加肉桂。——编者注）去炮姜、加白芍。（《叶天士晚年方案真本·杂症》）

陆。脉沉微，阳气大伤，阴浊僭踞，旦食不能暮食，周身掣痛，背胀，病状着难愈之症。

人参、附子、干姜、茯苓、泽泻。（《临证指南医案·卷四·噎膈反胃·阳虚阴浊凝滞》）

双林，廿七。痛而喜按属虚，痰多肢冷，是脾厥病。大便三四日一通，乃津液约束。

炒熟桃仁、火麻仁、片姜黄、当归须、炒延胡索。（《叶氏医案存真·卷三》）

汪。胃阳伤残，浊气上攻，将为痛厥。当治阳明之阳。

吴茱萸、姜汁、半夏、茯苓、粳米。

又，照前方去吴萸，加广皮。（《临证指南医案·卷七·痉厥·痛

厥》）

王。脉数而细，忽痛必热肿，且痛来迅速。思五行六气之流行，最速莫如火风。高年脂液久耗，人身之气，必左升右降。相火寄于肝，龙火起于肾，并从阴发越。本乎根蒂先亏，内乏藏纳之职司矣。

每日服东垣滋肾丸（黄柏、知母、肉桂。——编者注）三钱，秋石汤送，以泻阴中伏热。（《临证指南医案·卷八·诸痛·阴分伏热》）

阴液枯槁，奇经无涵，身痛舌干。

生地、天门冬、桂圆肉、枸杞子。（《未刻本叶天士医案·保元方案》）

中年饱食，虚里穴痛胀，引之吐出，痛胀势减，必起寒热，旬日乃已。夫脾主营，胃主卫。因吐动中，营卫造偏周行，脉中脉外参差，遂致寒热。且纳物主胃，运化在脾，皆因阳健失司，法当暖中，用火生土意，再以脉沉弦细参论，都系阴象有年，反胃格胀，清阳渐弱，浊阴僭窃为多。症脉属虚，温补宜佐宣通，守中非法。

生淡干姜、茯苓、人参、熟半夏、白粳米。（《叶氏医案存真·卷一》）

邹，五旬又四。阳明脉衰，肩胛筋缓，不举而痛。治当通补脉络，莫进攻风。

生黄芪、于术、当归、防风根、姜黄、桑枝。（《临证指南医案·卷八·肩臂背痛·肩臂痛》）

◆麻木

脉沉而迟，向有寒疝瘕泄，继而肠血不已，渐渐跗臁麻木无力，此因膏粱酒醴，酿湿内著。中年肾阳日衰，肝风肆横，阳明胃络空乏，无以束筋，流利机关，日加委顿，乃阳虚也。仿古劫胃水法。

生茅术、人参、厚朴、生炮附子、陈皮。（《叶氏医案存真·卷一》）

脉小肢麻，属阳微失护。痰饮内阻，日久有类中之患。

术附汤（白术、附子、甘草、生姜、大枣。——编者注）。（《未刻本叶天士医案·方案》）

脉左右弦，身麻肢冷，脘中胀闷，不饥吞酸，由中虚肝气内动之故。五六月当脾胃司胎，又体质不受苦寒，非清火破泄气分之治所宜。

人参、枳壳、生姜汁、半夏、桔梗。(《眉寿堂方案选存·卷下·女科》)

沈，二十九岁。男子左血右气。左麻木，血虚生风，延右面颊及阳明脉矣。以辛甘血药理血中之气。

枸杞、菊花、刺蒺藜、桑寄生。

蜜丸。(《叶天士晚年方案真本·杂症》)

◆络病

肩背肢末，皆阳气游行之所，牵制不和是络脉中病。首用东垣舒经，接用参、芪、术、附，两法不应，必客气袭入脉中。灸刺无功，议用酒醴通和血脉。

钻地风五两，千年健五两，大黑豆六两。

三味投入无灰酒十斤，隔水煮。一日早晚暖服三四杯。(《叶氏医案存真·卷一》)

# 九、其他

◆惊恐

叶桂门人华岫云根据叶氏诊治惊证经验总结说，经云：惊则伤胆，恐则伤肾。大凡可畏之事，猝然而至者谓之惊。若从容而至，可以宛转思维者，谓之恐。是惊急而恐缓也。夫惊症，大人亦有之，小儿最多，因其神志未坚，胆气未充，故每遇稍异之形声，即陡然而惊矣。惊之所伤，由心猝及乎胆，由胆即及乎肝，遂致心主君火，兼肝胆中相火风木，骤然而起。症现搐溺瘛疭，神昏谵妄，肢冷厥逆，吐乳身热，目窜口噤。种种所患，无非心、肝、胆之现症，而实毫无外感之风邪。此因外受之惊，而动内之木火风也。故但当以一惊字立为病名，斯乃切当。因其内风沸起，遂加一风字，因病来迅速，又加一急字，故遂有急惊风之病名，此已属牵强附会矣。至于今之混称为急惊风者，更属背谬。总因小儿阴气未充，外感之风温、风热、风火，以及寒邪化热，并燥火诸症，最易伤阴。阴伤则血不营筋，液伤则脉络滞涩。热盛亦能使内之木火风相继而起，所现之症，与受惊者类亦相同。然实非因受惊而起，其所治之法，大有区别。如果因惊者，治宜安养心神，镇惊定怯，甘凉清内热，柔润熄肝风，或少佐芳香，通其窍络，舒其结闭。至于刚热燥涩，表散之药，概不可用。若无惊而但感外邪者，有宜于凉散，有宜于温散，有宜于苦寒清火，有宜于甘温扶阳，或补或泻，自当按六淫之邪而施治，与惊字毫无关涉。奈今之医者，每遇非惊之症，因不能辨明六气中所伤何气，却定不出病名，遂强将一惊字混入，藉口漫称为急惊风症，掩饰欺人。病家亦酷信之，以为小儿防范难周，焉有无惊之理。其所订之方，错杂游移，不知治惊总以心、肝、胆为主。若治时邪，须兼肺、胃、脾、肾、三焦、营卫、经络而论，大不相同也。更有一种称慢惊风之病名者，尤属怪诞不经，必当呕为驳正。有论在幼科吐泻之后，宜合观之。(《临证指南医案·卷七·惊》)

陈，二九。心中若烟雾，嗳则气散，少顷即聚。易惊恐畏惧，呕逆不渴，自述难鸣苦况。泻后亡阴，热药劫阴，前议和胃不应，主以镇之摄之。

炙甘草、淮小麦、大枣、枣仁、青龙骨。(《临证指南医案·卷七·惊·脏躁阳浮》)

# 妇科医案

## 一、月经病

叶桂门人秦天一根据叶氏调经经验总结说，《易》曰：乾道成男，坤道成女。女子属阴，以血为主，故女科治法，首重调经。经，常也，如潮汐之有信，如月之盈亏，不愆其期，故曰经水，又曰月事，又曰月信。《内经》云：太冲脉盛，月事以时下。景岳云：冲为五脏六腑之海，脏腑之血，皆归冲脉。可见冲脉为月经之本也。然血气之化，由于水谷。水谷盛则血气亦盛，水谷衰则血气亦衰。是水谷之海，又在阳明，可见冲脉之血，又总由阳明水谷所化，而阳明胃气，又为冲脉之本也。故月经之本，所重在冲脉，所重在胃气，所重在心脾生化之源耳。心主血，脾统血，肝藏血。凡伤心、伤脾、伤肝者，均能为经脉之病。《内经》曰：二阳之病发心脾，有不得隐曲，女子不月，其传为风消，其传为息贲者，死不治。不得隐曲，言情欲不遂，而病发心脾也。风消者，发热消瘦，胃主肌肉也。息贲者，喘息上奔，胃气上逆也。此虽言病发心脾，而实重在胃气，因心为胃之母，胃为脾之腑也。《内经》又曰：有病胸胁支满者，妨于食，病至则先闻腥臊臭，出清液，先唾血，四肢清，目眩，时时前后血，病名血枯。此得之年少时，有所大脱血。若醉入房中，气竭肝伤，故月事衰少不来也。治之以四乌鲗骨一藘茹，二物并合之，丸以雀卵，大如小豆，以五丸为后饭，饮以鲍鱼汁，利肠中及伤肝也。此段经文，全重在气竭肝伤四字，为通节之纲旨。胸胁，肝部也。支满，肝病也。妨于食，木邪凌土也。病则先闻腥臊臭，脾喜芳香，今脾土为木邪凌虐，病则先闻腥臊，乃肝之旺气也。出清液，脾虚不能敷化水精也。

先唾血，脾伤不能统运营血也。四肢清，阳衰不能傍达四末也。目眩，阳不充而水上溢滋于经也。前后血，阴受伤而血内溢于络也。血枯，内有干血，血不归经，而结胞门也。良由年少不禁，气竭肝伤，而致月事衰少或不来也。治以乌鲗骨四分，取其味咸走肾，性温达肝。配以藘茹一分，取其辛散内风，温去恶血。二物并合，功专破宿生新。丸以雀卵，取其温补助阳，能调子脏精血。以五丸为后饭者，先药后饭，待药徐行下焦，力贵专功，五丸不为少也。饮以鲍鱼汁，利肠垢，和肝伤，取其臭秽之味，佐乌鲗骨而辟宿积之血也。《金匮要略》言调经之法甚详，后世如王节斋、薛立斋诸贤，论症透彻，用方精切，俱可为程式，兹不具赘。今观叶先生案，奇经八脉，固属扼要。其次最重调肝，因女子以肝为先天，阴性凝结，易于拂郁，郁则气滞血亦滞。木病必妨土，故次重脾胃。余则血虚者养之，血热者凉之，血瘀者通之，气滞者疏之，气弱者补之，其不治之症，直言以告之。诚一代之良工，女科之明鉴，学者当奉为典型。更能参考《内经》、仲景，及诸贤案论，自然学业日进，登峰造极矣。（《临证指南医案·卷九·调经》）

邵新甫总结叶氏诊治热入血室经验说，考热入血室，《金匮》有五法。第一条主小柴胡，因寒热而用，虽经水适断，急提少阳之邪，勿令下陷为最。第二条伤寒发热，经水适来，已现昼明夜剧，谵语妄见，恐人误认阳明实病，故有无犯胃气及上二焦之戒。第三条中风寒热，经水适来，七八日，脉迟身凉，胸胁满如结胸状，谵语者，显无表症，全露热入血室之候，自当急刺期门，使人知针力比药力尤捷。第四条阳明病，下血谵语，但头汗出，亦为热入血室，亦刺期门，汗出而愈，仲景无非推广其义，教人当知通变。第五条，明其一症，而有别因为害，如痰潮上脘，昏冒不知，当先化其痰，后除其热等语，所谓急者先除也。乃今人一遇是症，不辨热入之轻重，血室之盈亏，遽与小柴胡汤，贻害必多。要之，热甚而血瘀者，与桃仁承气，及山甲、归尾之属。血舍空而热陷者，用犀角地黄汤，加丹参、木通之属。表邪未尽，而表症仍兼者，当合乎和解。热轻而清药过投，气机致钝者，不妨借温通为使。血结胸有桂枝红花汤，参入海蛤、桃仁之治。昏狂甚，进牛黄膏（牛黄二钱半、朱砂、郁金、丹皮各三钱、冰片一钱、甘草一钱，炼蜜丸如柏子大，每服一丸，新水化下。——编者注），调入清气化结之煎。再观案中，有两解气血燔蒸之玉女法，热甚阴伤，有育阴养气之复脉法，又有护阴涤热之缓攻法。先圣后贤，其治总条分缕析，学者审症制方，慎毋拘乎柴胡一法也。(《临证指南医案·卷九·热入血室》)

◆闭经

顾，二八。病起经阻，形容日瘦，嘈杂刻饥，心腹常热。此乃悲惋离愁，内损而成劳。阴脏受伤，阳脉不流，难治之症。必得怡悦情怀，经来可挽。但通经败血，断不可用。

生地、人参、茯苓、沉香汁、琥珀末调入。(《临证指南医案·卷九·调经·郁劳阴虚》)

某。脉数，形疲，咳，经闭半年，已经食减，便溏，浮肿。无清漱通经之理，扶持中土，望其加谷。

四君子汤。(《临证指南医案·卷九·调经·脾胃阳虚》)

某。停经三月，下漏成块，少腹膨痛。议通和奇脉。

鹿角霜、生杜仲、桂枝木、生沙苑、当归、茯苓、红枣。(《临证指南医案·卷九·崩漏·奇脉不和》)

徐，二三。经水久不来，寒热，喉痛痹，郁劳，药难取效。

清阿胶丸，鸡子黄汤送。(《临证指南医案·卷九·调经·郁劳阴虚》)

悒郁内损经阻，筋骨皆痛，损伤不复，即是劳怯。温养流通，望其郁脾气血融和。但以清热见血理嗽治，百无一活。

当归、生鹿角、桑寄生、枸杞、生杜仲。(《眉寿堂方案选存·卷下·女科》)

仲，二三。先因经阻，继以五志烦热，咳吐涎沫，食减微呕，面肿色瘁。乃肝阳化风，旋动不息。干血劳病，医治无益。

阿胶、生地、麦冬、牡蛎、小麦。(《临证指南医案·卷九·调经·阴虚肝风动干血劳》)

◆崩漏

经漏腹胀，脏阴为病，浊攻脾胃为呕逆。

人参、淡附子、茯苓、蒸术、淡干姜。（《眉寿堂方案选存·卷下·女科》）

久漏成崩，上有疡症，用药极难，仿《内经》七方之一，固下漏，少佐清上。

醋炙螵蛸、茜草。

煎好滤清，加黄芩、阿胶，煎数十沸，取清服。（《眉寿堂方案选存·卷下·女科》）

流贞巷，四十九。漏经继下如卵，形已见，血损气结。按：任脉为病，女子带下瘕聚，少腹形象是也。血伤忌投气燥温热，但血药不取沉滞，血中宣气为是。

南山楂、茺蔚子、青葱、新绛、生香附。（《叶天士晚年方案真本·杂症》也录有本案：施，刘真巷。——编者注）（《叶氏医案存真·卷三》）


# 二、带下病

叶桂门人秦天一根据叶氏诊治带下病经验总结说，带下者，由湿痰流注于带脉，而下浊液，故曰带下，妇女多有之。赤者属热，兼虚兼火治之。白者属湿，兼虚兼痰治之。年久不止，补脾肾兼升提。大抵瘦人多火，肥人多痰，最要分辨。白带、白浊、白淫三种，三者相似，而迥然各别。白带者，时常流出清冷稠黏，此下元虚损也。白浊者，浊随小便而来，浑浊如泔，此胃中浊气渗入膀胱也。白淫者，常在小便之后，而来亦不多，此男精不摄，滑而自出也。至于淋症，由肾虚膀胱积热所致。肾虚则小便数，膀胱热则小便涩。淋有气、血、砂、膏、劳五者之殊，皆属湿热。气淋为病，小便涩滞，常有余沥不尽。血淋为病，遇热即发，甚则溺血。痛者为血淋，不痛者为尿血。砂淋为病，阴茎中有砂石而痛，溺不得卒出，砂出痛止是也。膏淋为病，溺浊如膏。败精结者为砂，精结散者为膏，又煮海为盐之义。劳淋遇劳即发，痛引气冲。大约带病，惟女子有之，淋浊男女俱有。景岳云：妇人淋带，其因有六。一心旌摇，心火不静而带下者，先当清火，宜朱砂安神丸、清心莲子饮（石莲肉、人参、黄芪、茯苓、柴胡、黄芩、地骨皮、麦冬、车前、甘草。——编者注）之类。若无邪火，但心虚带下，宜秘元煎（人参、茯苓、白术、炙草、枣仁、山药、芡实、五味、远志、金樱子。——编者注）、人参丸、茯菟丸之类。一欲事过度，滑泄不固而带下者，宜秘元煎、苓术菟丝丸，济生固精丸（牡蛎、菟丝子、韭子、龙骨、北五味、桑螵蛸、白石脂、茯苓。——编者注）之类。一人事不畅，精道逆而为浊为带者，初宜威喜丸，久宜固阴煎（人参、熟地、山药、山萸、远志、炙草、五味、菟丝子。——编者注）之类。一湿热下流而为浊带，脉必滑数，烦渴多热，宜保阴煎（生地、熟地、白芍、山药、川断、黄芩、黄柏、甘草。——编者注）、加味逍遥散。若热甚兼淋而赤者，宜龙胆泻肝汤。一元气虚而带下者，宜寿脾煎（人参、白术、炙草、当归、山药、枣仁、炮姜、建莲肉、远志。——编者注）、七福饮（人参、熟地、当归、白术、枣仁、远志、炙草。——编者注）、十全大补汤。若阳气虚寒，脉微涩，腹痛多寒，宜加姜、附、家韭子丸。一脾肾气虚下陷多带者，宜归脾汤、补中益气汤之类。已上淋带辨症论治，仿佛已备。语云：鸳鸯绣出从君看，莫把金针度与人。若求金针暗度，全凭叶案搜寻。（《临证指南医案·卷九·淋带》）

　　龚。带淋日久，脂液垂涸，奇脉俱伤，营卫亦偏，内风自动，则中焦气夺，浮肿腹膨，为寒为热矣。暂以咸缓和阴。

　　阿胶、牡蛎、苁蓉、柏子霜、郁李仁。（《临证指南医案·卷九·淋带·液涸风动》）

　　脉左数，上热下冷，淋带不止，此内热湿郁，久则元虚。

　　花波罗滑为末，浆丸。即珍珠粉丸三钱。

　　孕妇忌服。（《叶氏医案存真·卷一》）

　　徐氏。火升头痛，来去无定期。咽喉垂下，心悸，二便不爽，带下不已。固奇经，通补阳明，及养肝熄风，展转未能却病。病从情志内伤，治法惟宜理偏。议先用滋肾丸（黄柏、知母、肉桂。——编者注）三钱，

早上淡盐汤送，四服。(《临证指南医案·卷六·郁·阴火上炎》)

### 三、妊娠病

叶桂门人秦天一根据叶氏诊治妊娠病经验总结说,《易》曰：大哉乾元，万物资始。此言气之始也。又曰：至哉坤元，万物资生。此言形之始也。人得父母之气，以生气生形，即禀此乾坤之气也。两仪既兆，五行斯彰。故天一生水，水属肾，肾脏先生。地二生火，火属心，心又次生。天三生木，木属肝，肝又次生。地四生金，金属肺，肺又次生。天五生土，土属脾，脾又次生。天既以五行生五脏，而仁义礼智信之五德，亦即寓于其中。朱夫子所云天以阴阳五行，化生万物，气以成形，而理亦赋焉，此之谓也。因此古人重胎教，所以端其本也，而今不复讲矣。然六淫之感，七情之伤，妊妇禀气有强弱，小儿胎元有静躁，故安胎之法，不可不详。如恶阻、胎淋、胎晕、胎肿、胎悬及漏胎等症，古人言之甚晰，兹不具赘。今阅叶先生案，胎前大约以凉血顺气为主，而肝、脾、胃三经，尤为所重。因肝藏血，血以护胎，肝血失荣，胎无以荫矣。肝主升，肝气横逆，胎亦上冲矣。胎气系于脾，如寄生之托于苞桑，茑与女萝之施于松柏，脾气过虚，胎无所附，堕滑难免矣。至于胃为水谷之海，妊妇全赖水谷之精华以养身护胎，故胃气如兵家之饷道，不容一刻稍缓也。其余有邪则去邪，有火则治火，阴虚则清滋，阳虚则温补，随机应变，无所执著。学者更能引而伸之，触类而通之，安胎之法，可一以贯之，无余蕴矣。(《临证指南医案·卷九·胎前》)

◆妊娠恶阻

陆，十八。形瘦，脉数尺动，不食恶心，证象恶阻。腰痛见红，为胎漏欲坠。

青苎二钱、建莲五钱、纹银一两、砂仁七分、白糯米一钱。(《临证指南医案·卷九·胎前·触胎下血》)

胎孕而患时疟，古人先保产，佐以治病。兹诊唇燥舌白，呕闷自利，乃夏令伏邪至秋深而发，非柴胡、枳实之属可止。呕吐黑水，腹痛，胎气不动，邪热深陷入里，蒸迫脏腑，是凶危之象。

黄芩、黄柏、川贝、黄连、秦皮。(《眉寿堂方案选存·卷下·女科》)

◆胎动不安

某。交节上吐下泻,况胎动不安,脉虚唇白。急用理中法。

附子、人参、于术、茯苓、白芍。(《临证指南医案·卷九·胎前·吐泻伤阳》)

◆子嗽

脉沉,怀妊八月,久咳背冷,冲逆不得卧。此因抑郁,阳失转旋,浊凝饮结,当治饮不治咳。

桂枝、淡姜、白芍、茯苓、五味。(《眉寿堂方案选存·卷下·女科》)

◆胎漏

某。胎漏,鼻衄,发疹而喘。

淡条芩、真阿胶、青苧。(《临证指南医案·卷九·胎前》)

◆妊娠心痛

苦辛酸,清泄阳明、厥阴邪热,兼外护胎法,病势减十之二三。视舌黑芒刺,舌心干板,而心中痛不已,此皆热邪内迫,阳精阴液告涸。两日前虑其陷伏闭塞,今又怕液涸昏痉,最难调治。夫护胎存阴,清热去邪,两不可少。

川连、鲜生地、知母、阿胶、鸡子黄。(《眉寿堂方案选存·卷下·女科》)

◆妊娠泄泻

周。病中怀妊泄泻。

焦术、炒白芍、炒黄芩、炒广皮。(《临证指南医案·卷九·胎前·泄泻》)

◆妊娠麻木

某。脉右虚左弦,身麻肢冷,胎冲胀闷。五六月当脾胃司胎,厥阴内风暗动,不饥吞酸,全属中虚。

人参、枳壳、半夏、姜汁、桔梗(《叶氏医案存真·卷二》:脉右虚左弦，身麻肢冷，胎中胀闷，不饥吞酸，由中虚肝气内动之因，五六月当脾胃司胎，又体质不受苦寒，非清火酸泄气分之法所宜。人参、炒半夏、枳壳、桔梗、姜汁。——编者注)。(《临证指南医案·卷九·胎前·肝风犯脾胃》)

◆妊娠疟疾

胎孕而患疟，古人先保胎，佐以治病。兹胗、齿燥、舌白，呕闷自利。乃夏令伏邪，至深秋而发，非柴、枳之属可止。呕吐黑水，腹痛，胎气不动，邪陷入里，蒸迫脏腑，是大危之象。

黄芩、黄连、黄柏、秦皮、川贝母。

再诊。寒少热多，即先后厥之谓热甚。胎攻冲心痛，盖胎在冲，疟邪从四末渐归胃，冲脉属阳明胃脉管辖。上呕青黑涎沫，胎受邪迫，上攻冲心，总是邪热无由发泄，内陷不已，势必坠胎。且协热自利，外邪从里而出，有不死不休之戒。方书保胎，必固阴益气。今热炽壅塞，人参、胶、地反为热邪树帜。前以纯苦气寒，急取固上焦，阳明胃、厥阴肝两治。今则用酸苦辛，泄两经之热邪，外以井泥护胎。

川连、草决明、乌梅肉、石莲肉、黄芩、白芍、炒川椒。

三诊。苦辛酸清泄阳明厥阴邪热，兼外护胎法，病减十之二。视苔色芒刺，舌心干板，而心中痛不已。此皆热邪内迫，阳津阴液告穷。两日前虑其陷伏闭寒，今又怕其昏痉，最难调治。夫护胎存阴，清邪去邪，俱不可少。

阿胶、鲜生地、川连、鸡子黄、知母。(《叶天士医案》)

## 四、产后病

叶桂门人秦天一总结阐发说，《金匮要略》云：新产妇人有三病，一者病痉，二者病郁冒，三者大便难。新产血虚，多汗出，善中风，故令病痉。亡血复汗，寒多，故令郁冒。亡津液，胃燥，故大便难。《心典》云：血虚汗出，筋脉失养，风入而益其劲，此筋病也。亡阴血虚，阳气遂厥，而寒复郁之，则头眩而目瞀，此神病也。胃藏津液而渗灌诸阳，亡津液，胃燥，则大肠失其润而大便难，此液病也。三者不同，其为亡血伤津则一，故皆为产后所有之病。即此推之，凡产后血虚诸症，可心领而神会矣。张璐玉云：产后元气亏损，恶露乘虚上攻，眼花头晕，或心下满闷，神昏口噤，或痰涎壅盛者，急用热童便主之。或血下多而晕，或神昏烦乱者，芎归汤加人参、泽兰、童便，兼补而散之。又败血上冲有三，或歌舞谈笑，或怒骂坐卧，甚则逾墙上屋，此败血冲心，多死，用花蕊石散，或琥珀黑龙丹。如虽闷乱，不致颠狂者，失笑散加郁金。若饱闷呕恶，腹满胀痛者，此败血冲胃，五积散或平胃加姜、桂，不应，送来复丹。呕逆腹胀，血化为水者，金匮下瘀血汤。若面赤呕逆欲死，或喘急者，此败血冲肺，人参、苏木，甚则加芒硝荡涤之。大抵冲心者十难救一，冲胃者五死五生，冲肺者十全一二。又产后口鼻起黑色而鼻衄者，是胃气虚败而血滞也，急用人参、苏木，稍迟不救。丹溪云：产后当大补气血，即有杂症，以末治之。一切病，多是血虚，皆不可发表。景岳云：产后既有表邪，不得不解，既有水邪，不得不清，既有内伤停滞，不得不开通消导，不可偏执。如产后外感风寒，头痛身热，便实中满，脉紧数洪大有力，此表邪实症也。又火盛者，必热渴躁烦，或便结腹胀，口鼻舌焦黑，酷喜冷饮，眼眵，尿痛溺赤，脉洪滑，此内热实症也。又或因产过食，致停蓄不散，此内伤实症也。又或郁怒动肝，胸胁胀痛，大便不利，脉弦滑，此气逆实症也。又或恶露未尽，瘀血上冲，心腹胀满，疼痛拒按，大便难，小便利，此血逆实症也。遇此等实症，若用大补，是养虎为患，误矣。以上四家之论，俱属产后治病扼要处，学者当细心体察，再参观叶先生医案，更能博考群书，以治产后诸病，易如反掌矣。否则，如眇能视，不足以有明也，如跛能履，不能以与行也，乌得称司命哉。

叶桂门人龚商年总结阐发说，妇人善病，而病由产后者为更多，亦为更剧。产后气血大亏，内而七情，外而六气，稍有感触，即足致病。使治之失宜，为患莫测。朱丹溪曰：产后以大补气血为主，虽有他症，以末治之。此语固为产后症之宗旨，而症实多端，论其常，未尽其变也。医者惟辨乎脉候，以明内外之因，审乎阴阳，以别虚实之异，病根透彻，而施治自效。慎毋以逐瘀为了事，亦毋以温补为守经。今观先生案中，凡内因之实症，未尝不用攻治之剂。然如热炽昏乱，有似恶露冲心者，先生则曰：阴气下泄，阳气上冒，从亡阳汗出谵语例，为救逆法。如少腹冲及心脘，痛而胀满，有似肝气犯胃者，先生则曰：产后下虚，厥气气攻，惟用柔阳之药。如头痛汗出烦渴，有似感冒风寒者，先生则曰：开泄则伤阳，辛热则伤阴，从仲景新产郁冒之治以立方。至于奇经八脉，为产后第一要领。盖八脉丽于下，产后阴分一伤，而八脉自失所司，温补镇摄，在所必先。无奈世人罕知，即有一二讲论者，终属影响模糊。惟先生于奇经之法，条分缕析，尽得其精微。如冲脉为病，用紫石英以为镇逆。任脉为病，用龟板以为静摄。督脉为病，用鹿角以为温煦。带脉为病，用当归以为宣补。凡用奇经之药，无不如芥投针。若夫外因为病者，风温入肺，用苇茎汤甘寒淡渗，以通肺气。遇寒腹痛，用当归桂枝汤，辛甘化阳，以和营卫。暑气上干，则阴虚是本病，暑热是客气，清上勿致碍下，便是理邪。如湿伤脾阳而饮邪阻气，用苦温淡渗之品，泽术汤治之。热蒸化燥而胃阻肠痹，用首乌、麻仁、麦冬、花粉，清滋润燥之剂治之。热乘阴虚而入营中，则忌表散清克，惟育阴可以除热。更如邪入营络而成疟症，不得发汗腻补，当以轻清和解为主。要之，先生于内因之症，一一寻源探本，非同俗手，漫谓补虚。于外因之端，种种审变达权，不以产后自为荆棘。惟读书多而胸具灵机，故于丹溪本末二字，尤为神化无迹。此所谓知其要者，一言而终，不知其要者，流散无穷也。案中诸症甚多，学者果能悟焉，则一以贯之矣。(《临证指南医案·卷九·产后·液虚风动》)

◆产后恶露不尽

胎殒阴损于下，厥阳上泛，久有疯病痫症，心营肺卫，最易蒙蔽，是神志或昏或清，皆夹杂疯疾。恶露自行，岂是瘀痹？姑用轻法，以开上膈。

枇杷叶、薏苡仁、杏仁、通草、云苓。(《叶氏医案存真·卷三》)

浊气上逆，恶心不食，冷汗烦躁，最防暴脱。不可但执恶露滞满，而专泄气攻血。

人参、淡干姜、淡附子、泽泻。

冲入童便。(《叶氏医案存真·卷一》)

◆产后喘证

许。实喘属肺，虚喘属肾。产后下虚最多，痰饮易于上泛，喘嗽食减，有浮肿、胀满、不得卧之忧，不可小视。

茯苓、生白芍、干姜、五味。(《临证指南医案·卷九·产后·下虚饮浊上逆》)

◆产后腹痛

产后腹痛，脉数，足不能伸，瘀留入络，结为小肠痈矣。

失笑散加桃仁、归尾、醋炒蓬术。(《眉寿堂方案选存·卷下·女科》)

◆产后胃脘痛

半产后，冲任虚，瘕聚，少腹痛，胃痛形寒身疼。

桂枝加桂、当归、茯苓，去姜。(《眉寿堂方案选存·卷下·女科》)

◆产后便秘

产后腹坚有形，气聚不通，渐成胀满，乃冲脉为病。其大便秘阻，血药润滑不应，柔腻气愈凝滞。考徐之才云：肾恶燥，以辛润之。

当归身、精羊肉、舶茴香、老生姜。(《叶氏医案存真·卷一》)

张。产后十三朝，舌黄边赤，口渴，脘中紧闷，不食不饥，不大便。此阴分已虚，热入营中，状如疟症，大忌表散清克。议滋清营热，救其津液为要。

细生地、天冬、生鳖甲、丹皮、丹参、茯神。

又，产后血络空虚，暑邪客气深入，疟乃间日而发。呕恶、胸满、口渴，皆暑热烁胃津液也。此虚人夹杂时气，只宜和解，不可发汗腻补。

青蒿梗、淡黄芩、丹皮、郁金、花粉、川贝、杏仁、橘红。

又，脉缓热止，病减之象。但舌色未净，大便未通。产后大虚，不敢推荡。勿进荤腻，恐滞蒸化热。蔬粥养胃，以滋清润燥，便通再议补虚。

生首乌、麻仁、麦冬、蜜水炒知母、苏子花粉。(《临证指南医案·卷九·产后·暑伤营阴》)

◆产后小便频数

某。产后胞损溺淋，筋脉牵掣，治当摄下。

桑螵蛸、生沙苑、黄肉炭、炒黄柏、茯神。(《临证指南医案·卷九·产后·胞损》)

◆产后头痛

唐。产后骤脱，参附急救，是挽阳固气方法。但损在阴分，其头痛汗出烦渴，乃阳气上冒。凡开泄则伤阳，辛热则伤阴，俱非新产郁冒之治道。尝读仲景书，明本草意，为是拟方于后，亦非杜撰也。

生左牡蛎一钱、生地二钱、上阿胶二钱、炒黑楂肉三钱、茺蔚子一钱半(《眉寿堂方案选存·卷下》也录有本案。——编者注)。(《临证指南医案·卷九·产后·郁冒》)

◆产后心悸

产后阴损下虚，孤阳泄越，汗出惊悸，百脉少气，肢体痿废，易饥消谷。阳常动烁，阴不内守，五液日枯，喉舌干涸。理进血肉有情，交阴阳，和气血，乃损症至治。

羊肉、五味、紫衣胡桃、当归、牡蛎。(《眉寿堂方案选存·卷下·女科》)

◆产后汗证

产后来满百日，下焦精血未旺，遂患三疟，缘真气内怯，邪不肯外出。医药清散攻下，仅治三阴之疟，遂致魄汗淋漓，乃阳气脱散败坏之象矣。

人参、补骨脂、炒黑茴香、茯苓、归身。(《眉寿堂方案选存·卷上·疟疾》)

某。脉无神，神倦欲昏。汗出乃阳气走泄，泻利系阴气不守。产后见症，是属重虚。深恐节间暴脱，而寒热，胸痞，腹痛，岂遑论及标末。

人参、制附子、人尿、猪胆汁。(《临证指南医案·卷九·产后·阳虚欲脱》)

# 儿科医案

◆温病

陈，半岁。冬温入肺，胶痰化热。因未纳谷之身，不可重药消痰通利。

炒麦冬、桑叶、大沙参、甜杏仁、地骨皮。(《临证指南医案·卷五·温热·冬温伤液》)

冬月热伏于里，春令风温入肺，引动旧时伏热，营卫流行，邪干怫郁遂致寒热。四十日来，形神瘦削，入夜着枕便躁。经云：不得卧，卧则喘烦，乃肺气之逆也。幼稚阳常有余，阴常不足，故昼轻夜重耳，病名风温。手太阴肺，属上焦至高之所，若清痰消食，若苦寒通便方药，皆徒攻肠胃，焉能恰当至理？倘气闭窍塞，慢惊亦是久延致危，万难调理。久而失治，肺津日枯，气失清降，又属肺胀喘促。议孙真人苇茎汤（苇茎、苡仁、桃仁、瓜瓣。——编者注），宣通气血，以驱伏邪之意。(《眉寿堂方案选存·卷上·春温》)

◆咳嗽

某。十四。咳，早甚，属胃虚。

生扁豆、炒麦冬、大沙参、苡仁、橘红。(《临证指南医案·卷二·咳嗽·胃阴虚》)

温邪入肺，肺移热于大肠为泻。泻白散（桑皮、地骨皮、甘草、粳米。——编者注）清其受病之源颇是，但上焦气壅热聚，气逆则咳喘呕吐。幼年怕有痉厥，进辛寒解邪，竖抱令卧，勿使肺叶张举，易得安痊，乃百试百中捷径。

杏仁、米仁、荷叶梗、连翘、橘红蜜炙。(《眉寿堂方案选存·卷吴，七岁。燥气上逼，咳呛，以甘寒治气分之燥。

大沙参、桑叶、玉竹、生甘草、甜梨皮。（《临证指南医案·卷二·咳嗽·燥》）

◆口疮

蒋，四岁。鼻疮，口疮，尿黄，肤热。

冬瓜皮、苡仁。（《临证指南医案·卷八·疮疡·疮》）

◆痞满

自停狠药，日有向愈之机。胃困则痞闷不欲食，今虽未加餐，已知甘美，皆醒之渐也。童真无下虚之理，溲溺欲出，尿管必痛，良由肺津胃汁因苦辛燥烈气味劫夺枯槁，无以运行。若必以分利为治，所谓泉源既竭，当滋其化源。九窍不和，都属胃病也。

甜杏仁、蔗汁、麦冬、梨汁。（《眉寿堂方案选存·卷上·春温》）

◆呕吐

某，九岁。久呕少食。

人参、半夏、茯苓、广皮、姜汁。（《临证指南医案·卷十·吐泻·胃虚气逆》）

◆腹胀

邱，六岁。六龄稚年，夏至湿热外薄，所食水谷之气蒸为湿滞，阻遏气机，脾不转运，水道不通，腹筩满胀。幼科但知消导，不晓通腑泄湿，致脾气大困，泄泻不分阴阳。参、苓之补，仅救消涤之害，不能却除湿滞，故虽受无益于病。病根都在中宫，泄肝以安胃，分利以通腑，必得小溲频利。冀有中窾之机。

猪苓、泽泻、海金沙、通草、椒目。（《临证指南医案·卷三·肿胀·湿浊凝滞小溲不行当开太阳》）

◆泄泻

吴。身热，吐乳自利，温邪内扰脾胃。稚年防惊。

藿香叶、飞滑石。（《临证指南医案·卷十·吐泻·温邪》）

◆虚损

凌，十三。疟久，脾胃气伤。不食倦怠，半年不肯复元。论理必用参、术益气，但贫窭，岂能久用？然久延不苏，倘腹满浮肿，便难调治。

白术膏加砂仁末。(《临证指南医案·卷六·疟·脾胃》)

稚年形消脉小，食物日少，晡热早凉，汗出，损劳难治。幼科门内损，必皮毛血肉之伤起因，议调营卫。

黄芪、归身、米糖、南枣。(《眉寿堂方案选存·卷下·幼科》)

◆痧疹

张，三岁。手足烦热，时发赤块。

绿豆壳、卷心竹叶。(《临证指南医案·卷十·痧疹·疠邪》)

◆鼻柱窒痹

毛，十四。热壅，肺气失降，鼻柱窒痹。

知母、水梨肉、川贝母。

水熬膏。(《临证指南医案·卷八·鼻·热壅肺气》)

# 外科医案

◆疮疡

叶桂门人华玉堂根据叶氏诊治疮疡经验总结说，外症本有专科，先生并非疡医，然观其凭理立方，已胜专科什伯矣。惜其案无多，法亦未备，余不叙述。大凡疡症虽发于表，而病根则在于里。能明阴阳虚实寒热，经络俞穴，大症化小，小症化无，善于消散者，此为上工。其次能审明五善七恶，循理用药，其刀针砭割，手法灵活，敷贴熏洗，悉遵古方，虽溃易敛，此为中工。更有不察症之阴阳虚实，及因郁则营卫不和，致气血凝涩，酿成疡症，但知概用苦寒攻逐，名为清火消毒，实则败胃戕生，迨至胃气一败，则变症蜂起矣。又有藉称以毒攻毒秘方，类聚毒药，合就丹丸，随症乱投，希冀取效于目前，不顾贻祸于后日，及问其经络部位，症之顺逆，概属茫然，此殆下工之不如也。至于外治之法，疡科尤当究心。若其人好学深思，博闻广记，随在留心，一有所闻，即笔之于书。更能博览医籍，搜采古法，海上实有单方，家传岂无神秘？其所制敷贴膏丹，俱临症历试，百治百验，能随手应效者，即上工遇之，亦当为之逊一筹矣。（《临证指南医案·卷八·疮疡》）

顾，五八。脉微小，溃疡半月，余肿未消，脓水清稀，浮肿汗出，呕恶恶食。此胃阳垂败，痈毒内攻欲脱。夫阳失煦，则阴液不承；元气撒，则毒愈弥漫。清解苦寒，究竟斫伐生阳。议甘温胃受，培植其本，冀陷者复振。余非疡医，按色脉以推其理耳。

加桂理中汤（理中汤：人参、甘草、白术、干姜。——编者注）。（《临证指南医案·卷八·疮疡·溃疡》）

顾。久损漏疡，胃减腹痛。议用戊己汤意。

人参、茯神、白芍、炙草、炒菟丝子。(《临证指南医案·卷八·疮疡·疡漏》)

姚妪。溃疡久不敛，气血耗尽，中宫营液枯涸，气不旋转。得汤饮则痰涎上涌，势如噎膈。况久恙若是，药饵难挽。勉拟方。

人参、炒麦冬、代赭石、化橘红。(《临证指南医案·卷八·疮疡·溃疡》)

◆疹痧

叶桂门人邵新甫根据叶氏诊治斑疹经验总结说，斑者，有触目之色，而无碍手之质，即稠如锦纹，稀如蚁迹之象也。或布于胸腹，或见于四肢，总以鲜红起发者为吉，色紫成片者为重，色黑者为凶，色青者为不治。盖有诸内而形诸外，可决其脏腑之安危，邪正之胜负也。殆伤寒、瘟疫诸症，失于宣解，邪蕴于胃腑，而走入营中，每有是患耳。考方书之治，其法不一。大抵由失表而致者，当求之汗。失下而致者，必取乎攻。火甚清之，毒甚化之。营气不足者，助其虚而和之托之。至于阴斑一说，见象甚微，若必指定些些之瘢点为阴，犹恐不能无误。想前人此例，无非觉后人勿执见瘢为实热之义也。吾故曰：必参之脉象及兼证方妥。痧者，疹之通称，有头粒而如粟象。瘄者，即疹之属，肿而易痒。须知出要周匀，没宜徐缓。不外乎太阴阳明之患，故缪氏专以肺胃论治，为精也。若先生之法，本乎四气，随其时令之胜复，酌以辛凉辛胜，及甘寒、苦寒、咸寒、淡渗等法而治之。凡吾幼科诸友，于此尤当究心焉。(《徐批临证指南医案·卷五·瘢痧疹瘰》)

江。温邪发疹，湿热内蕴，便闭不通。先开上焦。

杏仁、苏子、瓜蒌皮、紫菀、山栀。(《临证指南医案·卷五·瘢痧疹瘰·湿温》)

痧是肺胃气分邪火，内迫津液，上焦受损，元未全复，更为夏热内蒸其血。不必为阴虚治，秋末入冬，用清燥意。

天冬、麦冬、知母、贝母、水梨肉。(《叶氏医案存真·卷三》)

尹。环口燥裂而痛，头面身半以上，发出瘾疹赤纹。乃阳明血热，久蕴成毒。瘦人偏热，颇有是症，何谓医人不识。

犀角地黄汤（犀角、生地、白芍、丹皮。——编者注）。(《临证指南医案·卷五·瘫痪疹瘰·阳明血热》)

◆痔疮

陈，黎里，四十四岁。形色脉象，确是阳虚。酒食聚湿，湿注肠痔下血。湿为阴浊，先伤脾阳，阳微气衰，麻木起于夜半亥子，乃一日气血交代，良由阳微少续。有中年中痹之疾。

人参、生于术、炮姜、炙草、炒黑附子。(《叶天士晚年方案真本·杂症》)

戴，十九。痔疮下血，湿热居多。今色衰微，显是虚寒。无速效法则，当补脾胃。因痔疮犹痛，肿势尚存，佐以淡渗通腑。

生于术、生菟丝粉、生象牙末、生白蜡。(《临证指南医案·卷八·疮疡·痔》)

杨。惊惶忿怒，都主肝阳上冒，血沸气滞，瘀浊宜宣通以就下。因误投止塞，旧瘀不清，新血又瘀络中，匝月屡屡反复。究竟肝胆气血皆郁，仍宜条达宣扬。漏疡在肛，得体中稍健设法。

旋覆花、新绛、青葱管、炒桃仁、柏子仁。(《临证指南医案·卷六·郁·经络气血郁痹》)

张，五四。阳伤痿弱，有湿麻痹，痔血。

生白术、附子、干姜、茯苓。(《临证指南医案·卷五·湿·阳衰湿伤脾肾》)

◆脱肛

叶桂门人邹滋九根据叶氏诊治脱肛经验总结说，脱肛一症，其因不一。有因久痢久泻，脾肾气陷而脱者。有因中气虚寒，不能收摄而脱者。有因酒湿伤脾，色欲伤肾而脱者。有因肾气本虚，关门不固而脱者。有因湿热下坠而脱者。又肛门为大肠之使，大肠受寒受热，皆能脱肛。老人气血已衰，小儿气血未旺，皆易脱肛。经曰下者举之，徐之才曰涩可去脱，皆治脱肛之法也。观先生治脱肛之症，亦不越乎升举、固摄、益气三法。如气虚下陷而脱者，宗东垣补中益气汤，举陷为主。如肾虚不摄而脱者，宗仲景禹粮石脂丸，及熟地、五味、菟丝辈，固摄下焦阴气为主。如肝弱气陷，脾胃气虚下陷而脱者，用摄阴益气，兼以酸苦泄热为主。如老年阳气下陷，肾真不摄而脱者，又有鹿茸、阳起石等，提阳固气一法。汪讱庵云：有气热血热而肛反挺出者，宜同芩、连、槐、柏，及四物、升、柴之类。愚谓即或间有此症，终非可训之法，存之以质君子。(《临证指南医案·卷七·脱肛》)

吴，五六。脱肛漏血，遇劳即发，病经十六载。色萎黄，背脊痛，诊脉尺中下垂。法当升阳摄阴，兼理奇脉。

斑龙丸（鹿角胶、鹿角霜、熟地、菟丝子、柏子仁。——编者注）加五味子，蜜丸。(《临证指南医案·卷七·脱肛·肾气不摄》)

◆中毒

杨，廿二岁。阴损体质，学艺倾银，火燃外烁内，液枯不能复，日饮上池无用。

糯稻根须、天冬、熟地、五味子。(《叶天士晚年方案真本·杂症》)

# 五官科医案

## 一、眼科

叶桂门人丁圣彦根据叶氏诊治眼病经验总结说，眼科一症，古有五轮八廓、七十二问之辨，傅氏（指明代医家傅仁宇，字允科，著《审视瑶函》。——编者注）又分为一百零八症，因名目太多，徒滋惑乱。至于见症，杨仁斋（指南宋医家杨士瀛，字登父，著有《仁斋直指方》。——编者注）已备论，具载景岳。但阴阳、虚实、寒热、标本施治，不可紊乱。经云：五脏六腑之精华，皆上注于目。又云：目者肝之窍也。肝与胆为表里，肝液胆汁充足，目乃能远视，故无论外感与内症，皆与肝胆有关系焉。夫六淫之邪，惟风火燥居多，兼寒兼湿者亦间有。内起之症，肝胆心肾为多，他脏亦间有之。若夫论治，则外感之症必有头痛，寒热，鼻塞，筋骨酸疼，脉见紧数或浮洪，一切表症，方可清散。至于内因之症，有虚实之殊。实者肝胆之风热盛也，凡暴赤肿痛，胀闷难开，翳膜眵泪，酸涩作痒，斑疮入睛，皆实症也，当除风散热。虚者肾经之水火衰也，凡久痛昏暗，青盲雀目、内障昏蒙，五色花翳，迎风泪出，皆虚候也，治宜壮水益火。若阴血虽亏而风热未尽，则当审其缓急，相参而治。若久服寒凉，虚阳转盛，则当补以甘温，从乎反佐。至于红色，浅淡而紫者为虚热，鲜泽而赤者为实热。瞳神内涌，白睛带赤者，为热症。瞳神青绿，白睛枯槁者，为寒症。肿胀红赤，眼珠刺痛，夜则尤甚，目不能开，而视物犹见者，为邪火炽盛。若白翳遮睛，珠不甚痛，或全不痛，目仍能开，而视物不见者，为真火不足。当细察其形症色脉，因症而用药，此内治之大法也。若日久失调，致气血凝滞，火热壅结，而为赤肿腐烂，翳膜遮蔽，致成外障，譬之镜受污垢，必当漂磨，须用点药，若但服药，必不能愈。至于内障之症，但宜服药，倘用点药，徒伤其气血，必无益而有损。更当知目眦、白珠属阳，故昼痛，点苦寒药则可效。瞳子、黑睛属阴，故夜痛，点苦寒药则反剧。是外治之法，亦当以阴阳区别也。若夫偏正头风，属气虚痛者，朝重暮轻，血虚痛者，朝轻暮重，亦有外感内因之别，此症当以补养正气为主，略兼治表。倘概以风热而论，专于表散，最易损目。更有肝阴亏耗，木火上炎，头痛恶心，眉棱骨痛，不欲饮食，眼胞红肿，睛珠刺痛，眵泪如脓，白睛如硌，目珠上窜不下，不得瘃寐，甚则巅顶脑后，如破如裂，此内发之风也。夫肝属木，木主风，热盛化风，其体必本阴亏，男子或有遗精白浊，肠风痔漏下血等疾，女子或犯淋带崩漏诸症。此系阴伤阳升，内风沸起，大忌发散，宜用育阴熄风，柔肝滋肾等法，或可救十中之四五。凡羌活、防风、川芎、细辛、藁本、升麻等药，皆不可用。倘或失治，必致膏伤低陷，青黄牒出，致成痼疾而不可救，专是科者不可不留意焉。叶先生虽非眼目专科，观其案内诸法，真补前贤之未备，较之惯用苦寒升散及概用点药者，不啻如霄壤之殊矣，学者当细心而参玩之。(《临证指南医案·卷八·目》)

◆目赤

某。风温上郁，目赤，脉左弦。当用辛以散之。

桑叶、夏枯草、连翘、草决明、赤芍。(《临证指南医案·卷八·目·风温》)

◆伤目

孔，四六。头风伤目，是内起之风。屡投发散清凉，药不对症，先伤胃口。仿《内经》肝苦急，食甘以缓之。

枸杞子、桂圆肉、茯苓、炒熟半夏。(《种福堂公选医案·目》)

◆目痛

某，三六。目痛无光。

制首乌六两、枸杞子二两、柏子仁一两、细生地二两、石决明四两、小胡麻三两、望月砂三两、刺蒺藜二两、冬桑叶一两半、黄菊花一两。

用稆豆皮八两，谷精珠二两，煎浓汁泛丸，每服五钱，开水送。（《临证指南医案·卷八·目·肝肾虚》）

## 二、耳科

叶桂门人邹时乘根据叶氏诊治耳聋经验总结说，肾开窍于耳，心亦寄窍于耳，胆络脉附于耳。体虚失聪，治在心肾，邪干窍闭，治在胆经。盖耳为清空之窍，清阳交会流行之所，一受风热火郁之邪，与水衰火实，肾虚气厥者，皆能失聪。故先生治法，不越乎通阳镇阴、益肾、补心、清胆等法，使清静灵明之气上走空窍，而听斯聪矣。如温邪、暑热、火风侵窍而为耳聋痛胀者，用连翘、山栀、薄荷、竹叶、滑石、银花，轻可去实之法，轻清泄降为主。如少阳相火上郁，耳聋聤胀者，用鲜荷叶、苦丁茶、青菊叶、夏枯草、蔓荆子、黑山栀、羚羊角、丹皮，辛凉味薄之药，清少阳郁热，兼清气热为主。如心肾两亏，肝阳亢逆，与内风上旋蒙窍而为耳鸣暴聋者，用熟地、磁石、龟甲、沉香、二冬、牛膝、锁阳、秋石、山萸、白芍，味厚质重之药，壮水制阳，填阴镇逆，佐以酸味入阴，咸以和阳为主。因症施治，从虚从实，直如疱丁之导窾矣。（《临证指南医案·卷八·耳》）

◆耳鸣

左脉独弦，耳鸣偏左，木火无疑。

苦丁茶、鲜荷叶、连翘壳、绿豆皮、黄菊花。（《未刻本叶天士医案·保元方案》）

阳浮不潜，耳鸣齿痛，当摄少阴。

大补阴丸（黄柏、知母、熟地、龟板、猪脊髓。——编者注）。（《未刻本叶天士医案·方案》）

## 三、咽喉科

◆喉燥

唐，二七。血后，喉燥痒欲呛，脉左搏坚。

玉竹、南花粉、大沙参、川斛、桑叶。

糯米饮煎。(《临证指南医案·卷二·吐血·温热》)

吴。辛泄太过，肺胃津伤，咽喉干涸，出纳气阻。盖肺为出气之脏，姑进滋养上焦，以充化源。

生鸡子白、玉竹、麦冬、甜杏仁、生甘草。(《种福堂公选医案·燥》)

◆喉痹

叶桂门人邹滋九根据叶氏诊治喉痹经验总结说，《内经》云：一阴一阳结，谓之喉痹。一阴者，手少阴君火，心之脉气也。一阳者，手少阳相火，三焦之脉气也。夫二经之脉，并络于喉，故气热则内结，结甚则肿胀，胀甚则痹，痹甚则不通而死矣。即今之所谓喉癣、喉风、喉蛾等类是也。夫推原十二经，惟足太阳别下项，其余皆凑咽喉。然《内经》独言一阴一阳结为喉痹者，何也？盖以君相二火独胜，则热且痛也。愚历考咽喉汤方，皆用辛散咸软，去风痰、解热毒为主。如元参升麻汤，圣济透关散（雄黄、猪牙皂荚、藜芦，等分研末，先含水一口，用药吹鼻，即吐去水。备急如圣散有白矾等分。——编者注）及玉钥匙（马牙硝一两半、硼砂五钱、白僵蚕二钱半、冰片一字，为末，以纸管吹五分入喉中。——编者注），如圣散，普济消毒饮子，皆急于治标，而缓于治本，恐缓则伤人，故以治标为急耳。又尝考仲景《伤寒论》，咽喉生疮等症，每用甘草桔梗、半夏散及汤为主。一为少阴水亏，不能上济君火，以致咽喉生疮，不能出声，故以半夏之辛滑，佐鸡子清利窍通声，使以苦酒入阴，劫涩敛疮，桂枝解肌，由经脉而出肌表，悉从太阳开发，而半夏治咽痛，可无燥津涸液之患。一为阴火上结而为咽痛，故用生甘草甘凉泄热，功在缓肾急而救阴液，佐以桔梗开提足少阴之热邪。如肾液下泄，不能上蒸于肺，致络燥而为咽痛者，仲景又有猪肤一法，润燥解热缓中，使其阴阳协和而后愈，是固本而兼治标者也。如风火上郁，阴亏脉数而为咽痛者，先生又有辛凉清上诸法。如咽喉紧痹，气热而为咽痛者，又有清肺中气热一法。如情志郁勃，相火上炎而为咽痛者，则又有降气开浊一法。如肾液不收，肝阳上越而为咽痛者，宗钱氏六味汤。

如阴阳交虚，龙相上灼而为咽痛者，宗仲景猪肤汤法。(《临证指南医案·卷八·咽喉》)

曹，三八。阴火喉痹。

滋肾丸（黄柏、知母、肉桂。——编者注）。(《种福堂公选医案·咽喉》)

某。喉痹咳呛，脉右大而长。

生扁豆、麦冬、北沙参、川斛、青蔗浆。(《临证指南医案·卷二·咳嗽·胃阴虚》)

咽痛暮盛，痰多，脉小，午后形凛，水涸阳乃浮矣。

滋肾丸（黄柏、知母、肉桂。——编者注）。(《未刻本叶天士医案·方案》)

右尺空大，阳火由下亢炎。咽疼，继而神倦无力，法宜填摄下焦。

熟地、女贞实、茯神、牛膝、川斛、黄柏。(《未刻本叶天士医案·保元方案》)

周。怒动肝风，筋胀胁板，喉痹。

阿胶、天冬、柏子仁、牡蛎、小麦。(《临证指南医案·卷一·肝风·肝肾阴虚》)

◆失音

叶桂门人华岫云根据叶氏诊治失音经验总结说，夫宫商角徵羽，歌哭呼笑呻，此五脏所属之音声也。原其发声之本在于肾，其标则在乎肺。病有虚实，由咳嗽而起者居多；或肺有燥火，外感寒邪，火气郁而喑者；有肺金燥甚，木火上炎，咽干喉痹而喑者；有风热痰涎，壅遏肺窍而喑者；有嗔怒叫号，致伤会厌者；亦有龙相之火上炎，凌烁肺金，久咳不已而喑者。有内夺而厥，则为喑痱，此肾虚也。是即暴中之不能言者也。先生有"金空则鸣，金实则无声，金破碎亦无声"，此三言足以赅之矣。有邪者，是肺家实也；无邪者，是久咳损肺，破碎无声也。其治法：有寒者散寒，有火者清火，有风痰则祛风豁痰。若龙相上炎烁肺者，宜金水同治。若暴中之喑，全属少阴之虚，宜峻补肝肾，或稍兼痰火而治之。其用药总宜甘润，而不宜苦燥，斯得之类。(《临证指南医案·卷二·失

音》）

陈。久嗽失音，脉小痰冷，此肺虚气馁，不易骤愈，酒家有饮邪冲气，入暮为重。

桂苓甘味汤。（《叶天士晚年方案真本·杂症》）

## 四、口齿科

◆牙痛

火郁发热，齿痛。

薄荷、花粉、黑栀、生草、赤芍。（《未刻本叶天士医案·方案》）

某。阴亏体质，温气上蒸，齿痛连及头巅。

用玉女煎（生石膏、熟地、麦冬、知母、牛膝。——编者注）。（《临证指南医案·卷八·牙·温邪》）

阴火上亢，龈腐牙痛。

大补阴丸（黄柏、知母、熟地、龟板、猪脊髓。——编者注）。（《未刻本叶天士医案·保元方案》）

◆牙宣

疟热逼络，牙宣。

生地、石膏、知母、麦冬、竹叶。（《未刻本叶天士医案·保元方案》）

阳升牙宣，宜摄少阴。

大补阴汤（黄柏、知母、熟地、龟板、猪脊髓。——编者注）加入中白。（《未刻本叶天士医案·方案》）

◆舌强

沈，塘栖，四十五岁。舌乃心苗，肾脉系焉。舌下肿硬，伸缩不得自然，乃心阳自亢，肾阴暗耗。内关脏液虚损，清热消肿无用，常服大补阴丸（黄柏、知母、熟地、龟板、猪脊髓。——编者注）。（《叶天士晚年方案真本·杂症》）

# 男科医案

◆遗精

邹滋九根据叶氏诊治遗精经验总结说，遗精一症，前贤各有明辨，其义各载本门，兹不复赘。大抵此症变幻虽多，不越乎有梦、无梦、湿热三者之范围而已。古人以有梦为心病，无梦为肾病，湿热为小肠膀胱病。夫精之藏制虽在肾，而精之主宰则在心。其精血下注，湿热混淆而遗滑者，责在小肠膀胱。故先生于遗精一症，亦不外乎宁心益肾，填精固摄，清热利湿诸法。如肾精亏乏，相火易动，阴虚阳冒而为遗精者，用厚味填精，介类潜阳，养阴固涩诸法。如无梦遗精，肾关不固，精窍滑脱而成者，用桑螵蛸散填阴固摄，及滑涩互施方法。如有梦而遗，烦劳过度，及脾胃受伤，心肾不交，上下交损而成者，用归脾汤、妙香散、参术膏、补心丹等方，心脾肾兼治之法。如阴虚不摄，湿热下注而遗滑者，用黄柏、萆薢、黄连、苓、泽等，苦泄厥阴郁热，兼通腑气为主。如下虚上实，火风震动，脾肾液枯而为遗滑者，用二至、百补丸，及通摄下焦之法。如龙相交炽，阴精走泄而成者，用三才封髓丹（天冬、熟地、人参、黄柏、砂仁、甘草。——编者注）、滋肾丸、大补阴丸，峻补真阴，承制相火，以泻阴中伏热为主。又有房劳过度，精竭阳虚，寐则阳陷而精道不禁，随触随泄，不梦而遗者，当用固精丸，升固八脉之气。又有膏粱酒肉，饮醇厚味之人，久之，脾胃酿成湿热，留伏阴中而为梦泄者，当用刘松石猪肚丸（白术、苦参、牡蛎、猪肚一具。——编者注），清脾胃蕴蓄之湿热。立法虽为大备，然临症之生心化裁，存乎其人耳。

（《临证指南医案·卷三·遗精》）

腹痛得食则安，梦泄。

炙草、归身、茯神、白芍、南枣。(《未刻本叶天士医案·保元方案》)

凡热甚而厥，其邪必在阴分，古称热深厥深。病中遗泄，阴伤邪陷，发表攻里，断难施用，和正托邪，是为稳法。

草果、黄芩、知母、人参、炒半夏。

五更时服。(《叶氏医案存真·卷一》)

肝肾精血交亏，阳气不肯潜伏，阳升面赤戴阳，阳坠，精关不固。时令冬失潜藏，阳升阳动病加。静处山林，勿预家务。迎夏至一阴来复，必有好音，倘若衔药，心境操持，与身病无益。

水制熟地、锁阳、元武板、线鱼胶、远志炭。(《叶天士医案》)

林，线香桥，廿七岁。阴火扰动精走，用滋肾丸（黄柏、知母、肉桂。——编者注），每服三钱。(《叶天士晚年方案真本·杂症》)

◆阳强

娄，二八。思虑太过，心阳扰动，吸伤肾阴，时时茎举。此失血皆娇阳独升，夜不得寐。归家谈笑，怡情可安。

人中白、龟腹甲、知母、黄柏。(《临证指南医案·卷二·吐血·阴虚阳升》)

◆睾丸偏坠

阳气发泄，水谷气蒸，留湿为疡。流脓之后，而睾丸偏坠。下焦疮疾皆湿甚郁热之征，以宜行气分，健阳运湿治。

刺蒺藜鸡子清制四两、生薏仁四两、制半夏、生益智仁二两、生于术八两。

白茯苓水泛丸。(《眉寿堂方案选存·卷下·外科》)

◆疝气

叶桂门人邹滋九根据叶氏诊治疝气经验总结说，《经》云：任脉为病，男子内结七疝、女子带下瘕聚。又：督脉生病，从少腹上冲心而痛，不得前后，为冲疝。又曰：脾传之肾，病名曰疝瘕。又曰：三阳为病发寒热，其传为㿗疝。又曰：邪客于足厥阴之络，令人卒疝暴痛。此《素问》言诸经之疝也。又"经脉"等篇云：足阳明之筋病，㿗疝，腹筋急。

足太阴之筋病，阴器纽痛，下引脐，两胁痛。足厥阴之经筋病，阴器不用。此《灵枢》言诸经之疝也。后人因有筋、水、狐、癫、气、血、寒七疝之名，其主治各有专方，立法可谓大备。然其中不无错杂之处，终非可训之定法。惟仲景先生独以寒疝为名，其所出三方，亦以温散祛寒，调营补虚为主，并不杂入气分之药。而子和治法，又以辛香流气为主，谓肝得疏泄而病愈矣。其金铃、虎潜诸法，可谓发前人所未发。故疝病之本，不离乎肝，又不越乎寒。以肝脉络于阴器，为至阴之脏。足太阳之脉属肾络膀胱，为寒水之经。故仲景所云寒疝，腹中痛，逆冷，手足不仁，腹满，脉弦而紧，恶寒不欲食，绕脐痛，及胁痛里急，是内外皆寒气作主，无复界限。其乌头二方，专以破邪治标为急，虚实在所不论，是急则治标之义也。其当归羊肉一方，专以补虚散寒为主，故以当归、羊肉辛甘重浊，温暖下元，而不伤阴，佐以生姜，随血肉有情之品引入下焦，温散泣寒，是固本，不治标也。子和所云疝不离乎肝者，以疝病有阴囊肿胀，或痛而里急筋缩，或茎中作痛，或牵引睾丸，或少腹攻冲作痛，或号笑忿怒而致，此皆肝经脉络之现症。其金铃散一法，以泄肝散逆为主，故以川楝导膀胱、小肠之热，元胡和一身上下诸痛，以肝主疏泄故也。其所取虎潜一法，以柔缓导引为主，故方中用虎骨熄肝风，壮筋骨，羊肉、龟板补髓填精，佐以地黄补肾，当归补肝，使以陈皮利气疏肝，芍药通肝调营，是治肝而顾及于肾也。及观先生治疝之法，又更有进焉者。其旨以暴疝多寒，久疝多热，为疝病之大纲，其余随症施治。如气坠下结者，以鹿茸、鹿角升阳为主。其胀结有形，痛甚于下者，宗丹溪通阳泄浊为治。其火腑湿热郁结不通者，用柔苦制热，反佐辛热，以开血中郁痹为主。其寒湿下坠太阳之里，膀胱之气不和，二便不为通利者，五苓散加减，通太阳膀胱为主。其湿热久聚，气坠少腹阴囊者，用控涎丹（甘遂、大戟、白芥子。——编者注）、浚川丸（牵牛、大黄、甘遂、芒硝、郁李仁、轻粉。——编者注）等，逐痹，通腑，分消，兼辛甘化风法为主。如下焦阴阳两虚者，用有情温通以培生气，兼通补熄风为主。而先生于治疝之法，可谓曲尽病情，诸法备矣。仲景又有狐疝一方，究非王道之品，兹不具赘。（《临证指南医案·卷八·疝》）

病始足胫，乃自下焦肝肾起病，其形不肿，则非六气湿邪，当从内损门痿躄推求。萸、地滋滞，久服胃伤，食减呕逆，皆因浊味滞气而然。经年不复，损者愈损，脏真不能充沛，奇经八脉不司其用。经云：冲脉为病，男子内结七疝，女子带下瘕聚。夫冲脉即血海，男子藏精，女子系胞。今精沥内结有形，是精空气结，亦犹女子之瘕聚也。凡七疝治法，后人每宗张子和，但彼悉用辛热，与今之精空气结迥殊。久病形消肉脱，议以精血有情，涵养生气。

鲜河车一具，水煮捣烂，入山药、建莲末拌匀，丸如桐子大，清晨人参汤送下。（《叶氏医案存真·卷一》）

冲疝。

茯苓、当归、荔枝核、桂枝、小茴香。（《未刻本叶天士医案·保元方案》）

高年疝症，是下元虚，气冷凝冱，结聚攻坠，乃沉痼之疾，药难取效。暖气助阳鼓动，俾阴邪浊气稍解，不过暂时小安耳。病在肝肾，道路纡远，药必从咽入胃，由胃入肠，始达病所，而上中无病之处，必受疝药攻克之累，倘胃减妨食，何以救疗？夫阴浊盘踞成形，例取纯阳气雄之药。昔胡大封翁，高年宿疝，用十全大补不效，喻氏驳其半阴半阳非法，议以姜、附为丸、参、苓为衣，喉间知有参、苓，过胃始露猛烈之威灵。恪攻病所，此议甚正。

生炮附子、淡干姜、大茴香炒。

研为细末，真水安息香三钱。捣为小丸，以人参末不拘多少为衣，早服二钱，少少进汤送下。（《叶氏医案存真·卷二》）

吴，六十。味酸，食不化，涌吐。述少腹厥气上冲，下有宿疝，以肝浊攻胃。经云：食出完谷，是无阳也。

生炮黑附子、生淡干姜、猪胆汁、吴萸、川楝子。（《临证指南医案·卷八·疝·肝疝犯胃》）

项。寒胜疝坠，亦属厥阴。盖阳明衰，厥邪来乘。须胃阳复辟，凝寒自罢。

人参一钱半、炮乌头一钱、淡干姜一钱、吴萸泡淡一钱、茯苓三

钱。(《临证指南医案·卷八·疝·肝疝犯胃》)

詹。老年久疝，因嗔怒而肿大热痛，肝失疏泄，火腑湿热蕴结不通。温补升阳固谬，盖肝性主刚，湿闭反从燥化。此龙胆苦坚不应，议柔苦制热，反佐辛热，以开血中郁痹。用东垣滋肾丸（黄柏、知母、肉桂。——编者注）。(《临证指南医案·卷八·疝·久疝湿热郁》)